家庭醫學館 009

心之谷

羅一鈞醫生給愛滋感染者和感染者親友的溫暖叮嚀

羅一鈞◎著

貓頭鷹

推薦序

以人為本、以病人為本

連加恩

　　跟大家推薦羅一鈞醫師這本台灣第一本愛滋感染者照護指南《心之谷》前，先容我跟這位優秀的傳染病防治、愛滋病專家攀一點關係：他是我的替代役同學。2001 年當政府開放有醫療專長的役男加入海外醫療團服役，全國只有三個醫學系畢業生報名參加，我們是其中兩個，一同接受訓練三個月後，政府用抽籤決定誰要被派到哪個國家，結果他抽到馬拉威、我抽到布吉納法索，展開了影響我們後續整條人生路的非洲醫療之旅。從非洲返國後，一鈞在台大感染科受訓、投入愛滋病的治療和研究，我則在榮總家醫科服務，沒想到幾年不見，我們又不約而同出現在疾病管制署（當年的疾病管制局）的防疫醫師招募考試，又再一次當了同學、同事。

　　用熱情做的事總是比較容易成功，這些年來，一鈞獲派前往美國疾病管制中心（CDC）受訓、再被美國 CDC 派到奈及利亞調查不明疫情、返國後擔任新進防疫醫師的流行病學班指導老師、參與疾管局回答各式記者、民眾疑問的發言團隊、發表各式愛滋相關的醫學研究論文、周末還無償回台大為愛滋病患看診（該診已經因為照護的品質和口碑突破一百人），公餘之於，一鈞花了許多心血經營「心之谷」部落格，耐心解答成千上萬病人、家屬和網友，甚至其他國家民眾的問題，把專業和民眾語言間的落差，用熱情和細心填補起來。

　　正如我對本書作者多年的了解，這本新書不意外地結合了教科書等級的專業、豐富，同時加上了診間耐心醫師的諄諄叮嚀、部落格醫師答客問的身經百戰和整全。專業加上人味，我想是這本書好看的祕訣。

　　我個人特別心有戚戚焉的一段，是講到擔心自己是否感染 HIV 的朋友，到處求醫檢查的那段，作者把當醫師查覺眼前求診的病人是「慮病症」，但是又不好意思直接表達出來的窘境、心裡的對話寫出來，這段教導讀者大眾你的醫師腦子裡可能在想什麼的文字，正是這整個大醫療環境所缺乏的溝通死角之一塊，難

怪作者可以當公部門的發言人、常常面對記者。同樣,除了醫師的心聲,本書中有許多從病人角度、伴侶角度或家屬角度的對話,都證明一鈞的診間和部落格,是以人為本、以病人為本(people centered, patient centered)的角度在進行的。我深信這本書真的可以幫助許多的病人、家屬、伴侶和醫療人員。因此,這本大作與其說是感染者的照護指南,我認為也應推薦給所有踏入醫學殿堂的醫學相關科系學生,讓我們一起來跟一鈞學習以人為本、更有人味的溝通。

最後,我會用這句英文「excellence with relevance」(與你我攸關的卓越)來形容這個人、這本書。鄭重跟大家推薦!

(路加國際組織南非主任)

推薦序

慶幸當年做的決定

郭旭崧

那一年我在美國密蘇里州見到羅一鈞的時候，他正在美國疾病管制中心受訓，調查一宗大規模的海鮮汙染肺吸蟲案件，福斯電視網的記者還特地來採訪他。我還記得那時候他的美國主管還向我要人，希望一鈞受訓完後能繼續留在密蘇里。

台灣在經過 SARS 風暴後，當時的衛生署署長陳建仁體認疾病管制局急需一批具有臨床背景，又可以從事疫情調查的防疫醫師。我二○○四年接任疾管局局長，這個任務落到我身上。我四處找尋合適人選，由於一鈞在台大醫院表現特別優秀，現任台大醫學院院長張上淳當時向我推薦這位年輕人，一鈞就在這樣的時空背景下加入台灣疾病管制署。

一鈞是台灣第二位到美國疾病管制中心受訓的防疫醫師，我還記得當時他每個星期都會把他在美國受訓的過程與心得，一點一滴記錄下來。這些日誌成為我們了解美國是如何訓練一名優秀防疫醫師的重要紀錄，也替後來每一位赴美訓練的防疫醫師立下標竿。

緣分總是特別奇妙。雖然當年是我網羅一鈞進疾管署，但就在他進來沒多久後，我就離開台灣二度派駐美國，等到他來美國受訓我們才再度見面。如今我又回鍋台灣疾管署，再續前緣。

相信讀者對羅一鈞一定不會感到陌生，他是疾管署眾多防疫醫師中最具代表性的一位。由於他思路冷靜、邏輯清晰又善於溝通，我們很喜歡找他來面對媒體，他能將複雜的傳染病用簡單的口語表達，讓一般大眾聽得懂，所以媒體記者也很喜歡訪問他。

《心之谷》是一鈞對外發表的第一本書，談的是愛滋病。憑著他接受媒體訪問的口條以及在台大醫院看診的專業，雖然他自己表示這是一本寫給愛滋病感染者、感染者親友，以及擔心成為感染者的書，但我相信任何對愛滋病有興趣、想

了解愛滋病的普羅大眾，都可以透過《心之谷》獲得知識與啟發。

這本書是一鈞在公務之餘經營部落格的文章集結，證明他一直是一位多產的作家。我很喜歡一鈞在非洲馬拉威服外交替代役的那段經驗，讓一位醫師走出白色巨塔，實際體驗最真實的醫療工作。或許就是因為那段經驗，讓他在面對病患提出的疑難雜症，除了冷冰冰的醫學專業外，也多了一點溫暖的同理心。

台灣每年大約有一、二千人感染愛滋病，目前累積感染人數有三萬人，但存活的病患高達兩萬五千人。過去民眾常形容愛滋病是廿一世紀黑死病，這項數據確實打臉這樣的說法，就像一鈞在這本書提到的：「你可能會活得比醫生更久。」

自從何大一博士發明雞尾酒療法後，世紀絕症早已不是絕症，反而更像是慢性病。事實上愛滋病患者只要接受治療，平均壽命幾乎跟一般人一樣。這也是一鈞出版《心之谷》的目的，讓所有人了解只要配合治療，罹患愛滋病根本一點也不可怕。

閱讀這本書就像是到醫院看病一樣，一鈞特地用一問一答的方式，澄清社會上對愛滋病似是而非的觀念。對於那些害怕愛滋病的社會大眾，可以在這本書中找到那些不方便問出口的疑問。這個疾病承擔了社會上太多的汙名與歧視，我很支持一鈞在工作之外能寫書解答這些問題。

我很慶幸當年做了正確的決定，有羅一鈞這樣的人才加入疾病管制署這個大家庭，而他也沒有繼續留在密蘇里替美國服務。

（疾病管制署署長）

用「心」體會——愛滋心路三十年　　涂醒哲

　　羅一鈞醫師的「心之谷」出書，要我寫序，我當上嘉義市市長後，百事待興，雜事太多，已少有寫序、寫介紹信，但看到內容是「給愛滋感染者和感染者親友的溫暖叮嚀」，我馬上一口答應。花了幾天詳細看過內容後，我很高興這本書的問世，也很高興向讀者介紹這本好書。

　　看著「心之谷」，好像看到過去的我。1976 年我台大畢業時，還沒有愛滋病，一直到了 1985 年我畢業十年後，台灣才有第一例愛滋病。 羅醫師則是出身在愛滋病已確認流行的時代，他 2001 年畢業時，全世界已有三千六百萬人感染HIV，台灣的新 HIV 感染者也已經高達每年 500 名，我那時正在台灣疾病管制局擔任局長。但羅醫師在醫療落後的馬拉威遇見 HIV/AIDS 病患，感覺上又很像我在 1980 年代的台灣經驗，沒有藥物可用，沒有社會支持，有的只是歧視及漠視。

　　愈看羅一鈞醫師的成長過程，我愈喜歡。我在讀嘉義高中時，數理全校之冠，本來想要讀物理或化學，在我爸爸動用他的學生來曉以大義及半勸半逼之下（我祖父是最早期留日醫師），我以甲組畢業生身分報考了丙組，甲組是不上生物學的，故成績很差，但仍幸運以第二名的成績進入台大醫科。羅一鈞則是原本鍾情於文藝，但最後也是在陪同爸爸散步中被說服，乖乖地考上台大醫科。我不敢確定是否這種「被動」進入醫科的背景讓我們比較偏離傳統安排好的醫師之路，比較具有向史懷哲看齊的社會性格，但後來台大畢業之後，我選擇進入台大公共衛生研究所，羅醫師則選擇遠赴非洲，我們都費了一番功夫說服親友。我1983 年在台大內科訓練完成，當上主治醫師之後，因緣和合，剛好 1981 年美國發現後來（1982）稱為 AIDS（愛滋病）的新興傳染病，1984 年 12 月台灣也發現了第一個愛滋病人，這是一個由泰國來台的一個旅客（也是泰國第一個愛滋病人）。台灣因應此新興傳染病的速度很快，衛生署在 1985 年馬上成立愛滋病諮詢委員會，很快的，1986 年台灣本土病例首次出現，我的流行病學訓練告訴我

愛滋病一定會很快席捲全球，成為年輕人最重要的傳染病。當時台大醫學院的莊哲彥教授一肩負起防治愛滋病的責任，同時又擔任省立桃園醫院（當時台大醫院的第二附設醫院）的院長，我當時在省桃做肝膽腸胃科主治醫師，在莊哲彥院長指示下，做全國第一例愛滋病患的胃鏡，當年看到病人口腔、食道中長滿白色念珠菌的情形，歷歷在目。

羅一鈞醫師 2001 年到了非洲，這個愛滋病的發源地。很快地，羅醫師就面臨病人太多，缺乏藥物的窘境，眼見病人接二連三的死去，羅醫師只能用誠懇的態度諮詢，用心理的安慰來治療。羅醫師一面感嘆世界上醫療資源的分配不均，一面由病人的照顧中學習真正的醫學實務。在無藥可施的二年中，羅醫師從病人身上學到很多在台大學不到的功課，病人以生命教育羅醫師「就算沒藥可開，還是能夠幫助病人」。

時空雖然不同，這種窘境也發生在我身上，1987 年我到美國加州大學洛杉磯分校（UCLA）攻讀流行病學博士，UCLA 是發現愛滋病的地方。在 1981 年，Gottlieb 醫師發現有年輕的男性病人得到口腔念珠菌感染，這種是會發生在先天細胞型免疫失調或老人因癌症化學治療後抵抗力下降的病人上，現在竟然發生在年輕人身上，實在太奇怪了，他說這好像是看到「母雞長牙齒」。在看到第 5 名患者後，他去請教 UCLA 公共衛生學院的 Detels 教授，做了流行病學的調查。發現 5 位都是男同性戀者，都是 CD4（T4）細胞大量減少，都有肺囊蟲肺炎，他把結果報告到美國疾病管制中心（CDC）的疫情周報（MMWR）。該年 12 月，加上第 6 個病人資料，Gottlieb 醫師投稿到最有名的新英格蘭醫學雜誌（NEJM），全世界都警覺有一種新興傳染病發生了。舊金山的醫師報告他們的男同性戀患者也有類似的症狀，紐約報告他們的靜脈注射毒品的患者也有類似的症狀，加上 CDC 發現治療肺囊蟲肺炎的藥物使用量激增，這種被稱為「後天免疫缺乏症候群」（AIDS）的病正式登上檯面。之所以被稱為「症候群」而不稱為「病」，係因為這些病人的症狀不一，有的人以皮膚的卡波西氏肉瘤展現，有的是結核病，有的是肺囊蟲肺炎，但共同的是 T4 淋巴球的缺乏。

醫學界馬上展開對此疾病的流行病學調查，其中最有名也貢獻最大的是MACS 研究（Multiple AIDS Cohort Study），這是由 UCLA 的公衛學院院長

Detels 結合位於芝加哥的西北大學、匹茲堡大學、約翰霍普金斯大學在 1982 年開始的一最大型的也是最早的研究，一共登錄了 6,000 名男同性戀者，其中 UCLA 共 2,000 名最多。這些同志每 3 ～ 6 月就追蹤一次，當時還不知道有 HIV，也還不知道有什麼預防或治療方法，但因為這是男同性戀者重要的新興傳染病，同志的合作態度很積極，即使在 30 年後，流失率還不到 15%。當年的流行病學研究問了非常多的問題，每次抽血、尿液、精液也都加以收集、儲存。光是抽血，每次都要 200 多 c.c.，光是同意書就要簽 8 份，所收集到的資料及樣本分送給各類專家。MACS 研究不但釐清很多危險行為（如肛交的傳染相對危險性），對致病機轉、病毒研究、藥物試驗、防治政策……也貢獻良多。MACS 培育了非常多的博士、碩士，出版了 1,000 多篇論文，三十多年來的研究成果，拯救了非常多的病患，也預防了非常多的感染。

但在 MACS 開始時真正的病因還不清楚，早期曾懷疑是否一種助性的藥物引起這種免疫細胞的缺乏，或是變種（突變）的結核菌。幸好在 1970 年代，反轉錄病毒的研究已趨成熟，法國巴斯德研究所的蒙塔尼耶博士首先發現病人身上似乎都有一種 RNA 病毒（當初稱為 HTLV-3），後來美國加洛醫師也發現（其實是蒙塔尼耶給他的）此現象，經由抗原抗體測試及更大規模的流行病學研究，幾乎確認 HTLV-3 就是造成愛滋的病原體，後來將之統一命名為 HIV（人類免疫缺乏病毒）。病毒的發現，不但可以製造抗原用來檢驗人體中是否有存在對抗 HIV 的抗體（表示已被感染過），也可以用來測試各種藥物對病毒的抑制能力。很快地，1985 年，在愛滋病被報導後四年，就有藥物（AZT）的發現，台灣也在 AZT 上市後不久，1988 年馬上引進來治療愛滋病人。

我在 1987 年到 UCLA 後，就跟隨加入 MACS 研究團隊。我感興趣的是，既然男同性戀者在 HIV 尚未流行前，B 型肝炎病毒感染是很普遍的。而 B 肝病毒是所有 DNA 病毒中，唯一使用反轉錄酶來複製的，也因此被稱為「缺陷病毒」。既然 B 肝病毒和 HIV 都使用反轉錄酶，那這二種病毒是否會互相幫忙呢？台灣是 B 型肝炎高發區，估計 90% 以上的台灣人都得過 B 肝病毒感染，15 ～ 20% 還是永久帶原者，那萬一 HIV 傳到台灣，對已經得過 B 肝病毒感染的人是否比較容易得到 HIV 感染。我的博士論文就是追蹤這些已感染 HBV 及未感染 B

肝病毒的 MACS 對象，看幾年後是否感染 HIV 的機會有所不同。我用的是流行病學的方法，結果發現曾有過 B 肝病毒感染者，不管其是否仍為帶原者，相對於未感染過 B 肝病毒者，都有 2 倍以上確立感染 HIV 的機率。但並未加速感染 HIV 後，出現愛滋發病的機會。

我 1989 回到台灣後，一方面分析 MACS 的資料，一方面也繼續在性病防治所和莊哲彥教授看愛滋病人，因為我在台大碩士時參與過貝斯畢教授的大規模追蹤 B 肝病毒感染者，其發生肝癌的研究（我的碩士論文），加上在美國參與 MACS 及流行病學博士訓練，因此 1991 年我再去 UCLA 拿到流行病學博士，回國後就決定在性病防治所展開 HIV 感染者的長期追蹤門診。

我在台北性病防治所看 HIV 感染者，追蹤他們的病情變化，最早也是和羅一鈞醫師一樣，對 HIV 只能諮詢治療。只有對梅毒、淋病、菜花有藥可醫。每次我蹲在地上，對著患者肛門口的菜花治療，一定會再度強調不可以不用保險套從事性行為。我的門診就像小規模的 MACS，抽血儲存血清，檢查 T4、T8 細胞……。由於沒有治療 HIV 的方法，追蹤率一直無法太高，一直到 1991 年我由 UCLA 回來後 AZT 的引進讓我的門診開始「有用」，我寫了一篇文章，統計 AZT 前後的追蹤率。說到 AZT，我還指導台大碩士班的學生分析是否使用 AZT 者其 B 肝病毒也會受到抑制。因為 AZT 是反轉錄酶抑制劑，當年尚無治療 B 肝病毒的藥，我們假設 AZT 既然可以抑制 HIV，可能也可抑制 B 肝病毒，可惜這個研究失敗，沒有證實 AZT 可以用來治療 B 肝。不過後來出現的抗 HIV 藥物 ddc 就被證明可以抑制 B 肝病毒。由於愛滋的出現，由於對 HIV 藥物的研究，竟然解除了長久以來 B 肝患者無藥可醫的窘境，也算功德一件。

羅一鈞醫師一畢業後就到非洲——HIV 的發源地，我是主治醫師後才到美國 UCLA ——愛滋的發現地。時空或有不同，面對愛滋的經驗讓我們都能以更完整的心胸面對此世紀傳染病。我看病人，多由公共衛生的角度出發，羅醫師看病人，多由臨床角度出發。但我們都知道愛滋絕不只是個人的病，而是社會的病，不只是臨床醫師治療的病，而是公共衛生預防的病。由於會感染，由於感染來自性及靜脈注射毒品，愛滋的防治中充滿社會壓力、漠視、歧視。因烙印造成不敢檢查，造成低報或晚報，由於不知自己已經感染，無形中進一步成為傳播的

來源。如此生生不息，台灣的愛滋感染者人數不斷攀升，最近有通報的感染者已超過 30,000 人，每天仍以 6 名左右的速度增加中。如何減少傳染？對已感染的人如何早期發現？對已發現的感染者如何幫忙？愈來愈貴的治療如何開始，如何使用？是台灣不能不面對的問題。

我們憂心，因此我在 1992 年成立誼光義工組織，從社會面著手防治；莊哲彥教授也在 1992 年成立愛滋病防治學會從學術面著手防治，我也曾擔任過理事長。1995 年我出書「全球愛滋攻防手冊」，希望由衛生政策面防治愛滋，2000年我作台灣疾病管制局局長後，推動行政院成立院級諮詢委員會，由副院長召集，以收跨部會防治之效。我離開衛生署後，在 2004 年籌設台灣紅絲帶基金會，以「許台灣一個沒有愛滋的未來」作目標，從事各種愛滋防治工作。

羅一鈞醫師的心路歷程及非洲經驗，讓他選擇感染科，讓他選擇愛滋病作為一生的志業，我非常高興有這麼優秀的後輩走上這麼重要的疾病防治之路。羅醫師在 2009 年成立「心之谷」可說是網路時代的防治之道得到非常大的回響。現在他更把多年來的經驗及研究心得，編輯成這本《心之谷》，要帶給愛滋感染者和感染關懷者各種溫暖叮嚀。看到羅醫師的投入，我不但感到後繼有人，還感到青出於藍。

台灣的 HIV 感染者已超過 30,000 人，這些人心中有太多的疑慮，太多的問題，太多的壓力。我們雖然有不少像台灣紅絲帶基金會這樣的非官方團體在關心他們，但一直缺乏一本這樣務實、親切、有效的書。羅醫師雖然親切，但總不能看每一個病人，現在這本書的出版，相信可以給所有感染者及關懷者一個依靠，一塊安心地。

羅醫師這本心之谷，沒有太多醫學冰冷圖表，沒有太多醫學生硬學理，有的是一篇一篇感染者想知道的各種生活面的叮嚀，也就是我要怎麼活下去的種種知識及技巧。羅一鈞醫師由感染者的周邊伴侶，親友開始叮嚀，這是很務實的起步；再轉而寫「給剛感染的你」，對檢驗陽性，就醫、兵役、保險、性伴侶預防……等娓娓道來；隨著病程進展，「給開始服藥的你」，對藥品作用、選擇、副作用有詳細的介紹；隨後「給不論是否有服藥的你」，將一些健康上應注意的 C 型肝炎、各種性病、肺囊蟲肺炎、流感、阿米巴及桿菌性痢疾等疾病知

識……；到如何看牙醫，選健康食品，出國準備，告知親人……等等生活上需要的技巧，用了一百多頁詳細說明；最後再以「給擔心成為感染者的你」最結尾。

這是一本給感染者看的書，從頭到尾大多以感染者為中心，感同身受的把多年來從感染者身上，從醫療服務上，從醫學研究上學到的點點滴滴，融會貫通後以溫暖的語氣，不耐煩的一再叮嚀。

我不是很滿意《心之谷》這本書的結尾，因為從公共衛生角度出發，我會認為羅醫師應該更強調「保險套」的使用。畢竟保險套不但可以隔絕 HIV，也可以隔絕其他種種性病，更是負責任的性愛行為的表徵。世界大藥廠為了促銷更多用藥，腦筋動到治療性預防，證明感染者好好治療可以減少傳 HIV 給性伴侶的機會，但其他性病呢？藥廠甚至提出以事前預防投藥來預防 HIV 傳染，更是匪夷所思。兩人之間因愛而性，或因興而性，也不需要把所有的病傳來傳去呀。只有每次全程正確使用保險套才是負責任的叮嚀。

但轉而一想，羅一鈞醫師寫這本書本來就不是以公共衛生的角度，而是以臨床醫師的角度，甚至是感染者的角度所寫的。是為了那些「為愛滋所苦，跌落凡塵的精靈們」所寫的，羅醫師當然想減少 HIV 的蔓延，文中也多次提到保險套，但這一本書是為了幫助病人，是醫病也是醫心，是為了拯救感染者的「心」，掉落山谷的心。因為在非洲無藥可醫的環境，羅醫師只能以心去體會，反而成就羅醫師不只是一位開藥治病的醫師，而是拯救精靈的天使。

「心之谷」的精華也就在這裡，醫學的知識不再是主角，如何以溫暖的叮嚀，幫助感染者找回「自尊」，找回信心，讓每一個人即使是感染者「這一生，不會白活」。這樣的羅醫師，我認為已經了解到真正的「愛滋病」，也真正了解愛滋病人。希望「心之谷」不但可以拯救更多感染者精靈，也可以給台灣帶來更多的關懷與溫暖，更希望在感染者自愛自尊，社會大眾關心而不歧視下，台灣的愛滋流行可以遠離。

（嘉義市市長／前疾病管制局局長／前衛生署長／台灣紅絲帶基金會創辦人）

各界暖暖推薦

　　這是一本令人感動的著作！書中不僅包羅了愛滋病病人所需的各種醫學與衛教知識，字裡行間，更流露出作者羅一鈞醫師對病人的疼惜與使命感，深刻而動人。知識是破除無知、偏見與汙名的魔法，也相信病人們都能在這座《心之谷》中，找到一處可安歇的角落，讓恐懼得安慰、心靈獲平靜，進而能重新得力，展翅飛翔，也知道在未來的生命旅程中，自己將不孤獨，有人將一路守護，為你喝采、為你努力不懈！

──王昶閔／前資深醫藥記者

　　一句「請不要讓 HIV 變成你的全部」，作者羅一鈞醫師道出許多人的心聲，同時也鼓勵了感染者重拾尊嚴與希望。《心之谷》不只是一本關乎愛滋的專業資訊手冊，它某種程度上更像是羅醫師陪伴在你身旁的勵志書。此書透過情境、對話、問答、感染者生命經驗分享等交織而成，將愛滋置於親子關係、伴侶關係、醫病關係，帶領讀者理解疾病，同時看見感染者真切的社會處境與遭遇到的人性考驗。

──李佳霖／台灣愛滋病護理學會第三屆教育委員

　　在熱線的愛滋工作中，我看到不同社群如何受到愛滋影響。

　　對愛滋，有太多的以訛傳訛，這就是為什麼我們經營爽歪歪網站──希望透過淺顯易懂的方式，傳遞正確的愛滋與性知識。

　　但從篩檢工作中，我看到對感染者和相異伴侶來說，除了健康議題，還有更多的焦慮是對於關係與生活，思考著是否要告知，擔心關係斷裂，擔心汙名與歧視。

　　心之谷是我常常取經及演講時分享的網站，很高興心之谷集結成冊，更重要的是，這本書除了介紹醫學知識之外，也處理到感染者生活更複雜的面向。希望

透過本書，有更多人能認識愛滋，理解感染者處境，讓感染者與非感染者都能相互支持，改變社會對愛滋不友善的態度。

——杜思誠／社團法人台灣同志諮詢熱線協會政策推廣部主任

「鉅細靡遺」是我讀完書稿的讚嘆，不論是感染者、關心感染者的人們，或其他與愛滋發生關連的人，本書都能滿足你需要知道的實用知識。

「心之谷」的文字直白易懂，醫學知識也不那麼生澀拗口，案例與情境更是十足生活化，可讀性極高，真正做到普及醫學常識。

這一直是我們需要的，跨出「性行為、血液接觸與母子垂直感染」的不足，以人人能懂的語言，帶領我們無障礙進入HIV神祕的小宇宙。因為，懂得愈多、看到愈多，愈能不害怕。

——林宜慧／社團法人中華民國愛滋感染者權益促進會祕書長

每一次與預約參訪關愛之家的朋友們分享關愛之家的工作與服務項目，大家最關心的議題總是圍繞在感染愛滋的病人還可以活多久？甚至還問我那愛滋寶寶的未來怎麼辦？這幾個問題真的讓我回想當年剛走入關愛之家擔任志工，甚至成為全職的工作者，我對於這兩個問題也充滿疑惑。而我也跟一些人一樣，習慣上網尋找答案，羅一鈞醫師的「心之谷」成了我常常上去找答案的資料庫，對於陌生到熟悉，對於羅醫師生活化的解說的確容易讓人釋疑，再加上工作關係必須參加愛滋專業知識及愛滋照護與臨終關懷相關專業課程時，才常常有機會聽到羅醫師現場的經驗分享，那時也常聽到許多初期感染HIV的朋友，那種徬徨無助的情況下，有不敢直接面對助人工作者的協助，很多朋友也透過在部落格私信留言向羅醫師請教問題。

從事愛滋第一線服務工作，遇到愈來愈多很徬徨的初期感染者，當然身邊也有許多不離不棄的家人，但是從他們的言語中，還是深深地感覺就因為大家對愛滋普遍存在著疑慮，再加上接收到許多錯誤的訊息，在以訛傳訛的情況之下，不只感染者無法面對積極治療，甚至也讓愛他們的家人、朋友感到無助。其實愛滋治療藥物快速的演進，副作用也愈來愈低，甚至初期篩檢，早期接受治療，每一

位患者幾乎都能過著品質極高的生活，也可以降低因免疫力瓦解而必須面對隨時感染其他感染急症的風險，所以感染愛滋只要心態正確，按期回診，按時吃藥，與其他慢性疾病無異，真的很希望愛滋有一天能夠從「法定傳染病」之列中除名，讓每一位感染者都能健健康康地做每一件自己想做的事。當然會更希望他們身邊的親友支持的力量永不熄滅，這也是讓這些感染的朋友都能堅信自己能夠站在陽光下，面對因為愛滋而讓他們得到另一次重生的機會。

——林郁修／關愛之家文山志工服務中心專員

專業跟同理心是我推薦羅醫師心之谷部落格給朋友最重要的原因。心之谷關於愛滋病相關種種知識可說包羅萬象，除了根據最新文獻實證醫學，也有他個人或團隊相關研究，因為兼具專業與同理心，處處溫馨感人，不會讓你覺得像一般衛教文宣，生冷硬邦。除了聞道解惑，它讓到心之谷拜訪的每個人都能感受到清風花香，讓心靈找到一個庇護所，可以得到撫平慰藉，可以仰望陽光藍天。

——林錫勳／台灣愛滋病學會理事長

我們都是愛滋議題感染者，幸運有《心之谷》這樣的地方，任我們爬梳混亂思緒、匿名示愛、探尋救命繩索……甚或從羅醫師的責備裡覺醒、從他幽默直率的字裡行間感受如摯友般的關懷，總能在又哭又笑的心情之後，繼續大步向前走。

——林瓊美（大米）／帕斯堤電台〔露德知音〕節目主持人

人無法脫離社會離群索居，而愛滋這讓人類煎熬三十多年的疾病，因它的頑強棘手，亦讓社會上種種的偏見、迷思、誤解，被人們以隱喻的方式編織成牢固的巨網，讓感染者深陷其中，亦讓家人、伴侶、朋友及其他關懷者，彼此的心離得好遠，像是隔著幽深的山谷。羅醫師的《心之谷》，不談 HIV 的艱深知識，但卻娓娓道來針對種種的偏見、迷思、誤解一一破解，是關懷愛滋議題朋友們不可多得的好書，透過它了解事實，誠如羅醫師所言：只要心中無礙，你、我、他都能輕易走出這座幽谷。

——施伯南／財團法人台灣紅絲帶基金會董事長

　　「醫病，也要醫心！」本是醫療人員的普世價值，然，於當前繁忙、緊湊的醫療環境下，醫療人員能實踐的極少。羅醫師在溫文態度、仁醫胸懷下，日日實踐於每位 HIV 病患！他以關懷人的角度、從專業出發，透過細膩文字引導你深入了解，雖然遇上它，生命依舊可以如「玫瑰」般繼續燦爛！

　　HIV 是一個檢驗親情、愛情、友情的試驗劑，通過了它的試煉，你會發現……

　　HIV 並不可怕，可怕的是你的「心」歧視了它！因為歧視，讓你們、我們、他們，愈來愈遠……

——施鐘卿／護理人員愛滋病防治基金會副主委、

台灣愛滋病護理學會常務理事、台大醫院愛滋個案管理師

　　在「心之谷」棲息、獲得自信、再次出發。

　　愛滋病毒，困住的是人心，綑綁人心的是外人對自己的觀看與評斷。

　　每一個新診斷的愛滋感染者，在網路虛擬世界尋找解答，羅醫師的「心之谷」用淺顯易懂的文字，安撫不安的心靈，緩緩道出對人的溫暖與接納。

　　每一篇「心之谷」回覆了感染者及家人常見的困惑或是關注的焦點，羅醫師用文字化解綑綁人心的歧視，讓孤單無助感染者朋友在心之谷棲息、獲得自信、再次出發。

——柯乃熒／國立成功大學護理系教授

　　心之谷版主羅一鈞醫師與一般醫師很不一樣，他視病猶親的行醫精神，感動很多帕斯堤及受愛滋影響的人群。羅醫師透過此書勾勒出你我因應愛滋疾病各項議題的藍圖，這真是一本受 HIV 影響人群或關心愛滋病的讀者不可錯過的實用參考書。

——徐森杰／台灣露德協會祕書長

　　認識羅一鈞醫師是他剛考上疾管署的防疫醫師時，他因為有著馬拉威的經驗，他主動跟性病防治所聯絡，想安排所有的防疫醫師一起來性防所見習。於是

接下來的日子，他就跟著我們的團隊走街看性工作者、到三溫暖看同志、了解各個不同的族群，也和大家討論各種國內的政策，著實讓人印象深刻。

接下來的日子，看著羅醫師在台大開診、參與各種政策制定，還開了專業又溫暖的「心之谷」部落格，他的文章不但討論了感染者所有擔心的問題，更利用互動，解答了「粉絲」的各項疑問。

真的很高興「心之谷」的文章整理出書，可以提供給全國的病人及個案管理師一個隨時可以放在手邊翻閱的好教材，也省得我總在診間外聽到個管師跟感染者諄諄教誨著：「你回家就去網路上找『心之谷』，那是台大羅一鈞醫師的部落格，每篇文章都要看喔，很重要……」

——莊苹／台北市立聯合醫院昆明防治中心公衛護理組主任

認識羅一鈞醫師是在本會舉辦的愛滋照顧工作坊，他受邀擔任醫學觀點的講師；在之前也曾在網路上拜讀過幾篇《心之谷》的短文，羅醫師以正確的知識解答網友的疑問，讓大眾認識到愛滋病現在已經是一種慢性疾病，不僅壽命與一般人無異，而且還有能力去完成自己的夢想；這樣一位除了醫病關係外，又兼顧到一線工作者的教育及感染者家屬、伴侶的心理層面問題的醫生實是難能可貴，向各位誠摯推薦。

——陳建瑋／社團法人台灣關愛之家協會成人部主任

跑醫藥新聞 10 多年，閱官員／醫師無數。羅醫師在我眼中，套一句當年跑「SARS」新聞時常用的詞來形容，真的很「非典」（非典型）。

他長期、稱職地扮演著多重角色……醫院的感染科醫師、疾管署的防疫醫師、民間團體與媒體的諮詢對象，以及透過溫暖、熱血的言行與筆觸，陪伴著感染者與親友一同走過疾病旅程，是個在虛擬與現實空間中，照顧他們身心靈的部落俠客。

如同中國字的「豁」，希望透過《心之谷》的廣為流傳，大眾能捨棄對愛滋的「害」怕、迷思，與感染者一同走出幽谷，生命的道路必然豁然開朗。

——甯瑋瑜／艾伯維藥品資深公共事務暨病友關係經理（前資深醫藥記者）

實用、知識與幽默兼具。就像是在診間與醫師一問一答似的，羅一鈞醫師用簡單洗鍊的筆觸，不時再加點詼諧的鼓勵，告訴愛滋感染者以及周遭所有人該如何用正確的心面對愛滋病，走出憂懼的山谷。

很少有醫學書籍能像心之谷，把複雜的醫學知識寫得如此平易近人。羅一鈞醫師多次代表疾管署面對媒體，他清晰的口條、嚴謹的邏輯、加上一點風趣全部轉換成一篇篇溫暖的叮嚀，這就是心之谷。

——黃文彥／疾管署機要祕書、聯合報前醫藥記者

三十年前 AZT 是唯一台灣引進國外抗愛滋病毒的藥物，因此莊哲彥醫師當時就叮嚀我每天監督田啟元服用它。然每當我提醒田啟元時，他總會歇斯底里地回答我：「藥有多難吃你知道嗎？我整天昏昏沉沉的噁心不止，又拉又吐，噩夢連連，有多難過你知道嗎？……」

衛生署疾病管制局早期明文規定愛滋病人死亡後遺體必須在 24 小時內火化，而那個年代有些病人死亡後，家屬甚至不願出面處理後事，所以我會在白天從醫院拿到死亡證明後到二殯辦理火葬許可證，到晚上開著花店的貨車到一殯附近的棺木店買二千元一具的棺木放在貨車上，隔天一早六點就到醫院太平間請他們葬儀社的同仁幫我入殮（當然他們未曾收過我的紅包）之後開車至二殯趕上第一爐火化，火化完後便帶著家人們去淡水河邊辦理簡單的追思後，將亡者的骨灰粉撒入大海，這時你也會看見其他的病人們不捨的眼淚。

二十二歲的阿祥因為回不了家，來到了關愛之家屏東分院成人部，有一天我們護士打電話給他母親，表示阿祥一夜沒回到院區了，問他有沒有回去？母親當下說沒有，然五分鐘後母親發現阿祥在自家頂樓上吊身亡。

七歲的阿成就學中，被學校知道他感染愛滋病而讓家長會群起抗議關愛之家讓感染學童就讀他們學校，想把他的愛滋病毒傳染給全校同學，因此他被迫轉學。

走過愛滋照顧三十年的經驗中親身見證許多病人因被排擠、歧視，而不見容於家庭、學校、職場，整個社會氛圍對它只有無知與恐懼。

以前愛滋病人平均有七年的壽命，現在只要聽從醫囑可以活到退休年齡甚至

七老八十都沒問題。羅一鈞醫師以正確的、有醫學根據、活潑的筆法,「心之谷」讓你接受疾病、擁抱病友;更讓你了解如何與愛滋感染者做朋友,如何用最真心的關懷與陪伴,陪他們一起走出心中那個最孤獨的幽谷。

幸而三十多年後在台灣有個充滿愛與熱忱的年輕醫師羅一鈞,以醫德及正確的愛滋病知識說服許許多多的 HIV 感染者及愛滋病人面對疾病,接受治療,儼然成為愛滋病友生命中的一盞明燈。

——楊婕妤／社團法人台灣關愛之家協會創辦人

在恐懼與憐憫之外,關於愛滋,我們是否能有不一樣的目光,重新去溫柔看待生活周遭的感染者朋友。心之谷部落格,完整翔實地帶領讀者認識愛滋病,且在疾病之外,羅一鈞醫師難能可貴地,用文字捕捉了感染者作為人的各種內在思緒——脆弱、孤獨、憂懼、無措、逃避,一如你我生活中飽嘗的酸甜苦辣。願你看完這本書,能有勇氣,走近生活裡的帕斯堤朋友(positive 愛滋陽性),對他們說:「不要緊,我都明白。讓我陪著你,一起去面對這艱難世界。」

——詹傑／舞台劇《愛滋味》編劇

羅一鈞醫生自行醫起,即熱中於愛滋病醫療服務。羅醫師發現醫療場域太繁忙,無法持續提供 HIV 諮商輔導,所以他建立心之谷部落格,做為諮商輔導的延續,十幾年來為了提供愛滋感染者的照顧諮詢,將心之谷部落格的資料整理出書。羅醫師對愛滋的付出精神,令人十分感動與佩服!

羅醫師《心之谷》,是一本網羅愛滋多面向議題的書,可提供感染者及家屬相關的自我照顧知能,內容相當豐富,坊間絕無僅有。書中有案例說明,提供延伸閱讀的資訊,並且分享經驗呈現給讀者參考。不僅有調查結果分析的依據,更能針對一些誤解、迷思提出明確的說明。因此麗芳極力推薦給愛滋感染者和感染關懷者,希望在您仔細閱讀此書後,相信您也能加入愛滋防治宣導的行列。

——劉麗芳／財團法人護理人員愛滋病防治基金會董事長

　　2015 年 9 月，我認識了我現在的另一半。關於愛滋，他的認知與理解與周遭大多數的朋友一樣，模糊且充滿疑惑，他也跟多數的朋友一樣，懷抱著好奇心與探知真相的渴望。無論是每周四晚間的節目上或日常生活中，他經常聽我聊起HIV、愛滋、同志運動。有一天，他主動丟給我兩則愛滋新聞；那一刻，我突然明白，當人們知道何處可以取得他所困惑許久的問題的答案時，他自然會想主動接觸，並傳遞這些訊息，如同在愛滋社群中口耳相傳十多年的「心之谷」，又或是集結成書的「心之谷」，是每個人會想主動接觸並傳遞的。

　　—— Ron ／同志平權運動者、帕斯堤電台 pourquoi〔笨瓜秀〕主持人

聯名推薦

朱衛茵／飛碟廣播電台主持人、作家

何飛鵬／城邦媒體集團首席執行長、台灣關愛基金會顧問

汪其桐／台灣關愛基金會董事長

汪其楣／自由作家、《青春悲懷》《海洋心情》作者

張上淳／台大醫學院院長

目次

目次

前言
給所有感染者的一封信

　　生命中，有什麼樣的約束，會讓你每三個月或半年跟另一個人相見，還要透露難以啟齒的祕密？即使是家人、朋友，恐怕都沒有這種一輩子的關係吧。

　　很多人都還是覺得 HIV 等於絕症。我，一個三十八歲的醫師，跟一個三十出頭的新病人解釋還能活多久。我說：「能活多久喔？可以活很久很久，而且最後大概是你來參加我的喪禮，而不是我去參加你的。不過在我死掉以前，會把你轉給別的好醫師。」在此之前，我們還是只好保持著有規律的祕密約會。

　　因為還有這麼長的未來，人生當中所有的事情其實都可以照常。但社會就是很麻煩，遇上了 HIV，所有的事情好像都變得很複雜、都要有額外的考慮。時間有限，我能在每次祕密約會裡說明的永遠都不夠。

　　有沒有一本書，可以讓新病人帶回家看呢？像癌症、糖尿病、肝病，中文衛教書籍成千上百，書架擺都擺不下。很可惜，在坊間各大書店，卻找不到醫師撰寫的 HIV 衛教書籍。畢竟是小眾，而且是敏感話題。我想就算有人想買 HIV 的書籍，也怕到了結帳櫃台會被多看一眼？

　　於是想到了網路。免費、匿名，不分早晚，想看就看，不用擔心別人發現。

　　2008 年 7 月，我告別忙碌的醫院生活，進入疾管局工作，有時間創作個人部落格。原先叫做「羅一鈞的異想世界」，把個人札記和傳染病資訊，混雜在一起，2009 年 1 月，有朋友建議分成兩個部落格經營，於是「心之谷」就在那年的農曆春節假期，在台北誕生了。

　　為什麼叫心之谷？源自宮崎駿的動畫名稱，但我很喜歡這三個字深邃、平靜的感覺。說的是 HIV，其實最難搞定的，是那顆容易起伏不定的「心」。

　　多年來，拜網路所賜，超過一百萬人次造訪心之谷，主要是台灣讀者，有人遠從香港、馬來西亞、美國等地，進版留言。雖然在對岸被封鎖連結，還是有中國大陸的朋友設法突破防火牆上線閱讀、再轉貼給其他的病友。

心之谷的影響力有多大呢？我不知道，只能從有限的讀者回饋來推斷。有人篩檢陽性不敢面對，看了心之谷之後，鼓起勇氣去就醫。有家長擔心小孩感染HIV之後的健康、卻無從詢問，看了心之谷之後，知道不會白髮人送黑髮人，總算能安穩入睡。更多人在這裡取暖，苦守空窗期；或是在這裡安心，因為接吻不會傳染HIV。當年愛滋器捐案吵翻天的時候，心之谷每天訪客破萬、臉書一再轉貼，連媒體記者都來找資料，稍微提供一點穩定人心的功能。這些都說明華文世界對於HIV的正確資訊是多麼需要、卻多麼匱乏。

多年來，國內HIV感染者人數快速增加到超過三萬人，書店架上始終還是沒有一本由醫師撰寫的HIV衛教書籍。在去年春天，貓頭鷹出版社來接洽，能否將心之谷的文章集結成書。有感於貓頭鷹出版社的用心，我欣然同意。

與編輯討論後，許多部落格文章需要重寫，除了更新醫療或科學方面的進展之外，更重要的是，加入更多對於家人、伴侶、朋友、權益、預防保健、資源連結方面的文章，讓這本書更貼近HIV感染者的生活需求。除了我自己的稿子外，也請到可愛的患者JJ，以親身經驗書寫「我有HIV，怎麼告訴他？」的心得，分享如何面對這個任何感染者都可能面臨的告知難題。

要向讀者致歉的是，雖然內容盡可能涵蓋多元層面，這本書畢竟不是HIV的百科全書，我刻意減少HIV相關疾病和醫療知識的篇幅，以免讓這本書變得像醫學教科書。由於我工作上的照顧對象，是以成年男性HIV感染者為主，心之谷的文章和這本書的內容，在討論感染HIV的兒童、青少年、女性、靜脈藥癮者方面，是相對不足的。另外，HIV相關的議題往往跨領域，像是心理、社工、法律等層面，我不敢說自己什麼都懂，其實很多是從民間團體的朋友學習到的。相關的章節算是拋磚引玉，給讀者一些思考的材料，歡迎各界專精人士，不吝給予指教。

在所有心之谷的文章裡，我最喜歡的是以下這篇，題目是「跌落凡塵的精靈」：

在愛滋的領域工作久了，有時覺得自己俗不可耐。我們雙腳深植在人間泥土裡，套用著複雜綿密的醫學知識、看診規矩、法律條文、治療指引，像是庸俗的傷藥和夾板，照顧與羈絆著每個跌落凡塵的受傷精靈。

跌落凡塵。你心中知道，你不屬於這裡。上層有著自由的空氣，你曾振翅而飛、乘風翱翔，那裡的天地寬廣、舞台無限。跳躍其間，揮灑自如，你是不受拘束的精靈。冷不防，暗箭從人間射來，你頓失重心，從雲端直直墜落。

虎落平陽被犬欺。縱然精靈是身懷絕藝的各門派高手，突遭暗箭墮入世道，只好委曲求全，踏進生平未曾造訪過的白色巨塔、衛生衙門，受流程折磨、填表招供。

為求生路，你都隱忍下來。只是放眼望去，看不見人間哪裡還有療傷的同類，倍感寂寞。想捎信給雲端上的朋友，卻怕被除名放逐。茫茫人海，何處可以寄託思念？

精靈大聲呼喊：「我在這裡」，聽到的只有回音：「我在這裡、我在這裡、我在這裡……」

沒有標準答案。在這片泥土裡耕耘久了，我們凝視著你。翅膀沒斷、風未曾停歇，你必須再度飛起。很多人飛過，寄語舊友有的冷眼以對，有的熱情擁抱；尋尋覓覓雖常一再挫折、仍有很多人終能覓得伴侶。這是一趟跨越千山萬水的旅程，沒人能替你承受再度飛行的痛，但也唯有你能決定方向和路線，看見全程風景。

穿越千山萬水，有時找到了同類，有時又單飛，但飛行從未停歇，終於成就了一條路途，專屬於自己的風景，那是自尊，因為自尊，所以美。

——朱少麟《燕子》

病毒進得了你的血液，卻奪不走你的自尊。才華洋溢的你，不要浪費了一身羽翼，為了證明自己，請從跌落的凡塵重新崛起。我們會繼續在俗不可耐的人間泥土裡，照顧著受傷的精靈，重複述說你的故事，見證著你的存在。

這一生，不會白活的。

謹以此書，獻給世上所有為愛滋所苦、跌落凡塵的精靈們。

第一卷

給感染者的
伴侶、親友

聽到身邊最摯愛的人是愛滋感染者，您一定無法克制心中的種種情緒，羅醫師要在這裡跟您說：請別擔心……

孩子是感染者，怎麼辦？

自從我知道孩子的性向之後，就一直很擔心他會染上這個病，但是又不知道該怎麼跟他講。沒想到真的還是發生了。醫生你說我到底是那裡做不對了？他要這樣一而再、再而三的出考題來折磨我？

這位媽媽的幾句話，忠實呈現了父母在得知孩子有 HIV 之後，常見的情緒反應。我常想，如果孩子得到的是癌症、是 B 型肝炎，這位媽媽也許就不會苦苦思索自己哪裡沒做好，而是趕快給孩子一個擁抱、一起面對，跟孩子永遠站在一起。

雖然在二十一世紀的今天，感染 HIV 已經可以活得健康長壽，但是 HIV 在街頭巷尾的議論裡，依然夾雜太多負面的符號象徵：淫穢、骯髒、絕症、醜陋等等，像築了一道又一道牆，把人與人之間最自然的關心，隔開了好遠好遠。連父母親知道後，都難免會產生羞恥感與罪惡感。

也就是預期會有這樣的反應，只要是成了年的感染者，一旦被問到「會不會告訴父母親」時，幾乎清一色都回答：「當然不會。」因為怕爸媽傷心、怕爸媽無法接受，所以寧可不講。

因此，當我遇到患者的父母問我「孩子有 HIV 怎麼辦」？我第一句話總是說：「恭喜你！」

有什麼好恭喜的？「**孩子願意鼓起勇氣告訴你實情，這是相當難得的，表示你們親子感情很好。**」很多家庭裡，父母親都是被瞞了一輩子，孩子到墳墓前才敢在心中默默的說實話。

其實絕大多數的案例，父母知情之後，最後還是會選擇跟孩子站在一起，只要給他們一點時間化解情緒與迷思。跟感染者一樣，父母也是凡人，需要有人支持、鼓勵。更重要的，是引導父母說出最深沉的擔心，好好溝通，提供正向的資訊，讓父母能安心、重新獲得力量，了解可以做些什麼，不會孤單無助地面對。

以下是父母常見的擔心：

我會不會白髮人送黑髮人？

如果是二十年前，確實需要擔心孩子活不了多久，您會白髮人送黑髮人。但是今非昔比。自從 1996 年何大一博士發明雞尾酒療法之後，HIV 感染者的平均壽命一直延長，最近的估計更是逼近一般國民的平均壽命，只要好好服藥，把病毒控制好，平均壽命是幾乎不輸其他人的。

我還常會再多開個玩笑。這個冷笑話出奇地有效，都能令滿臉憂鬱的父母破涕為笑：「醫生也是短命的一群人，您孩子現在才二十出頭，我已經快四十歲了，我一定會比您孩子早走的。您不如擔心我走了以後要找哪一位醫生還比較要緊。」

孩子原本準備考研究所或出國留學，是不是叫他放棄比較好？

完全不用放棄啊！我很期待看您孩子出人頭地的一天呢。他原本有的夢想、人生規畫，都可以讓他繼續去追求、去努力，不應該受到影響。我們會照顧好您孩子的健康。如果要出國留學，我們也會有一些另外的配套方案，讓您孩子可以在國外繼續接受治療。

我還常插嘴多說一句：「我們這星期才有一個病人剛飛去美國紐約念研究所。」或是「前幾天電視播的金×獎頒獎典禮您有看嗎？其中一位上台領獎的，其實就是感染者，只是我不會告訴您是誰。」這時父母通常會眼睛睜大，開始想像自己孩子的未來依然充滿無限可能。

孩子住在家裡，我們需要注意什麼嗎？

除了牙刷、刮鬍刀不共用之外，孩子有流血的傷口用 OK 繃貼好，其他不用特別注意什麼。口水、眼淚、汗水、大便、小便，只要不帶血，都不會傳染，所以日常接觸都沒關係，碗筷不必分開用、衣服不用分開洗，馬桶浴缸共用也沒問題。

通常解釋完身體哪些體液不會傳染，父母的擔心就解決大半了，只剩牙刷和

刮鬍刀，所以我還會補充：「即使共用到牙刷或刮鬍刀，能被傳染到的機率其實非常低。這是因為血液暴露到空氣之後，裡面的 HIV 病毒很快就死了，要前一個人用完帶著血、下一個人立刻去用，才有一丁點可能被傳染。」雖然這樣共用牙刷、刮鬍刀理論上可以傳染，但實際上還沒有證實共用後導致傳染的案例報告過。

孩子以後是不是只能孤孤單單一個人？還能交往、結婚、生子嗎？

法律沒有規定感染者只能自己終老一生啊！您孩子如果遇到彼此相愛的人、也能夠接受他有 HIV，當然可以交往、結婚、生小孩。我們有很多感染者，都在感染之後找到了穩定的伴侶。您孩子還是要繼續累積自己的本事，去追人，或被人追，才能增加勝算喔。

遇到父母擔心懷孕生子會傳染的，我會舉例：「去年我們有個男病人透過洗精術把病毒洗掉，做試管嬰兒讓太太懷孕、生下寶寶，母子均安都沒有 HIV。」父母往往會驚訝醫學科技的進步，也讓他們對醫療團隊更具信心。

這位媽媽，您沒有那裡做不對。孩子得到 HIV，不是您的錯。您的孩子願意讓您知道他有 HIV，是很難得可貴的，因為大部分的病人都選擇隱瞞、不告訴他們的父母親，他願意講表示你們感情特別親、希望您陪他一起面對。不管外面可能怎麼看待，這其實就是身體得了一個病，可以好好治療控制、長命百歲的。他還是您的孩子，一個生了病需要您支持的孩子。

延伸閱覽

- 公視／誰來晚餐 3 ＋ 1 第 4 集──陪我走下去（影音）：拍攝感染者瓢蟲與媽媽、姊姊和其他家人相處實況的影片。
- 愛之希望協會／愛的希望愛的福阿（影音）：講述感染者馬修與媽媽（戴媽）堅強面對 HIV 的生命故事。

感染者分享

- **匿名者**

  我很羨慕瓢蟲或是馬修，有個那麼愛他、那麼支持他的媽媽，還有家人。我那個好朋友 N，他媽媽也知道他的事了，雖然很多例子告訴我，家人最終是會選擇原諒和接受，但我還是不願意看到我爸媽傷心難過的樣子。

- **Jack**

  我的父母也經歷過這麼一段故事與時間，三年過去了我們的關係依然不錯，而我也正努力的過好自己的生活。

我的伴侶跟我說他是感染者

　　他趁我在上班的時候，跑到我家去，把以前我送他的東西全部都還給我，還留了一封信給我，內容大概也是對我失望和生氣，覺得被背叛的感覺很差。

　　感染者的異性或同性伴侶，往往是最親密的人，因為共同經歷過生活中的風風雨雨，甚至可能比父母家人還親。但是當 HIV 突然闖入兩人世界時，再親密的伴侶一樣會手足無措、一樣會思緒混亂。感染者這邊需要的是來自伴侶的溫柔擁抱、全然無條件的接納，但伴侶卻可能擔心的是：

　　「我是不是也感染了？」

　　「你知道多久了，為什麼之前不講？」

　　「你是跟誰在一起得到的？」

　　「我們兩個以後怎麼辦？」

　　有好多情緒會被挑起：憤怒、猜疑、恐懼、悲傷、焦慮、憂鬱。也許會大吵一架、也許會雙方冷戰。這就是 HIV 可怕的地方，它在心裡狠狠戳下一刀，讓彼此相愛的雙方都陷入痛苦，遠比身體的傷害更嚴重。

　　好在這傷口是會癒合的。一般人似乎認為不會有人願意跟感染者結伴相守，但依我的觀察，感染者誠實告知之後，有多達半數以上的伴侶在情緒過後，會選擇繼續留下來，持續彼此的關係。這是我的「加減分理論」：HIV 可能讓你被扣分，但是誠實面對又讓你加了分，結果扯平。

　　穩定的伴侶，常常是感染者在得知 HIV 的第一時間，最想告知的對象，也會是最強的情感支持來源。有穩定的伴侶，有助於感染者維持身體和心理健康、按時服藥、注意安全性行為、減少 HIV 傳播。所以當我見到感染者的伴侶時，第一句話必定是：「謝謝你願意陪他來，以後就拜託你照顧他了。」

　　不知道他們經歷了怎樣驚濤駭浪的過程，可是能彼此相伴走進診間，不管異

性、同性，我們認定你就是感染者的家屬，前一章跟父母說明的重點，一樣可以用在伴侶身上，但是還要多考慮以下幾點：

需要考慮的事項

我是不是也感染了？

很多伴侶會悲觀認為，既然親密愛人有了 HIV，自己一定也被感染了。其實不是這樣。HIV 不是百發百中的，跟感染者發生一次無套性行為的感染機率，從千分之一到十分之三都可能，視性行為狀況而定。所以先不用悲情，請讓專業人員評估你的感染風險，然後接受檢查。

如果距離最後一次不安全性行為日期已經超過十二周（所謂的空窗期），那就「一試定江山」，檢驗陰性就可以判定沒事。如果還沒超過十二周，還是可以先檢驗一次做為參考，假如結果是陰性，等滿十二周之後再檢驗第二次，還是陰性就可以判定沒事。

如果我沒事，我們以後還可以發生性行為嗎？

當然可以，法律沒有規定感染 HIV 就不准發生性行為。戴保險套就可以預防你被傳染 HIV，基本上保險套沒破就不會被傳染。萬一保險套不小心破了，還可以趕快來醫院自費吃一個月的藥，就可以預防感染 HIV（這叫做「事後預防投藥」，見第 329 頁）。要注意的是無套口交也存在一點點的傳染風險，不是百分之百安全。

如果感染者這一方吃藥之後，把病毒控制到機器測不到的範圍，傳染機率會再下降 96%，這是治療兼預防、一舉兩得。保險套其實不容易破，就算真的破了，如果感染者已經測不到病毒，伴侶被感染機率會降到百分之一以下，如果加上預防性投藥，伴侶被感染機率會降到更低，只有不到千分之二。我把這幾招稱為「保護伴侶的防火牆」：第一道是保險套、第二道是感染者治療、第三道是事後預防投藥，有這三道防火牆，你跟感染者發生性行為，也不用提心吊膽擔心HIV 感染。

如果我們想發生無套性行為，一定不可以嗎？

在雙方都已經知情的狀況下，法律也沒有禁止 HIV 感染者發生無套性行為，這是你的自由，但無套會感染 HIV 的風險是高的。假如真的要做，記得三道防火牆還有兩道，你不用保險套，還有感染者治療、事後預防投藥。因此請先等你的親密愛人吃藥把病毒量降下來，好讓感染機率降低 96%，你也可以每次性行為後來醫院接受自費事後預防投藥，這樣感染機率可以降更低。或是乾脆性行為前就開始自費吃藥預防（事前的預防投藥，見第 335 頁），可以讓感染機率再下降 86%。

我還是要碎念一下保險套的好處，除了預防 HIV，還有很多惱人的性病可以同時預防。現在的保險套愈做愈薄、潤滑液也有像矽性的可以持續不乾，對性行為的卡卡感覺已經改進很多了，真的再考慮一下吧，不要那麼快放棄保險套。

好，那我沒問題了……

別那麼快結束，接著讓羅醫師替你講一點可能是心裡說不出口的話，看我猜的準不準。

他很擔心傳染 HIV 給你，所以現在親密的動作沒了，連抱抱親親都少了，你知道的。他有了 HIV 覺得變成瑕疵品，對不起你、不值得你愛了，你也知道的。但是你想對他說：「**請不要讓 HIV 變成你的全部。**」

你想讓他知道：你愛的是他的全部，你不會因為 HIV 就撤退。你也不怕承擔被傳染 HIV 的那一點點可能，他值得你的承擔。你會努力扮演照顧者的角色，支持他、鼓勵他，但是請他趕快恢復讓你著迷的自信與魅力，你們還有很長遠的路要走下去，不能被 HIV 絆倒了就一直爬不起來。假如你會選擇離開，是因為你對他的感覺消失了，不是因為 HIV。

「請不要讓 HIV 變成你的全部。否則，我會離開。」你想這樣說，對嗎？

美國的研究指出，檢驗 HIV 陽性之後，有一半左右的人會在六個月內喪失伴侶關係，通常是在第一時間伴侶就分手了。怎樣比較不會分手？原本關係就很穩固，或是雙方都有接受伴侶諮商的人，比較不容易分手。

伴侶也需要人支持。感染者，或是伴侶，在面對 HIV 帶來的衝擊時，可以請醫院個管師，或是民間團體的社工或志工來提供協助，幫忙伴侶共同度過難關。

台灣與 HIV 相關的民間資源很多，包括露德協會、同志諮詢熱線、紅絲帶基金會、陽光酷兒中心、愛之希望協會、中部基地、權促會等等，都是在這塊領域工作很久的團體，撥一通電話就可以提供很多協助和支持。

感染者和非感染者成為伴侶，感染者常見的心理障礙包括：

- 覺得自己成為對方的負擔，阻礙對方的幸福
- 覺得對方是出於同情才留下來
- 因為擔心傳染給對方，刻意避免親密行為
- 覺得對方以健康為理由，一直管東管西很煩

相對應的，非感染者想說卻不容易說出口的則是：

- 從來沒把對方當成負擔，幸福就是擁有對方
- 不是出於同情才留下來，是打從心裡不想離開
- 願意做好安全措施，願意承擔渺小的傳染機率
- 純粹想關心對方健康，只是不知道該怎麼做

這些都會是伴侶諮商時要讓雙方講開的題目，有些是一輩子的學分，要彼此慢慢的同修。

執子之手，與子偕老，夫復何求。HIV 沒有改變你，你希望也不要改變他。

個管師謝小姐打電話給我，一開始她問我為什麼沒有打電話問檢查結果，我回答說我應該也躲不掉，她告訴我結果是陰性，也就是目前沒有被感染。電話一頭我愣了一下，回過神來告訴我伴侶，他很替我高興。

後來我寫信給春美，她對我說：也許是老天安排你來照顧、陪伴他。我想是吧！我慢慢的轉化我的心情，慢慢的接受。在曾經面臨失去他的恐懼，我自己在心態上轉變不少，期間嘗試接觸各種讓自己穩定、抒壓的方法，把自己照顧好才有能力陪伴他，這是我這幾年來的信念。

我常常想，我一個很容易焦慮緊張的人，相較之下，我的伴侶心態可能就比我穩定，有一陣子我會告訴他：你是身體感染病毒，而我可能是心裡受到感染，才這麼容易焦慮緊張。這三年多來，我從一開始刻意和他維持性生活的關係、一直到彼此享受性生活的樂趣，其中包含我想給他打氣、給予他信心，當然有所改變的是：從以前親密行為不戴套到現在全程戴套。

延伸閱覽

· 同志諮詢熱線愛滋小組／心頭話（影音）：呈現感染 HIV 狀態相異伴侶中，未感染那一方的心裡話。

感染者伴侶分享

· 小襪子

當初的想法是，想陪在他身邊。但是改變一個人是很難的。傻傻的我，竟然想跟他一輩子。但是現在，我已無能為力、不想再走下去。心有餘力不足。也許生活中沒有我，你會過得很快樂、很自在。讓我走吧，別再耽誤彼此的時間。

· 電車男

我們現在才被這個事實打擊剛滿一個月，談論未來的路似乎也太遙遠，對於剛得知感染的伴侶而言，愛情是被摧殘得體無完膚的，一碰就碎，我想我要堅信自己仍然是健康的，並且儘快調適好自己，趕快走出來並且擔任你的守護者，你未來可能要更保護我了吧，而且又要做好心理準備未來被我碎碎念。請你好好的跟我一起重建愛情，我想把這條路鋪得更璀璨，請你牽著我的手一起把路上的坑洞修補好。我還愛你，我還是愛著你的。

我發現我的伴侶是感染者

我覺得他是需要我的、是依賴我的，但是他對我的信任瞬間瓦解後，他的人生突然失去了目標和動力，所以我要努力重建他對我的信心，讓他強烈的感覺到我這次真的不想要失去他，而且將來也會更加倍的照顧他。

我們的感染者醫療服務，往往是 1 ＋ 1。除了眼前的這位，還要考慮到感染者身邊異性或同性的伴侶。上一篇談了身為感染者伴侶的心理調適的問題，這一篇再聊聊面對伴侶主動出櫃說出「我感染了 HIV」，接下來要用什麼樣的態度回應伴侶，才能跟對方一起共度這個關卡，讓彼此的感情不會因為 HIV 被打倒，而走得更久。

首先要提醒的是，我們的感染者大多是男性，所謂「男兒有淚不輕彈」，在華人社會文化裡，男性被教育要勇敢不服輸、掩飾情緒、保持鎮定，泰山崩於前也要面不改色的鐵桿個性，因此在自己或伴侶遭遇感染 HIV 這麼大的危機時，常常是反射性地故作鎮靜，即使內心已經暗潮洶湧，還是要隱藏表情。

尤其是同性伴侶，雙方都是男性，在面對 HIV 介入兩人世界的危機時，彼此往往都打「酷男牌」，雖然心中千言萬語吶喊不止，彼此見了面，還是用少少的言語、深藏不露的表情，一副「你應該懂我」、「何必多問」這種哥兒們假裝沒事的方式應付，以為心照不宣就可以雨過天青。這樣其實是很危險的；很多話如果不說清楚，雙方互相猜來猜去的猜心，常常就是誤解、質疑、爭吵、分手的導火線。

以下是常見彼此介意、卻又不講清楚的議題：

你知道多久了，為什麼之前不講？

「你不告訴我，表示你不把我當成一回事。」

「我說不出口，是因為怕說出來就會失去你。」

　「這是藉口吧。你對我那麼沒信心？」

　「如果今天角色對調，換成是你感染 HIV，你會立刻就告訴我嗎？」

　「當然會。」

　「你騙人。」

　「你才是大騙子。」

　「……」

　　在知道自己感染 HIV 後，病人往往首先擔心的不是自己的身體，而是急著想確定伴侶是不是被自己傳染了 HIV，想說出真相讓伴侶趕快接受檢查，可是該怎麼說？何時說？更重要的是，說出來之後，對方會怎麼反應？對雙方的感情關係又會有什麼影響？想到這些，感染者往往就不知所措，陷入極度焦慮、欲言又止，於是以拖待變、錯過一開始就告訴伴侶的最好時機。

　　尤其在自己剛確定感染 HIV 的時候，伴侶不一定已經過完檢驗的空窗期，因此常用來自我安慰的藉口就是「現在檢查也不準，等他三個月的空窗期過完再告訴他吧。」也有的病人與對方還在「友達以上、戀人未滿」的曖昧階段，怕講出來對方就會立刻分手，所以選擇暫時不講。

　　不管拖延的理由是什麼，難免多少還是藏著私心，於是，後來伴侶真的知道時，一旦爭執起「為什麼瞞著不告訴我？」，就難以收拾了，很容易被認定為是自私自利、不在乎伴侶感受的壞人。

　　雖然說「將心比心」是化解雙方情緒最好的方法，其實知易行難。尤其雙方如果都是男性，不認輸、不低頭的鐵桿性格是從小養成的防衛機轉，一旦彼此槓起來，爭吵可以非常激烈、就算檯面上不吵，也可以恐怖的冷戰。

　　我通常會勸感染者「退一步海闊天空」。對方不一定知道你真正的想法，雙方都把話憋在心裡，以後還是會爆發的，到時候氣頭上講真心話，對方不見得聽得進去，隨便講出口的話，傷人又特別重。如果真的在乎這段感情、想跟伴侶繼續走下去，就趁現在先把話講清楚、甚至低頭道個歉，給彼此一個下台階。

　　「對不起，我當時心太亂了，沒考慮清楚你的感受，我只怕萬一講出來，你

就會離開我。請你原諒我、相信我，心裡最在乎的還是你。」

　　類似這樣的話，從個大男生口中說出，特別有魅力。

你感染是在跟我交往之前、之後？你是不是背叛這段感情？

　　我在去年因為貪玩感染了 HIV，也很不幸的傳染給我相愛十年的男朋友。我的男朋友很單純，我是他第一個男朋友，我們也從未分開過、以後也不會。我在去年驗出感染時就請他去做匿篩，我很確定是我傳染給他的，是我害了他、毀了他一生⋯⋯

　　醫學上其實很難判定究竟感染 HIV 多久了。不過，感染者如果之前有固定做篩檢的習慣，常常可以猜想出被感染的時間點，甚至最可能的來源是誰。如果伴侶雙方彼此有約定互忠，偏偏是在伴侶關係當中發生的外遇，導致自己感染 HIV，還可能波及伴侶被傳染，感染者通常會產生深沉的罪惡感，而伴侶那一方知情後，除了擔心被傳染 HIV 的恐懼，還會有感情被背叛的憤怒。

　　有時，我們的感染者其實在跟伴侶交往前，就已經知道自己有 HIV，但是隱瞞沒說。理由有可能是沒準備好該怎麼說、怕說出來會把對方嚇跑，或是覺得關係還沒那麼穩定，總之在交往一開始沒先說自己有 HIV。結果伴侶有天被篩檢出 HIV 時，唯一的來源就是我們的感染者，他才驚覺紙包不住火了，全盤托出。這樣的下場經常是誠信破裂、關係結束，甚至可能因為伴侶覺得被蓄意隱瞞而傳染，告上法院、對簿公堂，都有案例發生的。

　　要避免這樣的憾事發生，我總是強調「先講先贏」、「誠實為上策」。在得知感染 HIV 的第一時間就講，讓伴侶能參與你整個心路歷程，如果是外遇造成感染，就誠懇道歉，是看起來最沒有心機算計、也是最誠實互信、最佳的告知時機。拖下去、事後一陣子才讓伴侶知情，就增加彼此的猜疑和分手機率了。

　　如果在知道感染 HIV 之後才遇到心儀的對象，有些感染者朋友選擇一開始不講，等一段時間再說、能瞞多久是多久。那就要注意安全性行為，以免讓對方在不知情的狀況下被傳染 HIV。而且我會提醒，如果想穩定交往，不可能隱瞞

HIV 的事情一輩子的，同樣是「先講先贏」的觀念，想穩定交往就應該儘快講出來，才不會拖太久讓對方覺得被欺騙而生氣分手。如果對方不能接受跟 HIV 感染者交往，那長痛不如短痛，早點講出來、早點知道對方想法，以免鏡花水月一場空。

我真的很生氣，他一直都在欺騙我，現在還可能害我感染 HIV

講「人非聖賢、孰能無過」就太鄉愿了。一種米養百種人，我們不能總是偏袒感染者、總是要求伴侶原諒與包容，忽略伴侶的情緒與感受。每個人的成長背景、人生故事都不同，常常我們也只能傾聽、同理，小兩口的事情最終還是要雙方自己去磨合、解套。

憤怒的背後是恐懼。要提醒感染者的是，你可以從醫療團隊或社群資源獲得很多關於 HIV 的正確知識，但你的伴侶不見得知道的跟你一樣多。伴侶也許跟你父母、一般民眾還保有許多錯誤觀念，以為 HIV 很恐怖、很容易傳染、得了必死無疑，這些會讓伴侶對於 HIV 介入兩人世界有無謂的恐懼，所以你也應該幫忙伴侶獲得正確知識，例如好用的網站、影音、書籍，甚至帶伴侶來跟醫療團隊聊一聊，常常就可以化解一些伴侶的擔憂，降低生氣的指數。

另一方面，希望感染者的交往對象能體諒，要說出「我感染了 HIV」這件事，不單純只是誠信問題，還要擔心祕密洩漏、身分曝光可能帶來的影響，例如被異樣眼光看待、被貼上標籤、被流言蜚語騷擾、網路霸凌等。能說出口，真的需要勇氣，因此請大家能為感染者守密，即使覺得受傷、不甘心，也不要把感染者的祕密變成武器去報復或威脅對方，因為這類洩密的報復或威脅，往往都對感染者造成生活上極大的困擾、嚴重的心理創傷，甚至可能導致自殘自殺，留下彼此都無法彌補的遺憾。無論如何，就算最後決定要分手，請珍惜感染者願意說出口的勇氣，為彼此留一點餘地。

我不斷地道歉，不停地重新建立他對我的信任，給他加倍的承諾，也讓他看到我的決心，後來終於感動他，願意再給我一次機會。我知道他也捨不得離開我，只是這個突然的打擊太大，讓他不知道該怎麼走下去……。

我自己也是，經過這件事，才知道原來他有多愛我，有多需要我。而我有多麼不想要失去他，我會更加珍惜他，保護他，照顧他到永遠。

延伸閱覽

• 露德知音深度訪談／058-1 帕斯堤相異伴侶內幕大公開（錄音）：愛情中面臨很多酸甜苦辣，關係中有一方為 HIV 感染者的相異伴侶，相處又可能面臨哪些問題？聽聽薩可的現身說法。

感染者伴侶分享

• 小黑

我的另一半感染了這病毒，在我們交往前誠實的告知我。我覺得自己遇到如此誠實的人，多麼難得，決定要伴他一輩子。他痛哭了出來，我緊抱著他。我每天下班回到家最重要的事情就是做晚餐給他吃，希望他可以攝取均衡的飲食，每天都希望兩人過著快樂相伴的日子。這個病因為社會觀感的問題造成了患者重大的精神壓力，真的很辛苦。也許這是上天安排，要讓人更加的愛惜自己。不管是有沒有感染病症之人，都要愛惜自己的羽翼。我們過著此生最美好的時光，彼此珍惜。

- **阿康**

  雖然不是感染者，和身為感染者的另一半也交往不到三個月，知道的人都勸我大可不必攪和，讓自己身處危險、又阻礙重重。但我總認為自己也有責任陪他分擔。他鼓起勇氣對我坦白，若換成我是感染者，也會多麼希望愛人能陪伴著我。

- **匿名者**

  最讓我身心俱疲的是我得告知我的男友，為了提起勇氣告訴他，心想我若沒勇氣告知我好友，又如何能告知他。所以我先把我感染這件事告知我一位女性好友。我的女性友人是在醫療體系服務，我和她都在想辦法要用何種方式，讓他知悉。因為我男友本身就有睡眠障礙，好像也有點輕微憂鬱，這告知一事已讓我怕到不行，她也沒辦法幫我拿定主意。我現在跌入這告知的困境中，也睡不好，所以我自覺告知這件事的憂鬱指數遠遠凌駕我自身被感染的事實。

  一路上他一直陪著我，這些時間他很掙扎要不要跟我在一起，我看得出來。因為他也問過他其他的朋友，他朋友都覺得跟我在一起不妥，我也覺得感情事就隨緣吧，把握住健康比較重要些。他說我心機很重，一直給他看影片，讓他也可以接受這件事情，其實當初只是覺得很感人也很勵志才給他看的，我沒特別想對他表達些什麼。可能我比較幸運吧，遇到了可以接受的人，還陪著我一路接受 HIV 這件事情，希望病友們也可以擁抱幸福！

我會不會被感染？

　　您好，因為最近聽到朋友說愛滋病可能會經由剃刀傳播，我記起了在 2 年前在大陸剪頭髮後，理髮師幫我用剃刀剃頸部和面部的寒毛，結果頸部被割傷了，請問會不會因為這樣而受到感染？有點兒焦慮。

　　如果我的手指接觸了一些離體不到一分鐘的血液，數秒後用那隻手指揉眼，有碰到眼球上，那我會有感染的風險嗎？

　　如果被昆蟲撞進眼睛裡面剛巧又是咬過 HIV 感染者的話，會不會受到感染？

　　在心之谷，跟 HIV 有關的諮詢最多的就是：「我發生的事件會不會感染 HIV？」事件可能是保險套破掉的性行為、可能是跟別人身體的親密接觸，還可能是天上掉下一滴不明水滴、跟人共用同一根吸管喝珍珠奶茶、麵條上沾了一點紅色的液體。問題千奇百怪，共通點是擔心符合了「HIV 透過血液體液傳染」就可能被感染，可是在我看來，大多數都是一知半解、自己嚇自己而已。

究竟怎樣會被感染 HIV、怎樣不會呢？

　　我在 2009 年從美國疾病管制中心的網站資料，整理了一篇文章「HIV 的傳染途徑：破除迷思」，到現在仍是心之谷的熱門文章前三名。希望對 HIV 充滿恐懼的朋友們，能在看完這篇文章後，比較安心。

　　雖然科學家針對 HIV 已經研究相當多，已經很清楚了解 HIV 是如何傳染的，不幸仍然有許多錯誤的資訊、不符合科學發現的陳述，在網際網路或大眾媒體流傳。因此，美國疾病管制中心特別準備這份資料，以澄清對於 HIV 的一些迷思。

怎樣才會感染 HIV？

　　HIV 會經由性行為、共用針具、輸血、垂直感染、哺乳等途徑，從感染者傳染給其他人。

　　在醫療單位，曾發生過員工因為被含有 HIV 感染者血液的針具扎傷，或被其血液直接接觸傷口或黏膜，而傳染到 HIV 的事件。理論上醫療同仁如果自己是 HIV 感染者，可能在照顧過程中傳染給病患。在美國僅發生過一個這樣的案例，一位本身有 HIV 感染的牙醫師，在進行牙科治療過程將 HIV 傳染給 6 個病患。美國曾針對 36 位本身是 HIV 感染者的醫師或牙醫師，調查他們照顧過的 22,000 位病患，並沒有發現其他因醫療照顧被醫師或牙醫師傳染 HIV 的案例。

　　有人擔心 HIV 會透過其他途徑傳染，但是沒有任何科學證據可以支持這些猜測。如果 HIV 有其他傳染途徑，例如空氣、水，或是昆蟲，HIV 的流行狀況應該會跟我們觀察到的現況完全不同。比方說，如果蚊子可以傳染 HIV，應該會有極多的幼兒、學齡兒童遭受 HIV 感染，但是實際上並非如此。任何 HIV 通報個案都會由地方衛生單位了解評估其傳染途徑，至今並未發現 HIV 有任何其他的傳染途徑存在。

　　以下是特別針對一些誤解、迷思，所做的澄清與討論：

環境與 HIV

　　HIV 在環境當中不易存活，因此要藉由環境傳染是極不可能的。在血液、精液、陰道分泌物、母乳、唾液、眼淚當中，可以發現 HIV，但是濃度高低差異很多。為了檢驗在環境中的存活，科學家選用高濃度的病毒來做環境實驗，發現在嚴格的實驗室控制條件下，HIV 可以在環境中存活數天到數周，但是如果在乾掉的體液、數小時內，90～99% 的 HIV（就算是高濃度）就無法存活。由於自然狀況下血液或其他體液當中 HIV 的濃度，遠遠低於實驗室選用的「高濃度」，因此，只要血液或體液已經乾掉，HIV 要藉由環境傳染的機率，基本上就等於零。

　　有人對前述這些實驗結果做出錯誤的解讀和結論，引起讀者不必要的恐慌。這些實驗的結果不能套用在評估個人感染 HIV 的風險，因為：

- 實驗室使用的病毒濃度，遠超過在自然狀況下，HIV 感染者血液或體液當中 HIV 的濃度。
- 從來沒有任何人，被證實是因為接觸帶有 HIV 的環境表面，遭受 HIV 傳染。
- HIV 脫離人類活體之後，就不能進行複製（除非在實驗室內進行培養條件下），因此，也就無法進一步擴散、傳染出去。

家庭與 HIV

　　因家庭接觸而傳染 HIV 的案例相當罕見。曾發生過的案例，被認為是因為家庭成員的皮膚或黏膜傷口，接觸到家人帶有 HIV 的血液所致。為了避免這些特殊狀況，在與 HIV 感染者或 HIV 感染狀況不明的家人相處時，家人應該要注意自我防範。

　　防範措施如下：

- 接觸血液或其他可能帶有血液的體液（例如尿液、糞便、嘔吐物）時，應該要戴手套。
- 不論是家庭照顧者或 HIV 患者，雙方的皮膚有傷口或皮膚有破裂時，都應該要用紗布或繃帶覆蓋好。
- 接觸血液或其他體液後，應該立即洗手，及清洗其他有接觸的身體部位。發現環境表面有血液沾汙時，應該立刻清潔消毒。
- 不要共用刮鬍刀、牙刷
- 針具和其他銳利工具，應該僅在必要醫療照顧時，才在家中使用，並且要注意使用的安全守則。例如不要用手拿針筒蓋去回套針頭，針具應丟棄在不會被刺穿的容器內。

服務業與 HIV

　　針對同事、客戶、消費者在職場當中的接觸，並不會造成 HIV 傳染。HIV 感染的食品工作者只要沒有合併其他感染（例如腹瀉、A 型肝炎），就不必限制工作內容。

　　與人體接觸有關的服務業，例如理髮、美容、按摩業，並未發生過因服務內容而傳染 HIV 的情形，遵守常規注意事項即可，例如刺青、針灸、穿耳洞的工具，不應重複使用，而且應妥善丟棄或完整清潔消毒。可能帶有血液的器具，例如刮鬍刀，應該只能使用於單一顧客，並且在每次使用後，妥善丟棄或完整清潔消毒。

　　至今並未報告過因穿洞（耳洞、鼻洞等）傳染 HIV 的案例，但是這種行為已有造成 B 型肝炎傳染的案例發生。因刺青、針灸傳染 HIV，則曾有案例報告。理論上這些行為會造成帶血傷口，萬一接觸帶有 HIV 的血液和體液，可能傳染到 HIV。另外，如果器具重複使用又未清潔消毒完整，也可能造成顧客之間的傳染。

親吻

　　閉口親吻，或社交親吻，不會傳染 HIV。開口親吻，或法式親吻，因為有可能接觸到血液，美國疾管局不建議和 HIV 感染者發生開口親吻或法式親吻。但是，即使開口親吻，傳染到 HIV 的機率是非常低的，美國疾管局至今僅發現過一個案例，是「可能」由於開口親吻接觸到血液，導致傳染 HIV，但無法排除患者隱瞞其他可能感染 HIV 的行為。

咬傷

　　美國疾病管制中心在 1997 年曾報告一個被人咬傷而傳染到 HIV 的案例。醫學文獻中也曾經有因咬傷、嚴重創傷有血液接觸，而傳染 HIV 的其他報告。要提醒的是，咬傷絕非 HIV 的常見傳染途徑。

口水、眼淚、汗水

　　在一些愛滋發病者的口水、眼淚當中，可以存在很少量的 HIV，但是有少量的 HIV 並不表示唾液或眼淚可以傳染 HIV。至於汗水，則從未發現過有 HIV 存在。至今從未有報告過透過口水、眼淚或汗水接觸，而傳染 HIV 的案例。

昆蟲

昆蟲叮咬不會傳染 HIV。科學實驗和觀察發現，昆蟲叮咬人體時，不會把昆蟲本身血液或過去吸入的人血，注入正在叮咬的人體。事實上，昆蟲只會注入自己的唾液，作為潤滑劑，或用來對抗人體血液凝固。因此，像是瘧疾、黃熱病、登革熱，都是藉由蚊子的唾液傳染。HIV 只能在昆蟲體內停留很短的時間，無法在昆蟲體內存活、繁殖，也不會感染昆蟲本身，所以無法透過昆蟲傳染給叮咬的人體。

有人擔心昆蟲吸血口器可能帶有 HIV 感染的殘餘血液，因此傳染給下一個叮咬的人體。這是不可能的，理由包括：昆蟲口器表面無法殘留大量血液，而昆蟲在吸血後會休息消化血液，不會在吸血後立即飛到下一個人體去叮咬，所以，無須擔心會透過昆蟲叮咬傳染 HIV。

口交會傳染 HIV 嗎？

有可能。如果口交的任一方有 HIV 感染，就可能傳染 HIV 給對方。事實上已經有不少因為口交傳染 HIV 的案例報告。雖然科學家並不確定，究竟口交傳染 HIV 的機率是多少，至少研究顯示這樣的風險低於不安全的肛交或陰道交。

如果「進行口交」的一方有 HIV，口腔的 HIV 可能會經由對方下列的部位進入對方體內：

- 陰莖前端的尿道黏膜。
- 陰道或子宮頸的黏膜。
- 肛門黏膜。
- 性接觸部位的皮膚破皮或傷口。

如果「接受口交」的一方有 HIV，這一方的血液、精液、前列腺分泌物或陰道分泌物當中的 HIV，可能會經由對方口腔黏膜進入對方體內。

以下的狀況會增加口交傳染 HIV 的機率：

- 「進行口交」的一方，在口腔、喉嚨或嘴唇周圍有破皮或傷口。
- 「接受口交」的一方，在對方的口腔中射精。
- 「接受口交」的一方，有其他性病（例如梅毒、菜花等）。

　　如何避免口交傳染 HIV？不要發生性行為，也就是「禁欲」，是最有效的方法。否則請使用保險套於陰莖。針對陰道或肛門，請使用乳膠隔絕物，阻隔口腔和陰道或肛門的直接接觸，用於覆蓋食物的塑膠保鮮膜，也是可以使用的口交隔絕物。

　　如果與伴侶共用性玩具，例如人造陰莖或按摩棒，雙方都應使用新的保險套，不可共用保險套，並且應在各自使用後，將性玩具完整清潔消毒。

常見問題

問：有不少人會在按摩店接受手部服務，是不是提供服務方手上沒有新鮮的體液就不會傳染？接受服務方有體液沾染到提供方的皮膚，在沒有傷口的情況下會傳染嗎？不知道有沒有報告是僅手部接觸就感染的？

答：沒有這樣的報告。目前並不認為僅靠手部接觸就可以傳染 HIV。

問：請問如果患有 HIV 患者或疑似 HIV 患者與家人相處時，尿液留在馬桶坐墊上，經下一個人碰觸是否會得到感染呢？

答：要以下條件都成立，理論上才有傳染的可能：尿液帶血又有 HIV、馬桶蓋上的尿液沒乾掉、下一個人剛好碰觸到的位置有見血傷口。就算上述條件全部成立，這樣的接觸，要能造成感染的可能性，還是趨近於零。到目前為止，從來沒有因生活環境接觸而感染 HIV 的案例。

問：我在去夜店的時候朋友推來一杯酒，我想都沒想就乾了，之後才發現是一位人妖小姐的。隔天我就喉嚨痛、身體發熱、全身無力。是我心理作用嗎？就只喝一杯，什麼都沒做。

答：什麼都沒做，當然就沒有什麼後果需要擔心。

問：您好，因為最近聽到朋友說愛滋病可能會經由剃刀傳播，我記起了在 2 年前在大陸剪頭髮後，理髮師幫我用剃刀剃頸部和面部的寒毛，結果頸部被割傷了，請問會不會因為這樣而受到感染？有點兒焦慮。

答：世上沒有任何案例證實是因為剃刀或其他理容用具傳染 HIV 的。請勿聽信謠言。

問：如果我的手指接觸了一些離體不到一分鐘的血液，數秒後用那隻手指揉眼，有碰到眼球上，那我會有感染的風險嗎？

答：不會感染。目前並不認為僅靠手部接觸就可以傳染 HIV。

問：如果被昆蟲撞進眼睛裡面剛巧又是咬過HIV感染者的話，會不會受到感染？

答：昆蟲不會傳染 HIV。

感染 HIV 還可以活多久

醫生，請老實告訴我，我感染了 HIV，還能活多久？

這是感染者最常見的問題之一，也是感染者的家人、伴侶都想知道的事情。在歷史上不同的年代問醫生，得到的答案會完全不同。

1980 年代是 HIV 疫情剛萌芽的時代，那個年代還沒有證實有效的藥物能控制 HIV 病毒，所以得病幾乎就是等同宣判死刑，平均壽命只在一兩年以內，引起全球恐慌。由於大批的年輕人罹病後快速過世，無藥可治、醫生都束手無策，於是 HIV 很快獲得「世紀絕症」的封號。

2014 年榮獲奧斯卡男主角、男配角雙料小金人的電影「藥命俱樂部」，就是在講那個年代的故事。馬修麥康納飾演的德州牛仔，得知自己感染HIV之後，無法承受美國醫院提供給他的臨床試驗藥物，因此大膽從墨西哥走私仍屬非法的 HIV 藥物與健康食品，成立藥命俱樂部來幫助自己與其他 HIV 感染者，結果許多人因此延長了壽命，牛仔本人則在診斷HIV後努力活了七年，在1992年過世。

三十多年來，許多登上大銀幕或舞台的作品，像是湯姆漢克主演的「費城」、音樂劇及翻拍電影「吉屋出租」、HBO 電視電影「血熱之心」，都仍然在描述 1980 年代 HIV 感染者與死亡畫上等號的故事。電影的影響無遠弗屆，許多觀眾往往誤以為二十一世紀的今天 HIV 還是無藥可醫。真實的情形是，「世紀絕症」老早就不是絕症了。

1996 年何大一博士發明雞尾酒療法，把多種 HIV 藥物合併使用來治療 HIV，改變了 HIV 世紀絕症的面貌。感染者的平均壽命快速延長，活二十年、三十年都不再只是夢想，而是可以真正達成的，而且是有品質的活著，不但外觀正常，身體健康更能維持與一般人無異。

但 HIV 感染者究竟能活多久呢？

「**平均壽命幾乎跟國人一樣。**」這是最近幾年的醫學研究，一致的答案。

2010 年荷蘭阿姆斯特丹大學發表的研究，推估診斷 HIV 時還沒有發病或免疫低下症狀、而且診斷半年內仍不需要服藥的 HIV 感染者，平均壽命跟一般荷蘭民眾相比，只相差 0.4 到 1.4 年。

荷蘭的研究顯示，如果你是男生，在 25 歲附近診斷出 HIV，預期可以活到 77 歲；如果你是女生，在 25 歲附近診斷出 HIV，預期可以活到 82 歲。假如你在 25 歲診斷 HIV，預期只會折壽 0.4 年。假如你在 55 歲診斷 HIV，預期只會折壽 1.4 年。

2013 年美國與加拿大發表的大型世代研究也有類似的發現。感染者的平均壽命預估可達 70 多歲，逼近一般國民平均壽命。男女沒有明顯差別，但是感染 HIV 的靜脈藥癮者的平均壽命比較短，推估大約 50 歲。感染 HIV 的男男間性行為者，平均壽命則較長，推估大約 89 歲。另一個影響因素是最初診斷 HIV 時的 CD4 數值，如果一開始 CD4 數值超過 350，平均壽命推估也可到 89 歲。

並非所有 HIV 感染者都可以這麼樂觀。假如已經發病，或出現免疫低下症狀（例如：口腔念珠菌感染、帶狀疱疹等），再來會發生嚴重併發症的機率比較高，這當中有一部分感染者會不幸死亡，因此拉低整體的平均壽命。發病要先過得了發病那一關才能往後看，發病後一年內危險最高，特別是前半年，通常能平安度過發病後一年的危險期、CD4 升高到 200 以上，後面的平均壽命可能就跟其他感染者差不多了。假如只是出現免疫低下症狀，根據荷蘭的研究，對平均壽命的拉低可能在 1.8 ～ 8 年之間，但這個誤差範圍比較大，會受各自的免疫力差異影響。

要強調的是，平均值只是一個參考。所謂**平均**，就是有人可能只活到 54 歲，有人卻活到 100 歲，平均起來是 77 歲，所以不要把數字當成魔法，如果不好好聽醫生的話接受治療，那神明顯靈也無法保佑活到七老八十。

而且，人會死亡不是只有得 HIV 一條路，該注意的保健習慣：戒菸、戒酒、多運動、注意血壓和體重等，是任何人想長壽就應該注意的。尤其國人常見的慢性病，像是心臟病、糖尿病、癌症等等，才是長期殺手，HIV 感染者跟一般人一樣都應該特別注意。

2014 年台灣人的平均壽命，男性是 76.7 歲，女性是 83.2 歲，與歐美接近。

台灣的 HIV 治療與照顧水準不輸荷蘭，我想我們的 HIV 感染者只要不拖延到發病或免疫低下才診斷，並且好好聽醫生的話、接受治療，壽命應該與歐美的感染者相當，會活夠本啦。

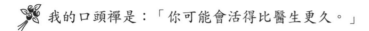 我的口頭禪是：「你可能會活得比醫生更久。」

台灣醫生的平均壽命似乎也比一般人短。請放心跟你的醫生比賽看看，在生存的延長賽上，誰先走一步？

延伸閱覽

・《藥命俱樂部》（*Dallas Buyers Club*）（電影）：美國真人真事改編的劇情片，講述 1980 年代一名德州牛仔感染 HIV 之後為了求生存，與身邊伙伴想盡辦法尋求治療的艱辛歷程與感人故事。

感染者伴侶分享

・照顧者

他在兩年前，年紀為 47 歲時發病，當時 CD4 為 200 出頭，我一直很擔心他可以活多久，生活品質好不好？這兩年每天按時服藥，狀況逐漸穩定，生活品質也不錯；除了會拉肚子、體形稍瘦，大致 OK。也因為生病的緣故，讓我們更加重視良好的生活習慣，維持適當的運動，每天選擇瑜伽練習。我會陪伴我的伴侶好好的生活，持續和病毒好好相處！

我們可以結婚生小孩嗎？

我們已經北上到台大醫院看了生殖中心門診，因為我太太年紀的關係，婦產科醫師要我們回去慎重思考是否要花這麼多錢做成功率很低的人工受精手術，我們討論之後，決定還是想試試看。

這對夫妻，特別是太太的意志堅定。我很清楚告訴這對夫妻他們現階段及年齡面臨人工生殖的限制與困難。但是太太仍然堅持要繼續努力。

可以結婚生小孩嗎？當然可以。結婚、懷孕、生產都是生而為人的權利，法律沒有禁止 HIV 感染者結婚生子。更何況在 HIV 已經可以用藥物控制的時代，只要運用合適的醫療技術，就能讓 HIV 在懷孕與生產過程對媽媽和胎兒的影響降到最低。

多管齊下，讓寶寶不得 HIV

很多人以為父母任一方有 HIV，小孩就一定會被傳染 HIV。這是錯誤的觀念。首先，必須媽媽感染 HIV，才有可能傳染給胎兒。如果只有爸爸有 HIV、媽媽沒有 HIV，胎兒是絕不可能被傳染 HIV 的。

這是因為精子卵子本身不帶有 HIV，所以寶寶會被感染 HIV 的時機，並不是受精當下。假如媽媽感染 HIV，寶寶在子宮發育、從產道自然分娩，還有出生後餵母奶這三個過程當中，可能與母體的血液、羊水、母乳等體液接觸到，才可能被傳染 HIV，被傳染的機率也不是百分之百，而是大約 15～45%，其中分娩、哺乳這兩個過程造成傳染的機會最大。

為了避免分娩、哺乳導致寶寶被感染 HIV，我們會請婦產科醫生幫感染 HIV 的媽媽執行剖腹產，讓寶寶與媽媽的血液和羊水接觸降到最低。出生後，小兒科會與衛生所一起合作，讓寶寶能用嬰兒奶粉和其他營養補給品代替母乳，以免

HIV 透過母乳傳染給寶寶。

　　除此之外，媽媽在懷孕期間要接受雞尾酒療法把 HIV 病毒控制好，寶寶在出生之後也要服用預防 HIV 的藥水持續四到六個星期，用這麼多管齊下的方式，可以把母子垂直傳染 HIV 的機率，從原本可高達 45%，降到只剩 1 ～ 2% 以下。實際上透過這樣多重預防把關的標準流程，以及提供孕婦全面 HIV 篩檢，台灣近年已經幾乎沒有所謂的「愛滋寶寶」誕生，非常有效地減少了母子垂直傳染 HIV 的發生。

洗精術，讓妻子不被傳染 HIV

　　懷孕生子的擔憂，主要是回到「行房、受精」對夫妻雙方帶來的傳染威脅。

　　前面提過，受精本身不會讓寶寶被傳染 HIV，但是精子周圍的精液，卻有可能讓媽媽被傳染 HIV。所以如果爸爸有 HIV、媽媽沒有 HIV，除了吃藥讓 HIV 降到測不到，最好還要接受「洗精術」。

　　「洗精術」簡單說，是請男方自慰收集精液後，透過反覆的稀釋、沖洗，把精液裡面可能感染 HIV 的細胞洗到幾乎沒有，再把較有活力的精子挑出來，與其他可能受感染的細胞徹底分離，讓精子於體外與卵子結合，把受精卵植入母體。

　　這樣的過程，能讓女方被傳染 HIV 的機率降到最低。在台灣已有至少二十幾對夫妻接受「洗精術」，沒有任何媽媽感染 HIV，成功誕下三十多名寶寶，有的還是雙胞胎。國外也有許多施行洗精術的國家，例如義大利、日本，協助感染 HIV 的男性能讓妻子順利懷孕而不被傳染 HIV，案例數都很多，顯示洗精術已經是很成熟的醫療技術。

　　要提醒的是，感染 HIV 的男方務必要服用雞尾酒療法妥善控制病毒量，不能僅靠洗精術，否則病毒量高的精液是不容易洗乾淨的。男方也要取得妻子的同意，不能隱瞞妻子自己有 HIV 的事實，畢竟洗精術理論上傳染機率不是零，受孕的女方應該要充分知情、自己決定，男方不能只想著自己傳宗接代，而欺騙妻子，甚至娶外籍新娘欺負對方語言不通，想瞞天過海。在夫妻接受生殖諮詢時，

醫療團隊會詳細說明與評估這些狀況。如果醫療團隊發現女方被蒙在鼓裡，是不會允許進行人工受孕的。

　　另外，洗精術要自費，價格並不便宜，可能在 10-20 萬之譜，而且國內只有少數的醫學中心能執行。感染者如果想要尋求這方面的生殖諮詢，請先向感染科醫師或個管師提出，由感染科轉介給合作的生殖醫學團隊，才能確保雙方資訊互通、不會因為資料不齊全而白跑一趟。

和您分享一個好消息，我太太已在 4 月順利的產下一名健康可愛的男嬰，感謝在這過程中，您與個管師給予我們最大的協助。

延伸閱覽

・愛滋病學會季刊《愛之關懷》第 67 期《HIV 感染者配偶的生育諮詢》：由成大醫學院柯乃熒教授撰寫 HIV 感染者的生育議題，內容實用精采。

看不見的標籤──他會在意什麼？

　　台中市一名純情處男，年初上網認識一名自稱是大學生的女子，雙方第一次約會就發生性關係，結果男大生竟然就同時罹患梅毒與愛滋，急著找對方一起就醫，對方卻已關閉信箱人間蒸發。醫師除研判該女子故意散播愛滋，並提醒純情宅男性行為一定要做好防護措施，以免後悔莫及。

　　這是 2012 年 10 月 29 日的蘋果日報報導，標題是「處男一夜情，染梅毒愛滋，上陣未戴套，爽一次遺憾終身。」

　　像這樣與 HIV 相關又有如警世寓言的故事，媒體喜歡報導、普羅大眾也喜歡看，慢慢地建立了民眾對於 HIV 的刻板印象。不管科學如何進步，人們對於 HIV 的了解，多半不是來自醫學，而是網路論壇、報章雜誌、文學戲劇，甚至是街坊鄰居、宗教人士、小道消息。我們捕捉到的印象，是一個個片段，可能由以下元素組成的片段：

感染 HIV 是一種懲罰，懲罰不道德的行為，應該後悔反省

　　本土劇橋段，讓劇中「壞女人」被輪暴感染 HIV，因為壞人不值得同情，罹病變成上天的懲罰，壞人悔不當初，觀眾大快人心。更常見的是「愛滋＝淫亂」的刻板印象。

把 HIV 傳染給別人是一種罪惡，讓無辜的人受害

　　目前很多國家，將傳染 HIV 訂為公訴罪，即使已經採取安全措施，甚至你情我願，還是要定義一方是受害者、另一方是加害者。

對抗 HIV 就像焦土戰爭，應該不惜一切代價

文學小說，常把病毒譬喻為邪惡的入侵者，身體是戰場，藥物像是槍林彈雨，讓病毒和身體同遭摧殘。這種軍事隱喻，往往寓含「戰爭勢必會有犧牲」，讓病痛、折磨，變得可以漠視、忽略。

得到 HIV 很恐怖，感染者如同妖魔，會引起周圍人恐慌和排斥

經典日劇「神啊，請多給我一點時間」，深田恭子飾演的女主角，因為援交感染了 HIV，她公開感染事實後，被所有同學朋友疏遠、遺棄，只剩下男主角支持她。

HIV 是「那些人」的病，跟「我們」無關，別影響到「我們」

從 HIV 出現之初，全球對病毒的起源就爭論不休，歐美說來自非洲，南非說是白人帶進來，總之「HIV 來自你家，不是我家」。疫情蔓延，為了不讓民眾恐慌，流行病學的高危險群，迅速成為社會切割群體的工具。從起初的男同志、海洛因藥癮者、血友病患、海地人，後來又加入性工作者、黑人、新移民等等。

疾病帶給人們的刻板印象，有很深的歷史社會文化脈絡。各位有興趣，可以去看麥田出版的《疾病的隱喻》，後半部在講愛滋病及其隱喻，非常精采。我們學醫的，常會忘記人體除了物理化學，還是活在社會的大框框裡，即使醫治到手腳靈活，走出診間卻可能困在人們為疾病早已織好的蜘蛛網裡，動彈不得。這又是一種隱喻。

回到蘋果日報的這篇報導。警世醒文，德智體群美，大家各取所需。宅男沒常識、女子藏禍心、一夜情危險、HIV 好可怕，成為天下人人可議論的事情。如果這是小白兔遇上大野狼，請你注意，是不是有刻板印象，暗中偷渡了？

如果「我們」有 HIV，會希望「他們」讀完報導，捕捉到的，是這些隱喻嗎？

請傾聽一位感染者的心聲：

　　我也曾經認為感染 HIV 就等於私生活不檢點、不懂得保護自己、活該。也認為雖然我是同志，但是 HIV 離我很遠，這輩子跟我一點關係也沒有。也曾經深信感染了 HIV，人生從此便會陷入無比的黑暗深淵，永遠無法看見人生的一絲光明。也覺得並不會想跟「這些人」有任何的往來。我曾經就是這樣為 HIV 貼上標籤的一個人。然而這一切在我發現感染還有開始服藥治療之後，慢慢的改觀……

　　從發現感染到現在大約一年左右，也曾經跌入絕望的谷底。伴隨而來的是無數的惶恐、無助還有極度的憂鬱。也曾想過想要尋短，認為這是「有罪」的我的唯一解脫。因為人生已失去任何光明和希望，更不認為陽性反應的人會有太高的機率找到真愛。所有的思想都是負面的。因為我身上已經有張撕不掉的標籤，這張標籤讓我覺得我淫亂（事實上並沒有）、讓我覺得我活該（但事實上沒有人想要被感染），讓我覺得我的人生已經完蛋。

　　但是伴隨著心理諮商還有醫生的解說、將羅醫師的心之谷看了不知多少次，開始搜尋跟 HIV 治療相關的新聞，還有閱讀相關的醫學統計資料、到決定提早服藥，慢慢的，我有時候會忘記我是一個感染者。我慢慢忘記這張標籤會讓社會對我有什麼解讀。雖然我知道我這輩子永遠都會是個感染者跟帶原者，但是我忽然覺得我這身上的標籤似乎慢慢變淡。

　　我不是說我已經沒有這張標籤，而是我開始會忘記有這張標籤在我身上。跟以前的沒標籤的我相比，我還是每天上下班、日子照樣的過，唯一不同是的要在睡前吃藥。

　　我知道我身上的標籤在發現治癒之前永遠不會掉落，但是至少我讓它慢慢變淡。

　　不只感染者自己為社會所貼的標籤所苦，即使親近如伴侶、家人，專業如醫護人員、民間工作者，也可能受到這些刻板印象的影響，不經意的說出令感染者覺得刺痛的言語、加深感染者內心的罪惡感。這樣的相處敏感度，不是與生俱來

的能力，我們在陪伴、服務感染者的時候，要經常反省、自我警惕：「我剛才講的話，如果角色互換、得HIV的是我，聽到這些話會不會覺得難過、不舒服？」

先從閱讀關於HIV的報導故事開始。時時提醒自己，讀完留在腦海裡的片段，是警世寓言，還是重重標籤？那麼，感染者的心聲，恐懼感染的煎熬，就沒那麼難懂了。

延伸閱覽

- 蘇珊・桑塔格《疾病的隱喻》：麥田出版，以癌症與愛滋病為例，講述疾病的隱喻性思考，經常扭曲了疾病的真相，讓病患倍感孤立，加諸病患更多的痛苦。
- 帕三小事務所／一句話惹怒感染者（影音）：由關懷愛滋議題人士自發組成的「帕三小事務所」拍攝，收集了許多感染者在醫療場所、職場以及與家人朋友互動中，最常聽到令當事人感到不舒服的話，影片的目的即在呈現感染者生活處境，希望社會大眾感同身受思考，聽完這些話，你會不會不舒服？

感染者分享

- **樂觀超人**

新聞出來後，想想批踢踢上年輕酸民長久以來對HIV的回應，不外就是甲來甲去……（甲＝gay、同志），說真的，改變他人的價值觀似乎不是件簡單又討喜的事。了解HIV再沉澱過後，我想我能夠做的獨善其身、盡可能的影響周遭的人，即便是這股力量微不足道。不管世界再怎麼變，請不要沮喪。努力、精采的活過每一天。很辛苦大家都知道，難過時請記得透過各種管道跟大夥兒聊聊！世界上的科學家們都在努力，一線的天使醫護人員、NGO，默默背後支持的人們並不算少數！一起加油。

相處 ABC ──是擔心？還是多心？

　　請教你：我與 HIV 感染者共同生活，該注意些什麼？我現在連只要不小心割傷自己，都會怕碰到他接觸過的東西。這樣會不會被傳染？倘若他的嘴破，我們共用餐桌上的食物或者用品，家人也不會因此而被傳染嗎？

　　感染者與家人同住真的安全嗎？家中衛浴大家會共用，廚房杯子碗筷也都共用，衣服也常常會混在一起洗，我好害怕會不會不小心傳染給他們了，我該搬出去住嗎？

　　在前面「我會不會被感染」一篇，我說明過傳染途徑的迷思，但是即使知道傳染途徑，還是會有很多心之谷的讀者，面臨到日常生活上的相處或接觸狀況，心裡覺得「毛毛的」、擔心「不會有個萬一吧？」

　　這些顧慮其實都是多心。為了保護隱私，診間、病房是不允許閒雜人等進出的，但假設各位能化身為隱形人，到照顧 HIV 感染者的診間或病房參觀，你會看到那裡的醫生跟一般看糖尿病、高血壓的醫生一樣，沒有穿戴任何特別的裝備。

　　做為醫生，我在診間裡和感染者對談時，不會戴著口罩，因為我知道口水、飛沫不會傳染 HIV。幫感染者量血壓、檢查身體時，除非要檢查的部分正好在流血，否則我是不會戴手套的，因為我知道皮膚上不會帶著 HIV 病毒。

　　私底下，我有幾位認識較久的感染者，已經成為老朋友，三不五時一起上館子吃吃飯、聊聊天，甚至去他們家裡作客。不管是吃同一盤菜、喝同一碗湯，用感染者家裡的碗筷、借用感染者家裡的廁所，都沒有任何顧忌。

　　並不是我膽子大、神經粗，而是因為我知道這些生活上的相處，都不會讓我被傳染 HIV。因為 HIV 不是肺結核或伊波拉，更不是 SARS。空氣不會傳染 HIV、共同生活的環境也不會傳染 HIV。周美青夫人擁抱愛滋寶寶、楊志良署長到感染者家裡共進晚餐，都是很好的例證，用行動證明「你可以再靠近 HIV 感

染者一點」，不用擔心。

我常對感染者的親友開玩笑的說：「請放心，雖然同住一個屋簷下，只要不跟感染者無套性愛，你是不可能被感染 HIV 的。」

那麼，為什麼一般人還是常覺得跟感染者相處會「毛毛的」呢？這是受到錯誤訊息的影響，或是與其他傳染病的資訊混淆，導致對 HIV 的諸多迷思：

迷思一：HIV 是世紀黑死病，很容易傳染，應該要把感染者都隔離起來

事實上，這常常是一般人把各式各樣的傳染病混為一談了。

以讀者比較熟知的傳染病來說，SARS 與肺結核的患者需要被隔離，是因為空氣可以傳染 SARS 病毒與結核菌；伊波拉的患者需要被隔離，是因為患者的嘔吐物、排泄物、眼淚、汗水，或使用過的衣物、床單，都可以傳染伊波拉病毒，病毒甚至可以殘留在環境裡、透過間接接觸而傳染。為了避免病毒或病菌經由這些防不勝防的管道擴散出去，才需要把患者隔離在一個特定區域裡一段時間，配合良好的感染管制、環境消毒，等不具傳染力時再解除隔離。

HIV 病毒只會透過性行為、輸血、針扎、母子垂直感染這幾種方式傳染。空氣不會傳染 HIV，環境也不會傳染 HIV。而且 HIV 病毒無法殘留在環境裡，暴露到空氣後很快就會失去傳染力，所以患者非但不必接受隔離，也不用刻意的做環境消毒。

簡單說，當 HIV 感染者站在你身邊時，你完全不用擔心被傳染 HIV，除非你選擇跟他發生不安全性行為。

迷思二：如果 HIV 感染者有傷口，我碰過他傷口接觸的地方就可能傳染 HIV

一般人常想像病毒或病菌是卡通影片裡眼睛尖尖、身形猥瑣、拿著武器的黑色小壞蛋，會躲在環境某個角落，例如天花板、桌面、門把，甚至路邊濺起的水花，等著跳上人體開始大舉進攻。

這個卡通模型適用於許多細菌，但是對於 HIV 則是完全不適用。HIV 離開

人體就活不下去，一滴血液暴露在環境裡，裡面的 HIV 病毒不用幾分鐘的時間就死掉了，無法成為拿著武器的黑色小壞蛋。因此就算感染者身上的傷口接觸了吸管、杯緣、馬桶蓋、衣物等等，只要不是你「立刻」去接觸，那裡早已經沒有 HIV 了，完全不用擔心被傳染。

在很極端的狀況下，曾經有罕見的案例，是在車禍後因為傷者有大面積的傷口，立刻接觸到現場感染者受傷、大量流出的血液而感染 HIV。關鍵字是「大面積」傷口、接觸到「大量」血液、還要「立刻」接觸。日常生活中感染者就算有傷口，只要對方傷口與血液的接觸狀況沒有同時符合「大面積」、「大量」、「立刻」三個條件，就無須擔心被傳染 HIV。

迷思三：HIV 感染者吃過的、穿過的、用過的東西，都可能具有傳染力

讀者可能會莞爾一笑：「前面不是講過很多次了，不會傳染嗎？」雖然原理都一樣，HIV 不會透過環境傳染，但是有人就是需要一再地舉例、反覆的確認，才會相信。所以我就再好好講一下「杯子碗筷不用分開、衣物可以混在一起洗」這幾件生活例行公事背後的學理。

首先，口水不具 HIV 傳染力。雖然科學家從口水中驗出過少量的 HIV 病毒，口水也可能因為口腔疾病，或刷牙之後而帶有血液，但是口水當中有能夠抑制 HIV 的物質，所以即使帶有少量的 HIV 或帶有血液，口水也不能造成傳染。因為口水不具傳染力，所以跟感染者一起吃東西、喝飲料、共用杯子碗筷，都不用擔心。

再來是衣物。許多人擔心內衣褲、毛巾、床單、棉被套可能沾著感染者的分泌物，會不會有傳染力？其實我在前兩個迷思已經說明過，HIV 病毒暴露到環境、接觸到空氣很快就會死亡，除非你在分泌物剛排出來的時候，就立刻去接著穿這件內褲，才需要擔心。除此之外，在你看到衣物上沾有像是分泌物的東西時，裡頭的 HIV 病毒早就暴斃了，不管摸到、碰到，都不用害怕。

前面講的，就是「環境不會傳染 HIV」的例子，請讀者舉一反三，像是感染者用過的牙刷、刮鬍刀、馬桶蓋、浴缸等等，也都可以使用相同的原理來推論：

「除非你在血液或分泌物剛排出的時候，就立刻去接著使用，才需要擔心，否則等你去用的時候，裡頭的 HIV 病毒早就死了，不用害怕。」

至於聞到味道，當然也不用擔心被傳染。為什麼？因為空氣不會傳染 HIV 啊。

假如你對於餐具、衣物、環境的解釋還是不能放心，覺得黑色小壞蛋的卡通還是歷歷在目，或者擔心「家裡有老人、小孩怕他們抵抗力弱」，想問特殊情況會不會有例外，那我只能請你相信家裡的清潔用品。不管是哪個廠牌的肥皂、洗碗精、洗衣粉、漂白水，隨便挑一種遇上 HIV 病毒都可以立刻殺死、清潔溜溜。所以杯子、碗筷、衣物經過這些化學清潔劑處理後，就絕對沒有 HIV 了。

不過，我還是要強調，HIV 很脆弱，到環境中沒幾分鐘就活不下去，在用上清潔劑洗滌或擦拭之前，HIV 早已經死光光。要靠清潔劑來維持對 HIV 的「安心」，其實是一種「多心」，多餘的擔心。

希望這些迷思的澄清，能讓感染者的家人、伴侶、室友，完全放心的跟感染者相處。生活相處上有多餘的顧慮或舉動，往往反映感染者身邊親友受到社會上錯誤訊息的誤導、產生誤解與迷思，但看在感染者眼裡，可能被解讀為「我被當成傳染原、洪水猛獸，不被大家接受」。彼此多溝通、多詢問專業意見，有助於化解這些「多心」，不要成為雙方相處的負擔。

延伸閱覽

· 《謝謝你的愛》愛滋主題韓劇剪輯（影音）：因輸血被傳染 HIV 的女童小春，跟媽媽搬到鄉下就學，遭到村民的誤解，不願小孩與小春一起同班上課，更鼓動要小春一家離開村子。剪輯村民對於 HIV 傳染途徑的誤解，對小春帶來巨大的影響、失去自我認同，後來透過醫生的努力與家人溫馨的舉動，化解誤會與危機。

感染者分享

‧匿名者

和伴侶住在一起的時候，吃完飯我發現他將碗盤分開洗的時候，頓時有點受傷，卻也無法說出口。之後我才漸漸發現，那只是他習慣誰先吃完飯，就先洗誰的碗盤而已，是我自己多心了。

‧受傷的人

被家人知道是帶原者後，他們買了新的冰箱、洗衣機和烘碗機，所有的食物分開處理，碗筷、衣物全分開洗。這一些無心的舉動，其實很傷害人。請提醒同住的親屬，碗盤、衣物等皆可一起洗，馬桶不需要坐過就擦拭。

我可以找誰聊聊？有支持團體嗎？

　　這些年來，阿嬌姨用自己的方式默默的關心孩子。她詳細記錄孩子吃藥的時間跟回診的資訊，時間快到時就用只有自己跟孩子知道的暗語提醒孩子吃藥跟回診。曾有幾次阿嬌姨試圖要跟孩子聊聊關於感染的事，但孩子總是以各種理由迴避，甚至不耐。為了幫助孩子也幫助自己，阿嬌姨鼓起勇氣開始接觸愛滋團體，了解愛滋的相關資訊。

　　感染者的家人和伴侶都需要獲得支持。你可以陪伴感染者就醫，跟醫療團隊聊聊。如果覺得醫院太冰冷、醫生太權威，台灣有不少致力於 HIV 感染者服務的民間團體，不僅服務 HIV 感染者本身，也都會很樂意給感染者的家人或伴侶，提供諮詢、支持與服務。這本書第 343 頁的附表一是筆者所知經常服務感染者與家人、伴侶的民間團體列表。

　　這些民間團體，各自有著不同的特色和重點取向。以台北、台中、高雄三大都會區而言，一般想到感染者家人與伴侶的支持服務，台北市會首先想到露德協會，台中市會想到懷愛協會，高雄市會想到愛之希望協會。這三個民間團體都已長期在地耕耘 HIV 感染者相關服務、口碑極佳，以感染者團體、病友服務聞名，甚至延伸服務到其他地區，例如露德協會已在中部成立辦公室，愛之希望協會也經常到台南提供服務。

　　以露德協會為例，2010 年就出版了線上電子書「感染者家屬手冊」，從「我的心情」、「我怎麼辦？」、「我可以學習」、「我怎麼度過」、「我發現的意義」五個主題，分享感染者家人和伴侶可能面對的衝擊和因應之道，全文放在露德協會的網站上，免費提供閱讀。露德協會也持續招募「愛滋家屬團體」，包含父母、子女、手足、配偶、伴侶等，都可參加團體，每個月定期聚會，透過資深感染者家屬的分享，協助團體成員獲得情緒支持，互相交流經驗、互相陪伴。

　　關愛之家與愛慈基金會過去以收容照顧無家可歸的感染者或愛滋寶寶為主要

服務，現在都發展出多元的服務內容，包含諮商輔導，而因為經常接觸和服務弱勢感染者、困難個案，更能細膩地體貼家人與伴侶可能遭遇的處境。紅絲帶基金會、希望工作坊，是國內 HIV 防治宣導的資深民間團體，在提供 HIV 篩檢諮詢、校園防治宣導之外，也都長期從事 HIV 感染者的關懷支持，助人無數。

權促會是台灣處理 HIV 感染者各種權益受損事件的第一把交椅，包括工作權、教育權、隱私權等等議題，都可以諮詢權促會的同仁。世界快樂聯盟長期以來對於藥癮感染者、更生人感染者等弱勢族群，提供就業輔導與健康生活方面的協助，不遺餘力。同志諮詢熱線是台灣同志大遊行的重要推手之一，對於同志感染者的父母、同志伴侶都樂於提供諮詢與支持，實戰經驗豐富。

所有從事 HIV 相關服務的民間團體，共通的特點就是：充滿著助人熱誠、有豐富經驗與優秀能力。感染者的家人和伴侶可以依照自己的需求、所在地區，向這些民間團體尋求協助。只要一通電話，你會發現自己並不孤單，有許多人願意傾聽你的聲音、幫忙你解決問題！

在家屬團體裡，我常常覺得其他家屬都很勇敢，他們說出自己的故事，有些時候我都覺得好心疼，但他們卻能夠這樣撐過來！有時，我會想起當年的自己，深深覺得這一路走來，真得不容易。

身為一個帕斯堤的媽媽，阿嬌姨特別想跟這些孩子們說：把身體照顧好，就是對媽媽最好的安慰。

　　　　　　——本節阿嬌姨的故事，摘錄自露德協會網站
　　　　《感染的路，我們一起走～帕斯堤媽媽阿嬌姨專訪》

延伸閱覽

- **新視界《真心看台灣》／台灣愛滋專題（影音）**：訪問許多從事 HIV 服務工作的民間團體伙伴，介紹各個民間團體的服務內容與感人故事。
- **露德協會／帕斯堤，我們是一家人（影音）**：藉由一位媽媽的故事，講述露德協會 15 年來像家人一樣陪伴 HIV 感染者的點點滴滴。

人際網絡、傳染途徑與歧視烙印
——漫談 HIV 歷史

不知道過去的苦難，就無法珍惜當下的幸福。

2016 年 6 月將迎來愛滋 35 周年，全球將展開一系列的活動，紀念 35 年來被奪走生命的 HIV 感染者，緬懷為 HIV 貢獻的先驅，鼓勵仍在世界每個角落與病毒奮戰的病友和工作伙伴。

時間回到 1981 年 6 月 5 日，美國疾病管制中心的周報 MMWR 報導了加州有 5 名過去健康狀況良好的男同志，不明就裡地罹患了只有免疫不全患者才會得的肺囊蟲肺炎。這樁當時的醫學謎案為席捲全球的 HIV 疫情，正式揭開了序幕。

在 2011 年紀念 30 周年時，某位 HIV 病友在美國疾病管制中心的部落格，公開自己的照片和故事。1981 年，他才 20 歲出頭，被診斷叫做「卡波西肉瘤」的皮膚癌，免疫力很差、CD4 免疫細胞數量只有 150 顆。從那個致病原因不明、社會嚴重歧視的年代一路走來，經歷 HIV 併發症和藥物副作用，周遭的朋友大多數都比他先走一步，重點是：他還好好的活著，活生生的見證著，人類和 HIV 尚未完結的戰爭。

我想大多數的讀者，都跟我一樣，只是這場戰爭的「新參者」。2016 年是我投入愛滋工作 15 周年。2001 年 11 月，我剛領到熱騰騰的醫師證書，就到非洲邦交國馬拉威服役，因為住院病人七成以上是 HIV 感染發病者，不得不開始跟 HIV 正式交手。沒有雞尾酒藥物、沒有 CD4 或病毒量檢驗，當地醫生只有零碎的 HIV 相關知識，情況沒比 1981 年的紐約好到哪裡去。醫院同事在我身邊因愛滋死去，身為醫師的我卻無能為力。整個馬拉威北部，我這個剛畢業的實習醫生就是唯一的專家。那種感覺，只能用「苦澀」兩字來形容。

2003 年回到台大醫院，才是學習現代愛滋醫療的起點。坦白說，我要跨越

心裡那道公平正義的鴻溝，才能在醫療資源豐富的台灣，接受有免費用藥、有先進檢驗、有良醫高手這種不可置信的奢侈環境。同一個地球，馬拉威病人仍在體驗 1981 年無藥可醫的赴死之苦。

2005 年後這十年，情勢好轉。馬拉威和眾多非洲國家，已透過國際援助取得基本的雞尾酒療法藥物，擺脫「無藥可醫」的國家名單，可以免費提供給數以百萬計的 HIV 感染者。雖然醫護人員和診斷檢驗設備，還是遠遠不足，回顧起來，從沒藥到有藥的過程，還是一項值得稱頌的奇蹟。世界衛生組織、無國界醫生等國際組織大聲疾呼、微軟總裁比爾蓋茲等企業家慷慨解囊、喬治克隆尼、安潔莉娜裘莉等社會名流親赴非洲了解、美國布希總統等各國政要的合力支持，還有無數人經年累月在第一線耕耘，才能讓這項救命的任務，在短短數年之中飛快邁進。2016 年，我們已經不再悲情地只能在病毒背後被動計算著感染人數、死亡數，可以期待逆轉全球 HIV 感染的發生率，有朝一日終結 HIV 疫情。

讓我們花點時間，回顧一下這 35 年來的 HIV 歷史。

1981 年——從肺囊蟲肺炎到卡波西肉瘤

1981 年，洛杉磯流傳著同志社區出現神祕疾病流行的傳言。二月，加州大學洛杉磯分校的免疫學家，在 30 歲的男病人診斷出肺囊蟲肺炎。肺囊蟲肺炎是罕見的疾病，通常只發生在免疫不全的患者，例如癌症病患或器官移植接受者，這位病人卻是過去健康狀況良好。到了四月，又連續出現四位肺囊蟲肺炎男性患者。這五位都是年輕男同志，其中兩位死亡。

這五位病患，彼此並不認識，也沒有共同的接觸對象或性行為對象。有三位病患接受進一步的免疫功能測試，都發現有免疫低下的情形，這可能是引起肺囊蟲肺炎最相關的原因。這份病例調查於 6 月 5 日發表在美國疾病管制中心的周報 MMWR 上，引起許多回響。紐約市報告了六個肺囊蟲肺炎的男同志案例，以及幾位男同志在過去兩年出現皮膚紫色腫塊，診斷都是罕見的卡波西肉瘤。舊金山也發現不少男同志出現卡波西肉瘤。卡波西肉瘤通常發生在有義大利或波蘭猶太血統的老年人，或是某些非洲人，為什麼會在都會區的年輕男同志身上接二連三

看到？醫生懷疑的還是免疫低下。

　　美國疾病管制中心為此成立了卡波西肉瘤疫情調查小組。從全美 15 個州，總共確認了 159 個罹患卡波西肉瘤或肺囊蟲肺炎的案例，絕大多數的案例發生在紐約、舊金山、洛杉磯。患者大多數是男同志，也有海洛因藥癮者。調查還發現，除了肺囊蟲肺炎、卡波西肉瘤，還有許多其他的疾病最近發生在男同志身上，包括弓蟲性腦炎、隱球菌腦膜炎、帶狀疱疹、惡性淋巴瘤、隱胞子蟲腸炎等。

　　調查小組對曾罹患卡波西肉瘤的男同志（個案組），和未曾罹患卡波西肉瘤的男同志（對照組），進行問卷調查，發現過去一年的平均性伴侶人數，個案組是 61 人，對照組是 24 人，個案組明顯高於對照組。

1982 年──人際網絡、傳染途徑與歧視烙印

　　洛杉磯的疫情調查員，經過多次個案訪談後，有了重大發現。原本以為互不相關的患者，其實可以用性關係逐步串連，最後拉在一起。有多名個案都提及曾與法籍加拿大航空男空服員杜卡斯（Dugas）發生過性行為。杜卡斯在訪談中宣稱他每年的性行為對象大約 250 位。杜卡斯本身在 1979 年出現了淋巴結腫大，1980 年 5 月診斷出卡波西肉瘤。他提供了一份名單，列有 72 位曾和他發生性行為對象。

　　透過這樣的逐步連結，一張以杜卡斯為中心的「藍色蜘蛛網」產生：杜卡斯和 A 發生性行為，A 又和 B 發生性行為，B 又和 C 發生性行為……，散布 10 個城市、多達 40 位的卡波西肉瘤或肺囊蟲肺炎，就這樣被一個個串進藍色蜘蛛網裡。這顯示病因很可能是一種會透過性行為傳染的病原體，而且潛伏期可能不短。有一位患者在跟杜卡斯發生性行為的 13 個月後，出現了卡波西肉瘤。

　　1982 這一年當中，海洛因藥癮者、海地移民、血友病患者，也陸續傳出類似病症。其中海洛因藥癮者常共用針具、血友病患者需要定期接受輸血，很容易聯想到是透過血液傳染。而海地移民則是因為貧窮，下海和白人男性進行男性間性交易，又透過異性間性行為在海地移民間傳播。

　　1982 年 7 月份美國疾病管制中心在華府進行綜合報告，希望規定男同志、海洛因藥癮者、海地移民，都不得捐血。這份報告引發了各方代表的激烈爭論。同志團體抗議政府要禁止男同志捐血是違反人權的。血庫則擔心這樣會影響血品供應來源。最後毫無共識與結論，但是在這個會後的 1982 年 7 月 27 日，「後天免疫缺乏症候群」（Acquired immune deficiency syndrome）的名字就被決定了，簡稱 AIDS（音譯為愛滋）。

　　不過當時美國政界普遍對愛滋疫情相當漠視，雷根總統直到 1985 年才首次公開提及愛滋，他的發言人甚至在 1982 年 10 月的記者會上開玩笑，稱愛滋為「同志的瘟疫」。媒體對於愛滋也一直興致缺缺，覺得這是局限在特殊族群的疾病。直到 10 月，舊金山的一名經常接受輸血的幼兒死於愛滋，調查發現捐血者之一已被診斷有愛滋，藉此確認了輸血可以傳染愛滋，媒體發現愛滋可能透過輸血影響每個「正常」的美國人，鎂光燈才集中過來。紐約時報在 1982 年 12 月 10 日報導了這個幼兒案例。

　　1982 年底，愛滋病例數在美國已累積到近 900 人，其中大多數已經死亡。歐洲國家也陸續發現愛滋病例。雖然愛滋的傳染途徑已經大致釐清，究竟致病原是什麼？怎麼致病的？在當時都還是無解的問題。

1983 ～ 1985 年──科學、恐懼與勇氣

　　愛滋疫情的初期，科學家努力尋找著致病的病原體。1983 年 5 月，法國巴斯德研究所的呂克・蒙塔尼耶博士（Dr. Luc Montagnier）公布從愛滋病人分離出一種反轉錄 RNA 病毒，命名為「淋巴結病變相關病毒」。1984 年 4 月，美國國家癌症研究院的羅伯特・查爾斯・加洛博士（Dr. Robert Gallo）則公布他們從愛滋病人分離出的反轉錄 RNA 病毒，命名為「人類嗜 T 淋巴球病毒第三型」。這兩派學者都認為自己發現的才是真正的愛滋致病原，後來雖確認這兩種其實是相同的病毒，但是兩派學者仍然堅持自己的最初命名。1986 年 5 月，國際病毒分類委員會決定重新命名為人類免疫缺乏病毒（human immunodeficiency virus，簡稱 HIV）。

　　病原的確認，讓實驗診斷的工具有了快速的進展。1985 年 3 月，美國食品藥物管理局迅速核准首批用於診斷 HIV 的血液抗體檢驗試劑上市。當時，在長達 5 年的 HIV 疫情籠罩下，檢驗的問世無疑是公共衛生界和醫療照顧者的一劑強心針，許多學者樂觀的認為 HIV 疫苗很快就會被研發出來。但是檢驗背後複雜的議題也跟著衍生：愛滋檢驗陽性者的隱私權如何維護？篩檢出了無藥可醫的 HIV 該怎麼辦？都讓各界陷入長考。

　　1983 年，非洲有許多國家（中非、薩伊、尚比亞、盧安達等）出現肺囊蟲肺炎和卡波西肉瘤的病患。這些病患從未有同性間性行為、靜脈藥癮或接受輸血的情形，共通特徵是居住在都市、有較高收入、曾與多位異性伴侶發生性行為。薩伊的調查案，顯示當地的愛滋是透過異性間性行為傳播的。在 1985 年愛滋檢驗問世後，美國留存著一些 1959 和 1976 年在薩伊分別為調查瘧疾和伊波拉病毒而收集的冷凍血清檢體，被拿出來解凍檢驗 HIV，發現早在 1959 年其實薩伊就已有 HIV 陽性者。

　　1960 年到 1975 年之間，薩伊引進了大批同屬法語人口的海地專業人士，包括律師、醫生、工程師等，協助薩伊開發。這些人可能將 HIV 從薩伊帶回海地在母國傳播。而 1970 年代的海地，又是廣受男同志歡迎的廉價旅遊天堂，HIV 可能就這樣搭便車，從非洲經由海地踏進了美國本土，引發了 1981 年的加州和紐約疫情。這是 HIV 傳播史的假說之一。

　　台灣則是在 1984 年 12 月被納入 HIV 疫情的版圖當中。一名自泰國來台的美國旅客，因為皮膚問題到台大醫院就醫，診斷出卡波西肉瘤。在這個首例後，1985 年愛滋病被列為台灣的法定通報傳染病，衛生署設立了愛滋防治小組、專案進口美國核准的愛滋抗體檢驗試劑、制訂愛滋診斷標準。當時負責診治那位病患的台大內科莊哲彥教授，從此和 HIV 結下了不解之緣，一步步為台灣的 HIV 醫療打下基礎，被譽為「台灣愛滋之父」。

　　全球肆虐之際，直到 1985 年底，愛滋仍然是個無藥可醫的疾病，社會上充斥著對傳染途徑的迷思和誤解。舊金山市政府下令關閉所有的同志三溫暖和私人性俱樂部，舊金山警局提供巡警特殊口罩和手套，以因應「疑似罹患愛滋的病患」。在紐約，罹患愛滋的房客被房東趕出公寓，社會安全局則對愛滋患者改採

電話訪談，以避免面對面接觸。在英國，消防員被禁止進行口對口人工呼吸，以免傳染愛滋。

這些恐懼和偏見，在 1985 年的雷恩懷特（Ryan White）退學事件後，有重大轉變。13 歲的雷恩，居住在美國中部的印第安那州，是需要定期接受輸血的血友病患，他在 1984 年 12 月被診斷出愛滋，醫生宣判只剩 6 個月的壽命。雖然醫生告訴學校雷恩並無傳染其他學生的風險，雷恩仍遭到就讀中學的老師和學生家長杯葛，以致被退學。在與學校冗長的對簿公堂過程中，雷恩懷特的遭遇被媒體大幅報導，成為全美知名的人物。直到 1990 年 4 月 8 日雷恩因 HIV 併發症辭世之前，他始終勇敢的站在鎂光燈下，為感染者人權和 HIV 醫學研究，大聲疾呼，請求社會各界支持，加深公眾對 HIV 的認識。在此之前，HIV 普遍被社會大眾認定是男同志才會得的疾病，雷恩懷特的現身，大幅改變了美國民眾對 HIV 的刻板印象。

1990 年 8 月，雷恩過世 4 個月後，美國國會通過法案，規定聯邦政府需要保障低收入的 HIV 感染者及其家人獲得照顧的權利。國會將這項法案命名為「雷恩懷特法案」（Ryan White Act），以紀念這名少年勇敢對抗病魔的奮鬥歷程。雷恩懷特法案至今仍延續中，已造福無數美國 HIV 感染者。

1985 年的另一個重要愛滋公眾人物，是好萊塢電影及電視演員洛克哈德森（Rock Hudson），他是當時美國家喻戶曉、最受歡迎的男明星。他在 1984 年被診斷愛滋後，四處尋求治療契機，在 1985 年 6 月 25 日，他突然發布新聞稿，公開自己罹患愛滋將不久人世的消息。新聞稿提到，他懷疑自己是在 4 年前的心臟手術時輸血感染愛滋，但是媒體普遍針對他的私生活緊咬不放，後來洛克哈德森的藝人朋友當中有多位證實了外界對於他是男同志的揣測。

對美國而言，洛克哈德森是首位公開愛滋感染身分的名人，他讓愛滋迅速獲得媒體和民眾的聚焦，社會開始出現反省和討論：「愛滋是疾病，而不是天譴。」「如果洛克哈德森會得到愛滋，表示我們也可能得到愛滋。」美國演藝界開始正視愛滋的影響，愛滋募款活動獲得廣大回響。美國總統雷根原本從未公開提及愛滋，在好友洛克哈德森公布愛滋病情後，1985 年 8 月，雷根首度在公開演說當中表示美國急迫需要愛滋的醫學研究。1985 年 10 月 2 日洛克哈德森過世

後不久，美國國會即核准了 2.2 億美金用於研究治癒愛滋的方法。好萊塢女明星伊麗莎白泰勒，則因為摯友洛克哈德森的辭世，決定長期投身於愛滋人權工作。

1985 年的雷恩懷特和洛克哈德森，本身都受愛滋所苦，憑藉著他們的勇氣和付出，提升了愛滋的社會能見度，改善了公眾對愛滋的負面印象，讓大家終於看見不願被愛滋擊倒的勇敢面孔。紀念愛滋 35 周年，不能忘記他們的故事。

1986 ～ 1990 年──愛恨交織 AZT

1986 年臨床試驗首度證明有藥物能夠對抗愛滋。這個當時的救命仙丹立妥威（以下稱 AZT），原本是 1960 年代被研發用於癌症治療，結果藥效不佳被束之高閣。在愛滋疫情浮現後，藥廠遍試諸藥，發現 AZT 有神奇的效果。實驗組是 145 名使用 AZT 的愛滋患者，對照組是 137 名使用安慰劑的愛滋患者，6 個月內實驗組只有 1 名患者死亡，對照組則有 19 名患者死亡。因為藥效十分明顯，臨床試驗被提早中止，1987 年 3 月，美國食品藥物管理局快速審查通過，核准 AZT 上市用於治療愛滋。這是美國食品藥物管理局有史以來最快的藥物核准流程。

AZT 為愛滋患者帶來一線希望，但這份希望是相當殘酷的。當時對藥物了解有限，建議的 AZT 處方是每 4 小時一次，每次 400 毫克。以一粒藥丸 100 毫克計算，就是每天要吞 24 粒藥丸，共 2400 毫克。這麼高的劑量，伴隨著頻繁痛苦的副作用：噁心、腹瀉、貧血等等，有人形容吃藥比不吃藥還難過。而且每 4 小時一次，代表為了吃藥，白天工作期間要找空檔，晚上睡眠必須中斷，相當不方便。為此患者常需帶著鬧鐘出門，以提醒服藥時間。對藥物愈來愈了解後，AZT 的使用改良為 300 毫克，每天兩次，而且將 AZT 跟另一種藥 3TC 結合成卡貝滋，一天早晚各一粒，已經方便很多，每天總劑量 600 毫克，僅是當年的四分之一而已，副作用機率也跟著降低。

當年的 AZT 還是非常昂貴的。推出 AZT 的藥廠寶來惠康公司（Burroughs-Wellcome，後來改名為 GSK）姿態很高，起初將藥價訂為每年 1 萬美金，1989 年降價仍要近 6,000 美金，許多病患為活命只好傾家蕩產。即使有錢，不

是每家醫院都提供 AZT，願意處方的醫師也有限，還要面對就醫時的歧視或異樣眼光，保險公司也因高藥價拒絕愛滋患者加保或續保，讓延命的 AZT 遙不可及。有些無力支付的患者選擇加入新藥的臨床試驗，以取得藥物，但是當年的受試者保障不完善，臨床試驗結束就代表藥物來源中斷，受試者若沒錢繼續買藥，只能回去等死。種種困難，竟讓求生之路如此艱辛，終於把愛滋患者逼上街頭示威遊行。

1987 年 3 月 24 日，愛滋平權聯盟（AIDS Coalition to Unleash Power，簡稱 ACT UP）首度集結在紐約的華爾街進行遊行抗議。他們攜帶著「沉默＝死亡」的標語，用行動抗議政府的漠視、社會的歧視、藥廠的鴨霸、醫療資源的不公。1988 年 10 月 11 日，愛滋平權聯盟在美國食品藥物管理局前集結千人抗議，要求加速藥物審查流程。「在你們審核過之前，我們早就死了！」他們這樣喊著。這招順利奏效，八天後，美國食品藥物管理局公布了新的藥物快速審查程序。1989 年 10 月，第二種愛滋治療用藥惠妥滋（以下稱 ddI）上市。

平權的努力此消彼長。1987 年，黛安娜王妃為英國第一家愛滋專科醫院揭幕，她跟病人親切握手不戴手套，從此成為舉世注目的愛滋親善大使。非洲尚比亞的總統坦承自己的兒子死於愛滋，呼籲全球重視愛滋議題。聯合國大會首度討論愛滋，決議在世界衛生組織領導下動員各會員國力量對抗愛滋。隔年的倫敦愛滋預防宣言由 148 個國家共同發表，並且決議 1988 年起每年的 12 月 1 日作為「世界愛滋日」。然而 1987 年在華府，美國衛生部將 HIV 感染者列為拒絕入境的對象之一，1989 年甚至據此將一名感染 HIV 的荷蘭遊客逮捕入獄。國際愛滋學會憤而在 1990 年舊金山的第 6 屆年會上宣布從此不在美國召開大會。美國這項拒絕感染者入境的禁令直到 2010 年才被歐巴馬總統取消。

在台灣，自 1986 年發現首例本國籍 HIV 感染者後，1989 年個案數即累計達 100 名。與國外不同的是，1988 年 2 月台灣就引進了 AZT 提供愛滋患者免費使用。1990 年公告實施「後天免疫缺乏症候群防治條例」，用法令保障 HIV 感染者的就醫就學工作等權益，也確立了篩檢對象和公衛追蹤的法源基礎。從這時期開始，台灣的 HIV 防治就走上一條很特殊的道路，隔岸觀火，境遇殊異。當歐美愛滋平權運動如火如荼、非洲為 HIV 疫情逼上亡國絕路時，從 AZT 時代就免

費提供治療的台灣，顯得格外沉默，在船過水無痕的 15 年裡，接受一個又一個新藥，迎接雞尾酒療法時代的來臨。直到 2004 年靜脈藥癮者的大規模愛滋疫情爆發，才寫下另一個歷史的新頁。

1991 ～ 1995 年──危機與轉機

原本一枝獨秀的 AZT 逐漸開始遇到問題。很多病人難以忍受長期服用 AZT 的副作用。在能夠長期服用 AZT 的病人當中，愈來愈多出現抗藥性，1993 年甚至出現從未服藥的病人，也驗出 AZT 抗藥性，表示這種抗藥性是可以傳染的。顯然治療愛滋只有 AZT 是不夠的。

在美國政府的支持下，新藥接二連三的被核准用於治療愛滋：1989 – ddI，1991 – 癒濾（以下稱 ddC），1993 – 速汰滋（以下稱 3TC），1995 – 服妥美（saquinavir）。服妥美屬於蛋白酶抑制劑，在此之前的藥物，都屬於核苷酸反轉錄酶抑制劑。這段時期許多醫師嘗試結合 AZT 和 ddI 或 ddC 來治療病患，效果較佳，但是這些藥物屬於同一族，抗藥性的問題仍然普遍而棘手。服妥美的誕生，代表抗愛滋藥物有了新的作戰目標，促成了後來雞尾酒療法「多管齊下」的可行性。

1991 年美國 NBA 籃球明星魔術強森公開宣布自己是 HIV 感染者，並退出籃球界。這個消息震驚全球。當時我才國二，仍記得台灣媒體大幅報導。魔術強森很坦然的面對這一事實。他說：「很多人以為 HIV 只有同性戀者會得，不關自己的事。我用自己的例子告訴各位，魔術強森可以得 HIV，這病就可能發生在任何人身上。」

同時期，英國搖滾樂團「皇后」的主唱佛萊迪墨裘瑞（Freddie Mercury）也被證實罹患愛滋，並在消息公開後一日就過世了。美國和英國的演藝界、音樂界、體育界，接連有知名人士勇敢的站出來公開自己感染 HIV 的事實。1994 年 3 月，湯姆漢克以飾演電影「費城」當中罹患愛滋的男主角，榮獲奧斯卡影帝。相較於衛生當局對愛滋宣導仍施展不開，美國影藝界反而扮演了更主動積極的角色，持續讓 HIV 受到社會關注，改善汙名化。現在大家常用來象徵 HIV 防治的

紅絲帶，其實就是 1991 年紐約百老匯的民間團體設計出來的。

隨著全球通報愛滋罹病人數在 1995 年突破一百萬，世界各地都努力因應水漲船高的疫情。「宣導安全性行為」和「讓保險套普及」，在 1992 年成為世界衛生組織的優先防治策略。原本迴避性行為議題的美國疾病管制中心，在 1994 年更改宣導手段，開始提倡保險套的使用。雖然英國當時選擇繼續迴避，但歐陸國家紛紛跟進，使用「一飛沖天的保險套」（The Flying Condom）文宣，到處張貼在機場、車站、旅遊景點等公共場合。這對於普遍保守的公家機關來說，是突破心理障礙的創舉。

宣導保險套自然引來不少衛道人士和宗教團體的反對。幸好，泰國的成功經驗，讓各國獲得強有力的支持證據。泰國政府在 1990 年代初期大力推廣性工作者的保險套使用，性工作者若被發現未固定且全程使用保險套，就強制停業。這讓性工作者的保險套使用率從 1989 年的 14% 遽升到 1993 年的 94%，成功扭轉了泰國 HIV 個案增加趨勢。安全性行為與保險套，從此成為愛滋防治的主要策略。世界衛生組織宣布要在 2000 年之前，讓保險套能在亞洲和非洲全面普及。

1994 年，科學家發現，分娩前使用 AZT 能夠大幅降低孕婦將 HIV 垂直感染給新生兒的機率。這成為另一個愛滋防治的著力點。法國和德國血友病患對血品公司篩檢 HIV 不力，提起訴訟，也讓各國政府和產業界正視血液製品安全的議題，紛紛制訂規範。從性行為、垂直感染、輸血安全各方面圍剿 HIV，這似乎不再是個人類無力對抗的傳染病。

在此轉機之後，迎來風起雲湧的雞尾酒療法時代。更多複雜殘酷的議題，才要陸續浮現。

1996 ～ 2000 年──雞尾酒療法時代來臨

1995 年 8 月，紐約大學醫學院的何大一博士在知名的「新英格蘭醫學期刊」首次提出「早期用藥、強力治療」（Hit early, hit hard）的治療觀念，認為在 HIV 感染早期就使用多重藥物合併治療，有可能治癒 HIV 感染。由於結合多重藥物治療，和調配雞尾酒的概念近似，後來就被暱稱為「雞尾酒療法」。

　　雞尾酒療法的新觀念，美國醫界躍躍欲試，許多病人在 HIV 診斷不久，CD4 還很高的時候，就被建議開始服用多種藥物。1996 年到 2000 年之間，又有不少新藥上市，包括 1996 年的衛滋（nevirapine），1997 年的卡貝滋（Combivir），1998 年的希寧（efavirenz）和濟而剛（abacavir），及 2000 年的快利佳（Kaletra），還有若干種蛋白酶抑制劑。醫生嘗試各種排列組合，希望找出最適當的治療處方。在那個時代，患者為了治癒的希望，常常每天服用總計 20 多顆的多種藥物，被各式各樣的副作用弄得生不如死。所謂「前人種樹，後人乘涼」，經過那幾年的臨床使用經驗，當時的醫界才總算對 HIV 的治療有了比較完整的共識：

多重藥物治療是有用的

　　能有效壓制病毒，提升免疫力，大幅降低發病和死亡率。似乎沒有哪種組合的效果遠勝於其他組合，所以選擇時主要看嚴重副作用是否常見，和服用是否方便性。讀者可以看到當年上市的藥物，現在很多都還是第一線治療的主力。

早期治療弊多於利

　　提早吃藥就要提早承擔副作用，增加藥費支出，在 CD4 降到一定值前再開始治療即可。這個「一定值」是多少？成為後來十多年臨床研究的重點。

治癒目標仍無法達成

　　不管雞尾酒療法使用多久，只要停藥，HIV 就會死灰復燃。患者必須終身服用雞尾酒療法，這成為身體、心理和經濟上長期的負擔。

服藥不規則容易出現抗藥性

　　抗藥性可能株連九族，導致同一類別所有藥物都不能使用。在二十世紀末 HIV 治療藥物只有三大類，患者一旦出現抗藥性，就面臨無藥可醫的困境。

特殊的副作用

　　例如脂肪移位和脂肪萎縮，為 HIV 感染者帶來外觀上的困擾，甚至被明眼人辨識出正在服用雞尾酒療法。這種「必要之惡」在當時成為 HIV 感染者跟死神作戰被迫付出的代價。

　　在那個年代裡，因為雞尾酒療法的使用，美國 HIV 死亡人數逐年銳減。治療 HIV 的醫生發現自己不只是把患者推進太平間的中繼站，許多愛滋發病者能夠順利出院在門診追蹤。局勢開始扭轉。推陳出新的藥物，不斷增加的病患，讓 HIV 的醫療照顧逐漸形成獨門專業。必須終身服藥的患者，成為醫院鐵忠的長期客源，許多醫院開始重視 HIV 專科，在這塊醫療新天地角逐一席之地。

　　但是美國以外呢？不平等開始顯現。HIV 把地球分成兩個世界：有能力提供雞尾酒療法的國家，和無力提供雞尾酒療法的國家。假如居住在前者，HIV 感染者可以接受治療繼續存活，假如居住在後者，HIV 感染者只能等死。雖然科學家已經發現孕婦短期使用 AZT 和衛滋就能降低垂直感染，大多數非洲和亞洲的國家卻連 AZT 和衛滋都買不起。

　　南非算是非洲富有的國家，1990 年代解除種族隔離政策並舉辦總統大選，社會仍處於動盪不安，HIV 已經無聲無息在奪走年輕人和小孩的性命。當時南非的成人 HIV 帶原率是 30%，來自歐美的 HIV 藥物卻仍屬於少數有錢人的專利，形成社會上嚴重的差別待遇，有錢好活命，沒錢下地獄。1999 年起，南非陸續傳出女童遭強暴，原因是村里傳言愛滋可透過與處女發生性行為治癒，導致 HIV 感染者鋌而走險，強暴案不斷。雖然南非政府強制立法讓本地製藥業可生產外國專利期尚未屆滿的 HIV 藥物，藥物供應仍然是杯水車薪。

　　無力挽救國民的南非總統姆貝基（Mbeki），不知道是哪根筋不對，還是大智若愚，竟然在 2000 年，利用首度在南非召開的國際愛滋大會，以地主國身分在大會公開宣稱：「HIV 不是導致愛滋的原因」，認為愛滋是因為貧窮、營養不良、水汙染等原因造成的。這立刻讓全球譁然，不過也凸顯出南非的悲哀，要用這種手段來愚弄國民，掩飾政府在 HIV 治療對策上的無能。姆貝基在同年 10 月宣布收回那些言語。從另一個角度來看，姆貝基讓國際社會警覺到，非洲的 HIV 問題要靠非洲各國政府自行解決，無疑是緣木求魚，促成了歐美國家和世界衛生

組織齊心介入，讓雞尾酒療法後來終於得以廉價進入非洲挽救無數生命。回頭來看，也許要感謝姆貝基那一席無厘頭的致詞！

　　世紀之交的千禧年，中國、俄國的愛滋疫情浮上檯面，集中在靜脈藥癮者，中國還有許多因輸血感染 HIV 的案例。延燒全球的 HIV 病毒，終於將在 21 世紀初，成為世界各國團結對抗的作戰目標。

2001 ～ 2003 年──搶救非洲

　　2001 年是愛滋 20 周年紀念。估計在那 20 年當中，全球先後有六千萬人感染 HIV，兩千兩百萬人因 HIV 死亡。後面這個數字剛好等於當時全台灣的人口。攤開世界地圖，非洲已是 HIV 的紅色警報區。

　　同時期，世界銀行的報告指出，部分非洲國家（例如烏干達和馬拉威）的教師，HIV 帶原率高達三分之一，教師凋零的速度之快，教育系統瀕臨崩解。許多父母因 HIV 雙亡，小孩成為孤兒，則成為社會結構的重大危機。估計當時全球有一千三百萬名兒童因父母死於 HIV 而成為孤兒，壯年人口比例的銳減，讓非洲國家的國民平均壽命縮短到只剩 40 到 50 歲，年長的兒童和青少年被迫承擔父母的角色以照顧弟妹，童工、青少年犯罪或性交易等問題，層出不窮。

　　明明已經有藥可醫的 HIV，卻讓非洲面臨家庭破碎、社會崩壞、人口減少，幾乎亡國的慘境。

　　非洲國家沒錢買藥的困境，竟然是由印度先幫忙解決的。印度的藥廠西普拉（Cipla）從 2001 年開始生產學名藥，同樣是雞尾酒療法，售價只有歐美的十分之一不到，以每天一美金的價格提供給無國界醫生等非政府組織用於在非洲進行 HIV 治療計畫。南非因強制降低藥價，與 39 家藥廠對簿公堂，最後以藥廠撤回告訴結尾。巴西決定立法縮短藥品專利期，引發美國政府抗議。這一連串的舉動，代表人命關天，資源不足的國家再也無法容忍，必須各顯神通，想盡辦法讓 HIV 藥物漂洋過海來拯救國民。同年底世界貿易組織（WTO）部長會議終於通過提案，讓開發中國家能規避藥品專利限制，較容易在國內授權製造 HIV 藥物。

　　便宜的藥還是要花錢買。2001 年 4 月，聯合國祕書長安南（Kofi Annan）在

非洲高峰會上開始呼籲全球以現有 10 倍經費投入非洲愛滋治療，也就是每年增加為 70 到 100 億美金。錢從哪裡來？自然是已開發國家。在當年的 G8 高峰會上，安南發表了動人的演說：「在對抗 HIV 的行動中，無論已開發或開發中國家，無論貧窮或富裕，不分界線、威脅全人類的 HIV，才是我們共同的敵人。」

雖然安南呼籲投入百億美金，當年「全球對抗愛滋基金」正式成立時，各國總共只捐助了 16 億，其中吝嗇的美國只捐了 2 億。先進國家對於在非洲進行 HIV 治療仍有許多顧慮，擔心會製造出大規模的抗藥性問題。落後國家質疑此計畫是否能長久延續，否則基金用完之時就是病人絕命之日。無論如何，在安南的斡旋下，189 個國家在紐約聯合國總部共同簽署了「HIV 承諾宣言」，宣示 2010 年前讓全球 15 到 24 歲的年輕人 HIV 盛行率減少 25%。

有了廉價藥物和援助經費，非洲總算能夠著手籌畫 HIV 治療。世界衛生組織（WHO）制定了開發中國家愛滋治療指引，並且將 12 種 HIV 藥物列入必須藥物清單（Essential drug list），讓各國得以據此購買到廉價的 HIV 藥物。醫護人員和社區工作者紛紛接受教育訓練課程，認識林林總總的 HIV 藥物和相關檢驗。2002 年，產鑽石的波札那成為第一個由政府提供愛滋治療的非洲國家，但大部分的非洲國家，治療計畫仍只是紙上談兵，申請基金的審查程序冗長，2002 年底才首度撥放 100 萬美金，要等到 2003 年夏天之後，經費大筆釋出，雞尾酒療法才逐漸進入叢林和村莊。2003 年 1 月，美國布希總統另以 15 億美金成立了 HIV 緊急紓困基金（PEPFAR）援助開發中國家。有了更多資源投入，世衛發出豪語，預定在 2005 年底讓開發中國家接受愛滋治療的人數達到三百萬人。這就是所謂的「3 by 5」目標。

當 HIV 能夠被治療，更多人願意出來接受檢驗，這時面對的便是 HIV 陽性帶來的種種後果。安南重提「沉默＝死亡」的舊口號，呼籲各國致力消除愛滋帶來的歧視和烙印。2002 年 9 月，南非的兒童節目「芝麻街」首度加入了 HIV 陽性的卡通玩偶咖米（Kami）。這個名字在南非土語的意思是「接納」。當其他玩偶熱情歡迎咖米的加入時，電視機前的小朋友是否會有樣學樣，接納 HIV 陽性的同學和朋友？是否學會跟感染者擁抱玩耍是完全不用擔心的？是否能讓感染者不再被羞辱或孤立？

卡通裡美好的世界，有朝一日，能否在非洲或地球任何角落實現呢？

2004 ～ 2006 年──讓日子過得更簡單

當非洲如火如荼引進雞尾酒療法的同時，先進國家則為 HIV 感染者進行著生活品質的革命。從前，HIV 感染者必須三不五時吞好幾種藥、用鬧鐘定時提醒服藥時間。這些不堪回首的記憶，在 21 世紀終於成為絕響。

2004 年 8 月，美國 FDA 核准了兩個複方藥物上市：克為滋（ABC/3TC）和舒發泰（TDF/FTC）。這兩個藥物都是一天一粒，沒有什麼飲食限制，也不用冰冰箱。想早上中午或晚上吃，都隨便你。假如搭配希寧，就成為顆粒數最少的雞尾酒療法處方：每天一次吞兩顆藥，跟高血壓、糖尿病等慢性病人的處方藥顆粒數有得比。2006 年 7 月，美國 FDA 又核准了舒發錠（Atripla）上市，這個複方藥物是三位一體，一顆藥裡就含有舒發泰的兩種成分再加上希寧，真正是正港雞尾酒療法只要一天一粒，跟吃維他命一樣。這些藥物上市後，因為方便又安全，醫生病人都愛，迅速成為處方新寵兒，不僅躍居歐美治療準則第一線藥物，也提升了病人順利配合服藥的比例。

在最近才加入 HIV 治療行列的病友，大概難以想像早年服藥的辛苦和複雜程度。如果服用克濾滿（Indinavir），不但味道很苦，醫生會要求你每天必須至少喝 1500 c.c. 的水以避免產生腎結石。如果服用維拉賽特（Nelfinavir），劑量是每天兩次，每次 5 顆，而且非常容易拉肚子拉個不停。這麼麻煩的克濾滿和維拉賽特後來很快就被快利佳取代了。早期的快利佳軟膠囊，必須冰在冰箱保存攝氏 2 到 8 度，這對很多要在工作單位或學校服藥的病人就是一大難題。2005 年 10 月，新的快利佳硬型錠劑獲得 FDA 核准後，就不再需要冷藏，解決了這個棘手的問題。此外，早期的快利佳軟膠囊含蓖麻油，極容易引起腹瀉，換成硬型錠劑後也降低了腹瀉的比率。

雖然短期內靠人類的科技，尚未有辦法治癒 HIV 感染，至少可以讓長期治療 HIV 這件事，變得簡單自在一點。減少服藥數目、降低副作用、避免抗藥性產生，讓吃藥能儘量像是刷牙洗臉一樣，成為每天的例行公事就好。就算只是這

樣，便已大大改善了 HIV 感染者的生活品質。

這段時間，愈來愈多醫師注意到，「愛滋發病」不再是 HIV 感染者最主要的健康威脅。雞尾酒療法讓HIV感染者維持足夠的免疫力，不會演變出愛滋病，但是許多 HIV 感染者合併罹患的 B 型肝炎、C 型肝炎，反而成為重要殺手。另外像是心血管疾病，和高血脂、高血糖、脂肪移位等新陳代謝問題，可能跟長期使用雞尾酒療法有關，都變成 HIV 感染者的健康隱憂。雖然活命已是常態、服藥不再困難，怎樣能過著「服藥一輩子、健康一輩子」的生活，仍然不是件簡單的事。

此外，處方改良，讓服藥更方便，愈來愈多病人加入服藥行列，總免不了出現少數抗藥性案例，甚至是對現有的藥物都發生抗藥性。除了三大類藥物（非核苷酸反轉錄酶抑制劑 NNRTI、核苷酸反轉錄酶抑制劑 NRTI、蛋白酶抑制劑 PI）之外，需要更多不同機轉的藥物來對抗 HIV，才能避免病人淪為無藥可醫的局面，這成為下一個時期的重要議題。

在預防 HIV 感染方面，雖然疫苗遲遲未有佳音，2006 年底，美國國家衛生研究院在非洲的研究結果，證實男性割包皮是一項有效的預防措施，能夠讓異性性行為導致的 HIV 傳染率降低一半。這為預防 HIV 感染的領域開啟了新頁。

2007 ～ 2015 年——治療與預防的新希望

HIV 抗藥性，始終是感染者與醫師恐懼的夢魘。2007 年之前，雞尾酒療法的第一線藥物共有三大類，處方必須選出兩類來組合，當 HIV 出現抗藥性時，通常第一回還可以改處方來應付，假如對新的處方再度產生抗藥性，大概就會落入「無藥可醫」的局面。在 2007 年之前，逼不得已時，會祭出壓箱寶——第四類藥物福艾注射劑（T-20 針劑），想挽回局面。但是 T-20 必須每天打兩針，用注射的方式終身治療 HIV，大部分的病人撐過前幾個月就受不了，開始隨便應付，第三度產生抗藥性。再來就真的是「藥石罔效」，所有能用的藥物都讓 HIV 產生抗藥性了，醫生無能為力，病人自暴自棄，最後發病身亡。

因應抗藥性的問題，2007 年 8 月，美國 FDA 加速核准了第五類藥物新特

滋（Maraviroc）和第六類藥物宜昇瑞（Raltegravir）上市。第五類藥物的原理是抑制 HIV 進入 CD4 細胞的輔助受器 CCR5，被統稱為 CCR5 拮抗劑（CCR5 antagonist）。第六類藥物則是抑制 HIV 嵌入染色體的過程，作用點是 HIV 的一個酵素「融合酶」，這類藥物被統稱為融合酶抑制劑（integrase inhibitor）。

這兩種藥物都是口服藥，即使已對前四類藥物產生抗藥性的感染者，使用第五類或第六類藥物仍有很高比例能控制好 HIV 病毒量並提升 CD4。這當然是天大的福音，為感染者和醫師帶來「起死回生」的機會。2008 年，加強版的第二類藥物（NNRTI）英特萊（etravirine）也被核准上市，提供抗藥性病人更多選擇。這些藥物現在台灣都有，大多列為第二線藥物，可讓醫師申請使用。第六類藥物宜昇瑞、汰威凱（dolutegravir）因為在歐美廣泛使用，分別從 2011 年 7 月和 2015 年 12 月起在台灣已被列為第一線藥物，醫師不需申請就可以直接開立。

相較於藥物種類的推陳出新，HIV 預防對策則是先苦後甘。2007 年，針對婦女用殺菌劑預防 HIV 的研究，因效果欠佳提早結束；默克藥廠在南非進行的 HIV 疫苗臨床試驗，則證實疫苗無法有效預防 HIV 感染。不過，2008 年，德國柏林傳出令人振奮的消息，一位患有白血病的 HIV 感染者，在接受帶有特殊基因的骨髓移植後，無巧不巧的治癒 HIV，成為全球至今唯一治癒 HIV 的案例，以「柏林病患」而聞名。2009 年，美國國家研究院在泰國的疫苗臨床試驗，發現能讓感染 HIV 的風險降低 31%，雖然不盡理想，總算是跨出成功的第一步，但直到 2015 年仍沒有更好的疫苗臨床試驗結果問世。

相較於疫苗研究的腳步遲緩，以藥物作為預防對策的研究則是推陳出新。由於 2011 年發表的研究指出 HIV 感染者服藥可以讓伴侶感染機率降低 96%，「治療即預防」（Treatment as Prevention）開始鋪天蓋地的進入公共衛生政策領域，讓政府衛生部門以預防為理由爭取 HIV 治療照護資源，也必須更積極介入 HIV 醫療政策。美國、歐洲與世衛在 2012 年起紛紛公布新的 HIV 治療指引，除了建議感染者提早在 CD4 數值更高時就開始服藥，也將「預防伴侶被感染 HIV」列為感染者開始治療的適應症。世衛更根據最新研究結果，在 2015 年 9 月的治療指引裡，取消 CD4 數值的治療門檻，建議所有 HIV 感染者診斷後就服藥，讓延後治療 HIV 可能導致的重症和死亡風險，能更進一步降低。聯合國更提出 90-

90-90 口號，呼籲全世界在 2020 年前能至少找出 90% 的 HIV 感染者，讓這些感染者至少有 90% 能服藥治療，並讓他們有 90% 能良好控制病毒。如果能達到 90-90-90 的目標，人類就可能在 2030 年解除全球 HIV 疫情。

　　2015 年歐美針對男同性間性行為者給予「事前預防投藥」的研究陸續發表初步成果，則發現高危險群每日服用舒發泰做預防，或是固定於性行為前後服用舒發泰做預防，都能讓感染 HIV 的風險降低 86%，為 HIV 預防策略寫下新頁，也促使世衛在 2015 年 9 月迅速將事前預防投藥列入 HIV 預防指引。但以藥物作為預防對策，仍有藥物費用昂貴、服藥方便性、社會接受度等議題需要解決。

　　展望未來，仍待 HIV 疫苗突破性的進展，才能期待短時間內有效地阻絕 HIV 傳染。患者和醫師仍期待研發更安全的藥物，最好還能因應 HIV 千變萬化的抗藥性。被科學證實有效的 HIV 預防對策（例如割包皮、暴露前投藥），需要在公共衛生的現實架構裡仍被驗證有效而安全，才能獲得公眾信服、廣泛實行。開發中國家的 HIV 治療計畫，必須普及讓更多感染者能受惠，而且能永續經營下去。當 HIV 感染成為慢性病，平均壽命愈來愈趨近正常人，對公共衛生與醫療來說，都要做好長期抗戰的心理建設，患者持續終生的健康照顧、生活品質與權益保障，都將是下一個十年的重要議題。

延伸閱覽

- **霍特《戰勝愛滋》**：貓頭鷹出版。描述兩位柏林病患治癒愛滋病的特殊經歷，也回顧了三十多年來愛滋藥物研究與醫療發展的歷史。

部落客分享

- **小 Y**

看完這篇文章很多感觸，當我在電腦這頭打字時，有許多生命正因為 HIV 而消逝，真的很感謝所有為了 HIV 這個疾病以及患者盡心盡力的醫護人員，沒有你們，或許這個世界上會有更多的人等不到明天，謝謝你們。

- **Positive!**

想當初知道感染時，我萬念俱灰，看不見未來在哪？可是過了幾年，正常的作息，及早晨和下午甚至睡前都有規畫好運動的習慣，我反而愈來愈健康！看到這篇時真的我們很幸福！我們還可以想到未來在哪，甚至害怕服藥的副作用之類等等，很多看似大問題，但其實跟同住在一個地球上的其他正在受 HIV 所苦的人們相比，我們根本微不足道！畢竟他們連活命的機會都沒有，真的讓人感到很遺憾……。我想我們真的很幸福，也希望其他 HIV 感染者能夠一起加油，共勉之。

第二卷

給感染者

不要慌。羅醫生輕輕握住你的手，沉穩地看著你。

剛成為感染者，你心中一定還有很多事情不知道該怎麼辦，自己的父母、伴侶、工作、未來……。

不要慌，請跟著羅醫生，一步一步我們一起往前走。

第一章

給剛感染的你

　　剛感染的你，首先就是要調適心情，讓自己可以完全真實面對自己的現狀，接著盡可能的清楚自己有哪一些功課需要去做，諸如：要去哪裡看診？看哪一名醫生？兵役結束了嗎？醫療保險的情形如何呢？是否身體還有其他的不適或者問題呢？甚至是一些專業的問題，譬如：西方墨點是什麼？為什麼要經過西方墨點才算確診？等等。

　　這一章，羅醫生將盡可能的帶領你走過最艱辛的第一階段。

檢驗陽性之後，你該……

　　阿仁昨天做匿名篩檢，今天回電得知自己檢驗陽性，電話那端的篩檢人員跟阿仁說：「這不是最終結果，要去掛感染科複檢，如果西方墨點法陽性，才算確診。」

　　阿仁整個人傻掉了。什麼叫做陽性又不算確診？到底自己算有還是沒有感染呢？要去哪裡掛感染科呢？醫生會怎麼對待自己呢？

　　他想找人商量，可是又不想告訴家人和朋友。網路上找到的資料很雜亂，有的說檢驗結果不一定準確，有的說去醫院就會被通報。網友提供了推薦醫生的名字，到那家醫院的掛號系統上，卻找不到那個醫生的看診時間。究竟如何是好？

　　這樣弄了三個月，阿仁還是沒去就醫……

　　台灣的 HIV 篩檢愈來愈普及便利，因此最近幾年大部分的 HIV 感染者，都並非因為不舒服讓醫生檢驗出來的，而是像上面案例中的阿仁一樣，在匿名篩檢或兵役體檢時，得知自己 HIV 檢驗陽性。有些人獲得篩檢員或親朋好友的協助或仲介，很快就到醫院去就醫和確診。有些人則類似阿仁，在就醫這關就卡了好幾個月。

　　為什麼會沒立刻去就醫？沒時間、沒空、不知道看哪一科、不知道要去哪家醫院，都有可能。但我想主要理由會包括「不知道醫生會怎麼對待自己」。

　　對大多數的感染者來說，上大醫院、看感染科，都是從未有過的經驗，而且看的又是這麼敏感的病症，對於就醫有愈多未知，就代表愈多的障礙。

　　我想到自己高中時胯下長紅疹很癢，想去看皮膚科，雖然沒有性行為，還是害怕醫生會認為這是性病投予異樣眼光，因此拖了好幾個月才去看，結果醫生看了一眼，只淡淡地說「這是股癬」，開了藥膏就跟我說可以出去了，前後不到三分鐘。

對感染科醫生來說,如果患者走進診間說:「醫生,我篩檢陽性。」其實醫生的反應會很平靜。不會板起臉孔說教「你就是行為太不檢點」、也不會見獵心喜地召集醫學生「來來來,大家看這個 HIV 病患」;這些劇本不會在診間上演。

對感染科醫生來說,篩檢陽性是很常見的狀況,可說是例行公事,就像皮膚科醫生看股癬或香港腳,不講仁義道德、不是親情大戲。依照專業,醫生會做的事情如下:

- 問診確定是否有感染 HIV 的傳染途徑
- 身體檢查是否有與 HIV 感染相關的症狀
- 安排抽血檢驗西方墨點法做確診
- 醫生或個管師通常還會進行諮商,了解患者對 HIV 的認知、提供正確訊息

說穿了,就是這麼**單純**和**無聊**。請不要賦予過度的幻想。

這一章會有許多醫療方面的資訊,幫助感染者了解與就醫、檢查、治療相關的名詞,以及這些醫療資訊跟自己的健康的關係。但在此之前,我們先談一談心情。

與 HIV 相處的第一天:天沒有真的塌下來

有本很特別的書,叫做《知道 HIV 感染後的第一年》(*the First Year HIV: An Essential Guide for the Newly Diagnosed*),是一位 1987 年診斷 HIV 的美國感染者寫的。他不是醫生,仍試圖提供正確的知識和觀念,所以書裡都是用一般人的口吻,不賣弄術語。

從知道 HIV 感染的第一天開始,每一章就是一天,每天介紹跟 HIV 有關的事情,再描述心情的轉折和調適。慢慢的,改用一星期為單位,然後又改用月為單位,直到第十二個月。就像心情逐漸沉澱,不再度日如年。

我七年前在舊金山開會,買到這本平裝書,如今書頁都已泛黃。但這本書從感染者角度來想事情、說故事,給我帶來很深遠的影響,後來「心之谷」的誕生、轉變和堅持,或多或少跟這本書有關。

醫護人員往往一開始,就希望提供你所有的醫療資訊。可是資訊太多,醫療

術語排山倒海而來，難以消化，聽者恐怕無力也無法專心。

更需要照應的，往往是已被打亂的心情。除了擔心自己的健康、壽命，恐怕擔心別人比擔心自己更多：「事情被別人知道怎麼辦」、「會不會給家人帶來困擾」、「另一半是不是也被傳染了」、「自己過世之後父母誰照顧」。念頭不停的轉，翻來覆去就是睡不著。

這麼多擔心，卻難以開口跟別人討論。天底下大概沒有別的病，比 HIV 感染更要保密到家了。這就好像天已經塌下來了，卻只有你一個人扛著，嘴巴被封住，想呼喊「怎麼辦？」卻叫不出聲，旁邊的人都若無其事、各過各的。

得了 HIV 怎麼辦？那本書的第一章，粗黑的標題是──「HIV 是有辦法搞定的」。

感染 HIV，能活得好、活得久。我不跟你賣弄統計數字。那位作者，1987年診斷 HIV，現在還活得好好的，就是鐵證，不但出書，還持續以公開身分捍衛感染者權益，被美國食品藥物管理局聘為顧問。美國的亞馬遜書店網站有他的專頁。

有辦法搞定的，不只是身體和醫療。每一項你的擔憂，都有解決的辦法。不見得可以立刻解決，但是你要先把自己的身體和心情穩住，天時地利人和，自然會出現在眼前。

剛知道自己有 HIV 的感染者，第一年是最難熬的。但不要小看你的潛能。用力撐下去，一年後，你會很佩服自己，竟然有本事度過了一關又一關，不再是那個欠缺目標、遇事則逃的軟弱小子。老天爺給了你這個考驗，請勇敢接招。

與 HIV 相處的第二天：超人也可以哭

與 HIV 相處的第一天，你還處於震驚、無法接受，腦袋一片空白，也許用喝啤酒、音響開超大聲、操場狂奔、上山吹冷風，總之麻痺自己，抱著枕頭胡思亂想就睡著了。但是隔天你睡醒，地球在轉，時鐘在走，你的心在跳，一切的一切，告訴你：「這不是一場夢。這真的發生了。」

一般人面對生病，並不像醫護人員可以純粹用生理角度看事情。得知自己有

病，對很多人來說，是從健康的國度，跨過一座橋，走入生病的小島裡。還健康的時候，你活在未來，想著明天要做什麼、休假去哪裡玩，你的責任、前途、夢想。生病逼使你真正地「活在當下」，不允許你從當下逃逸。

健康、感情、家庭、伴侶、人際關係、自我認同、求學、工作、出國、結婚、生子，種種問題，全部像惡鬼一樣撲上來問你：「我該怎麼辦？」像是進了一趟洗衣機，全部糾結在一起。生病代表的是「難以預料」，你必須接觸陌生的醫療團隊、疾病術語。這種不確定感，往往更加重心理的負荷。

問題一時難解。心理學研究顯示，在壓力如此之大時，「哭」是暫時釋放情緒、紓解壓力的好方法，壓抑情緒反而對身心都不好。但俗話說，男兒有淚不輕彈，落淚是軟弱的象徵。每個人都在成長過程裡，變成不能哭的超人，真的想哭的時候，反而流不出淚來了。就像是文章一開始描述的：「那種要哭卻哭不出來的痛楚，深深地重創我整個人生。」

《知道HIV感染後的第一年》這本書的作者，以自身感染的經驗告訴讀者：「哭是正常的反應。」

不必啜泣，不必只把淚滴在心裡，找個地方放聲大哭、大聲嘶吼。身為醫護人員，我們擔心你想不開、鑽牛角尖。我們希望你正向思考，掛著陽光般的笑容離開診間。我們總是告訴你：「得HIV就像慢性病一樣，沒那麼可怕。」「你的壽命跟正常人幾乎一樣。」但畢竟我們不是你，無法真的體會你的心情、明白你必須勇敢面對的一切。

有時候，我們太急著想讓你重新出發，卻忘了你的傷口還沒復原。你需要療傷的時間，需要發洩情緒的空間。

「儘管教育給了我很多正確的觀念，如傳染途徑、預防方式、治療後的生活品質等等，但是確定感染之後我才發現，這些知識竟然還不及自己的情緒──我以為看到試紙上的兩條槓時，整個世界就要崩毀，可是社工把出神的我喚過來時，我竟還完好如初：我仍能聽、能哭、能有感覺……」

與 HIV 相處的第二天，想哭就大哭一場吧。把所有的悲傷、不平、憤怒、無奈，統統解放出來。

即使你是超人，也可以哭。

延伸閱覽

· 愛滋感染者權益促進會《說愛，一五一十：羅一鈞醫師》（影音）：微紀錄片，羅醫師用以下的話語來形容感染者知道自己感染 HIV 之後的心情：「當他自己確定得到了愛滋，他就像被迫通過一個輸送帶，輸送到另一個小島。他努力向大島上的人揮著手說：我在這兒，請來幫幫我。可是大島上的人，其實看不到他的存在。這是一種非常孤獨的感覺。」

感染者分享

· **站著的人**

我還記得自己確認感染的第一個星期是最難熬的。尤其那時候母親已經癌症末期，已經移到安寧病房，剩下的日子甚至不到一個月。還要面臨如何告知男友，以及擔心他是否感染等等。我心中所有的思緒就像千斤壓頂，無法睡覺、無法吃飯，只是不停的抽菸、喝酒。親人朋友看我的樣子以為我純粹是難過與不捨母親的即將永久別離，殊不知我仍有一個更重的包袱讓我無法開口。母親臨走之前，我有告知我感染的事實還有同志身分，也許是母親的即將別離、抑或是母親對於此病毒的了解不夠多，母親只跟我說：「我再也無法陪在你身邊了，你要更懂得好好照顧自己。過去的事情就讓它過去吧，我很高興你把這些事情說給媽媽聽，即使媽媽在，也無法保護你了。」淚水潸然落下未曾停過。

• 平靜

從發現感染到現在已經過了一年半了。現在每天固定睡前吃一顆舒發錠，沒有任何一天忘記服藥，心情已經慢慢平靜、慢慢接受了事實、慢慢走出來。有時我甚至只有在吃藥的那一刻，才會想起自己是感染者。日子並沒有太大的不同和變化。現在的我覺得感染了就像得到慢性病一樣。雖說還是我心中不能說的祕密，但是並未替我的生活帶來太大的困擾。常常想說，老天爺怎麼給我的人生這麼多考驗？也許祂是希望我不要白走這一回，讓我對人生有更多的領悟。

該去哪裡就醫？就醫之前我要注意什麼？

　　感染科診間外，已有不少人在候診。大家各據一個角落、戴著口罩，用露出的眼睛互相打量著這個剛走進來的年輕人。阿仁找了張空椅子坐下來。

　　燈號終於輪到了。鼓起勇氣，阿仁單槍匹馬走進感染科診間。診間裡頭有張書桌，桌後坐著穿著白袍的醫生，桌前則坐著一位穿著制服、像是護士的女生。書桌旁有張小凳子，小凳子旁是張鋪著醫院床單的窄床。醫生正在寫病歷，護士回頭看了阿仁一眼說：「李先生嗎？請坐，東西可以放床上，健保卡請給我。」

　　阿仁坐在小凳子上。醫生抬起頭來問：「你好。哪裡不舒服嗎？」

　　低著頭，阿仁戰戰兢兢說著：「我剛篩檢陽性……」

　　所謂的「篩檢陽性」，是指醫院、衛生局所或民間提供的免費篩檢，一般是使用酵素免疫法、顆粒凝集法，或是快篩這三種其中一種方法，檢驗出 HIV 的抗體。最近幾年也有第四代的酵素免疫法，可以同時測定 HIV 的抗體與抗原。

　　補充說明一下，抗體是人體遭受 HIV 入侵之後，免疫系統慢慢產生的蛋白質。在感染 HIV 後的 12 周之內可以逐漸測到，愈接近 12 周愈準確，如果超過 12 周還沒驗到抗體，就可以排除 HIV 感染。

　　抗原則是 HIV 病毒自己的蛋白質，如果驗出陽性，就表示身體裡面存在 HIV 病毒。檢驗抗原的好處是，感染後第一個月內就可能驗出 HIV 感染，但缺點是某些人身體可能存在結構類似、但與 HIV 無關的蛋白質，萬一是這些無關的蛋白質導致檢驗陽性，就變成搞烏龍，會誤判為 HIV 感染，所以後續的確認檢驗很重要。而且第四代的酵素免疫法是抗體與抗原合併在一起驗的，驗出陽性時，不能區分究竟是抗原還是抗體陽性，這也需要進一步檢驗來判定。

　　不論是酵素免疫法、顆粒凝集法、快篩、第四代的酵素免疫法，檢驗結果陽性時，不是百分之百等於 HIV 感染。有微小的可能是「偽陽性」：也就是說，

身體明明沒有事,卻被判定為 HIV 檢驗陽性。這樣「翻盤」的案例,有經驗的感染科醫生都遇到過,所以在得知自己 HIV 檢驗陽性時,不要悲觀地認為自己必定感染了 HIV。

　　HIV 檢驗陽性之後,最重要就是去做上一節最後提到的西方墨點法,以確定是否真的有 HIV 感染。

去醫院前的幾個問題

西方墨點法一定要到醫院才可以驗嗎?

　　建議到醫院驗。目前疾管署核可進行西方墨點法的檢驗單位,僅有五家是民間檢驗所,其他都是醫院,詳細名單可以參閱疾管署網站的「傳染病認可檢驗機構名冊」。到醫院驗的好處是可以在抽血之外,獲得醫師的專業諮詢、結果判讀,才不會在西方墨點法結果是陰性或未確定的時候,由於困惑而陷入恐慌。所以我的建議是到醫院去驗西方墨點法。

西方墨點法要到特定的醫院才可以驗嗎?

　　大部分的醫院都可以驗,但我建議到「愛滋病指定醫院」去驗。愛滋指定醫院的名單可以參閱疾管署網站「愛滋病指定醫院」名單,目前全國共有六十二家,各縣市都有,許多指定醫院還有提供夜間門診的服務。去這些指定醫院檢驗的好處是,萬一西方墨點法最後檢驗陽性,可以立刻銜接下一步的檢驗、追蹤和治療,不用再換醫院、換醫生。

一定要掛感染科嗎?

　　建議掛感染科。西方墨點法不是一定要感染科醫生才能開立,內科、家醫科醫生通常也能開立,但是感染科醫生會最熟悉這個檢驗,當結果出來是陰性或未確定的時候,可以立刻做出判讀和建議;當結果是陽性時,可以立刻銜接下一步的檢驗、追蹤和治療。

很少聽過感染科，這個科是看什麼的？只看 HIV 嗎？

　　感染科是負責診治傳染病的科別，包括細菌、黴菌、病毒、寄生蟲疾病，常見的社區急性傳染病包括流行性感冒、蜂窩性組織炎等，慢性傳染病則包括肺結核和 HIV。感染科依照患者年齡可分為「成人感染科」和「兒童青少年感染科」。成人感染科醫師，要通過內科三年以及感染科兩年的訓練，先後取得內科專科醫師和感染科專科醫師證書；兒童青少年感染科醫師，則要通過兒科三年以及感染科兩年的訓練，先後取得小兒科專科醫師和感染科專科醫師證書。因此，感染科醫師不只會看傳染病，也能診治一般內科問題，例如高血壓、糖尿病、肝炎等。

我住在都會區，有很多愛滋病指定醫院可以選擇，我該選哪一家？

　　這大概是最難回答的問題，每家醫院都有各自的優點和缺點。以台大醫院來說，優點是在捷運站旁、有周六門診；缺點是沒有夜間門診、驗 CD4 和病毒量要平日下午一點以前才提供抽血。不過，單就西方墨點法來說，台大醫院沒有限定抽血時段，周一到周六只要門診正常服務，就可以驗西方墨點法。台大醫院的缺點，則可能是別的醫院的強處，例如台北市立聯合醫院昆明院區、榮總、馬偕、亞東醫院都有感染科夜間門診，抽血也沒有特別限定時段，但是周六沒有看診。如果你連後續的追蹤治療一併考慮，就要將醫院地點和服務的方便性，都列入考量。

　　關於各醫院的門診時間表，可以參考露德協會網站的新知公告「就診資訊」內有愛滋醫院門診表，不過還是要跟各醫院最新的門診時間表比對。

我該看哪一位感染科醫生？

　　這就更難回答了，所謂青菜蘿蔔各有所愛。你可以先查露德協會網站的就診資訊，縮小自己的選擇範圍。列在時間表上的醫生專業都沒有問題，口碑、態度，就看病友的個人感受了。醫生不可能是一個模子刻出來的，有的病友喜歡親切幽默的醫生，有的病友希望醫生少說廢話，有的病友則期待醫生該兇的時候要兇，這些都是見仁見智的。想知道病友個人的就醫經驗，可以參考病友們的個人

部落格、露德協會網站的留言板，或是 HIV 互助會網站的留言。

我想看某位感染科醫生，可是在那家醫院的網路掛號系統上總是找不到他的名字。為什麼？

假如排除醫生停診、出國、離職，最可能的答案是這位醫師的門診「不開放一般民眾掛號」，只接受醫師約診。如果你很想看這位醫生的門診，可以嘗試以下方法：(1) 掛這家醫院的其他感染科醫生門診，在看診時表示下一次想給某醫生看，請醫生幫忙約診給某醫生。(2) 在這位醫生看診時段，去醫生診間敲門索取加號單，多半會允許加號，但少數情形醫生可能會因患者人數太多而拒絕。詢問醫院服務台就可以知道醫生診間位置。

我想看某位感染科醫生，可是網路掛號總是額滿，怎麼辦？

你可以試著在看診前一天上網掛號。以台大醫院為例，門診常會在看診前一天，把保留給醫師約診的名額全都釋出給網路，容易掛號成功。你也可以試著在看診當天上午用網路或到醫院現場掛號。以台大醫院為例，看診當天上午會有五個當日掛號名額，保留給網路掛號和現場掛號的民眾。真的都不行，則可以比照上一段，在這位醫生看診時段，去醫生診間敲門索取加號單，多半會允許加號。

第一次看感染科醫生，我需要有人陪我去嗎？如果遲到過號了，該怎麼辦？

看你自己的決定。如果有人陪會讓你比較安心，或是可以帶路，那就找個人陪。假如帶家人來，醫生或個管師可以順便跟你家人聊聊，澄清他們對 HIV 的誤解；假如帶伴侶來，醫生或個管師可以跟伴侶順便諮商一下。如果不想找人陪，或是找不到人陪，想自己一個人來，醫生也不會大小眼。假如看你一個人很孤單無助，通常醫生或個管師會多花點時間聊聊，你不想聊也不會勉強。如同上一篇說的，醫生該做的事情很清楚，無關道德或浪漫，你自己舒服安心最重要。

遲到或過號的話，跟診間護士或助理報到，就可以重新安排看診順序。你可以在護士或助理走出診間時告知，或是直接敲診間的門亦可。

想到要去醫院看診，我就很緊張，我需要準備些什麼嗎？

　　醫院看診，不像診所這麼迅速，常要在候診區枯等，加上抽血排隊，有時候會等上一兩個小時。所以首先是給自己準備**「足夠的時間」**，讓這個上午或下午專心預留給看診。其次是給自己準備「打發時間的材料」，漫畫、書刊、掌上遊戲都好，以免發呆無聊。最後建議準備「至少三個問題」問醫生，最好寫下來，免得看到醫生就腦筋空白，忘記自己想問的問題。其他就順其自然囉，看醫生怎麼出招。其實沒那麼恐怖的。

診間裡的默契

　　行醫這些年，慢慢了解患者承受的「看診壓力」。漫長的等待很無聊，還怕身分曝光。萬一遇到認識的人就尷尬了，打不打招呼，都怪怪的。所以戴著口罩，甚至拉低帽沿，儘量選不起眼的角落坐著，設法隱身在候診區為數眾多的阿公阿婆之中。

　　跟醫生講話也有壓力。不知道醫生會問什麼？患者應該誠實回答醫生的問題，但是講實話會不會被醫生白眼？讓醫生不高興？假如有人陪患者一起來，講實話還要顧慮身旁那人的感受，就更複雜了。

　　感染科診間裡頭有些**「默契」**，我可以讓讀者先知道：

你可以不講愛滋、HIV 這些字眼

　　我們知道許多人不喜歡聽到這些字眼，所以討論的時候，可以用**「H」**或**「病毒」**等字眼，來避免講出愛滋或 HIV。事實上，首次看診時，你如果講「篩檢陽性」，感染科醫師當然就知道你來看診的目的，然後澄清梅毒和其他性病的檢驗結果。所以，如果你不知道一開始要講什麼，可以像阿仁一樣，用「醫生我是因為篩檢陽性……」當開場白，然後就把發球權交回給醫生，看醫生想問什麼。

醫生會問你在哪裡篩檢的

現在做匿名篩檢的場所很多,三溫暖、夜店、紅樓小熊村、同志健康中心等等,不勝枚舉,也可以跟民間團體買快篩在家做。醫生會問的目的,不是想打探你出入了哪個場所,而是想知道篩檢的方法和可靠性。所以接著就會問怎麼篩檢的:抽血還是快篩?多久以前篩檢陽性?

醫生可能會問你為什麼來這家醫院、為什麼隔這麼久才看醫生

這類問題很容易被患者誤解為「醫生怪我不早點來看」。實際上,醫生沒想這麼複雜。我們想知道,你這段時間發生了、經歷了什麼事?是否有看過其他醫院有不好的感受?或是擔心看醫生帶來的後果(例如會被通報到衛生單位)?是否有朋友或家人介紹才到這家醫院來?這些對於醫病關係和互信的建立,是重要的資訊。

醫生一定會問你傳染途徑(必要時會先清場再問)

醫生的問法可能是:「你覺得自己可能怎樣得到的?」、「你覺得傳染來源是什麼?」比較有經驗的醫生可能問:「你為什麼會去做篩檢?」這些都是要問傳染途徑。並非想打探你的性行為隱私,而是要據以判斷:檢驗結果會不會是偽陽性。常遇到的狀況是,健康檢查被篩檢陽性的患者,想破頭都想不出自己是怎麼得的,在診間對天發誓說自己從未有外遇,有的人甚至發誓自己是處男或處女。這類患者只要沒說謊,最後都會被證實是偽陽性。因為 HIV 必定要有傳染來源,經過有效的傳染途徑,才有可能傳染,不會從天而降。如果你想不出任何傳染途徑,就老實跟醫生說沒有,才會變成重要的線索。

如果你確實有懷疑的傳染途徑,就趁機跟醫生討論。但是請不要因為害羞而亂編故事,例如說在沙灘上被玻璃割到、火車上被門夾到,這種老哏很容易被我們看穿。假如你不想透露太多隱私,可以簡單說「性行為」或是你想到的其他傳染途徑,一語帶過,再看醫生想問什麼。通常會問最近一次的不安全性行為的時間,以便推斷空窗期是否過完。

如果你的身旁有家人或朋友,有經驗的醫生應該會設法「清場」,禮貌地請

陪你進來的人,先出去外面等候。然後「鎖門」,避免不相干的人誤闖。這樣才能讓你不受旁人和外界干擾,有安心的空間可以談隱私。

醫生會問你身體的症狀,檢查是否有跟 HIV 相關的身體變化

這是為了評估目前身體狀況,是否有立即需要處理的相關問題,例如梅毒紅疹、口腔念珠菌感染、頸部淋巴結腫、慢性腹瀉、不明原因發燒等。這部分請忠實告知,然後交給醫生評估即可。如果有需要,醫生會安排進一步的檢查或治療。

醫生會開立西方墨點法檢驗,然後預約下次看診時間

應該會解釋萬一西方墨點法檢驗陽性,依法通報衛生主管機關的流程。由於確診後 24 小時內必須完成通報,為了即時通知你檢驗結果,會跟你索取最方便的聯絡電話。

其他看診內容

這就因患者而異了,主要就是回答你或陪你的親友提出的問題。可能還會由醫師或個管師跟你聊聊,了解你對 HIV 的認識,和檢驗結果對你心情、生活、人際關係的影響。

我通常會多講幾句:HIV 早就不是絕症,就算確定感染,還是可以活很久、活很好。而且不見得會立刻需要吃藥,假如要吃藥,有很多方便、副作用少的藥物可以選擇和更換,讓服藥對生活的影響降到最低。

針對家人,則是強調就算確定感染,共同生活沒有感染風險:碗筷不用分開、衣服可以一起洗、衛浴共用,都不會造成感染。

就醫過程裡,患者常常覺得自己面對醫療團隊,變得很渺小。「你好大、我好怕」,不懂的好多,卻不敢問或不知從何問起。一位好的醫生或個管師,不會只照標準流程把感染者當成「疾病」機械化、當成例行公事般的處理。從問診、對答的過程中,往往可以從表情、肢體語言,發現或感受到感染者欲言又止或不敢啟齒的弦外之音,這些才是感染者最主要的煩惱與擔心。而醫療團隊的責任就

是挖掘出這些煩惱與擔心，協助感染者面對與解決，所以，看診的最後，**請不要客氣，儘量發問**，讓醫師和個管師更了解你的需求。

延伸閱覽

- **露德知音深度訪談／076 翻轉你對愛滋就診的印象（錄音）**：你正在 HIV 門診前猶豫徘徊嗎？高雄榮總吳冠陞醫師將翻轉你對 HIV 就診的諸多想法！

確定感染之後──通報、兵役、保險問題

　　我跟很多人一樣因為害怕確診、面對醫師。因為害怕被通報，而在四年前匿篩陽性後，遲遲不敢就醫。

　　匿名篩檢皆是 HIV 抗體陽性，但我不願具名做西方墨點法複檢，就是不想被通報感染 HIV。並非想當防疫漏洞的老鼠屎，而是不論疾管局或是醫療院所隱私防護做得多麼的好，我認為遲早還是會被其他的人知道。

　　在你得知最終結果是「確定有 HIV」時，心裡必定是五味雜陳的，接著排山倒海而來的，會是更多的不確定。這一節先來談談幾個常見的關於通報、兵役、保險方面的問題。

來，我們先一起面對現實

我會被通報嗎？

　　依法必須通報。醫師依法要在 24 小時之內向衛生主管機關通報，你的姓名、身分證字號、生日、住址、聯絡電話等個人基本資料，都會列在通報資料內。如果你在醫院的病歷資料沒有留手機號碼，建議你主動告知醫生你的手機號碼，以免衛生主管機關聯絡到家裡，引起你家人的疑心。

　　根據你留的地址，通報資料會到所屬的衛生局或衛生所。例如台北市，就是位於西門町的台北市立聯合醫院昆明院區樓上；新北市則是各區的衛生所。在接到通報後，衛生局所通常在下一個上班日就會以電話跟你聯絡，請你去衛生局所辦全國醫療服務卡。全國醫療服務卡是一張黃色紙卡，就醫看 HIV 必備的，有這張卡可以免除就醫看 HIV 的部分負擔，以台大醫院為例，健保身分每次看診要付 460 元，持全國醫療服務卡看 HIV 每次看診則只要付 100 元。此外，有全國醫療服務卡，醫生才能開立雞尾酒療法和 CD4、病毒量檢驗，否則就要自費

負擔。所以務必要儘快辦好這張卡，並且在每次看感染科門診時攜帶著。

通報之後，家人、朋友、公司、學校會知道嗎？

他們不會知道，除非你主動跟他們講。大家常擔心通報對隱私帶來的影響。衛生局所的個案管理人員，需要每三到六個月跟你電訪了解身體狀況和醫療情形，雖然你可能不情願，但這是他們的工作。只要找得到你，他們就不用去打擾你的家人，更不可能把你的事情透露給朋友、老闆、同事、老師、同學，就算他們逼問都不會講。公務員因業務知悉隱私，不得無故洩漏，違反是會丟飯碗甚至坐牢的，沒理由違法跟自己過不去。

我還未成年，通報是不是就會立刻通知父母？

不一定。雖然父母通常想在第一時間就知道，但是考量未成年感染者的心理調適狀況，甚至部分家庭功能失衡，假如一律把感染 HIV 的事實立刻告知父母或法定代理人，可能導致未成年感染者走上極端或遭受不良對待。因此在告知家人的議題上，衛生局所的個案管理人員需要了解每位未成年感染者的狀況與意願，與專家開會討論最適合的做法，甚至包括評估家庭功能，排除家暴、家人性侵害等特殊不良條件，才能決定要儘快或暫緩告知父母或其他法定代理人。

這裡所指的未成年，是指未滿 20 歲。原則上，未滿 14 歲，如果沒有特殊不良條件，會由衛生人員和社工人員告訴父母或法定代理人。14 歲以上的未成年感染者，則會尊重你的隱私及自主權，假如你同意告知，會由衛生人員陪同告知父母或法定代理人。如果你不同意告知，經專家評估不告知也不致影響治療狀況，會暫緩告知父母或法定代理人，尋求日後更好的告知時機。

我還沒當兵，是不是可以免役？要怎麼跟家人說免役的理由？

確實符合免役體位，不用當兵、也不用服替代役。由於衛生單位的資料不會跟兵役單位互通，你需要帶全國醫療服務卡、身分證、印章相片，到戶籍所在地的市公所（或區公所、鎮公所、鄉公所）的兵役課去辦理免役證明。有醫療服務卡就可以直接認定，不用再體檢確認。萬一你有親朋好友在公所工作，怕親自去

辦導致隱私曝光，可以打電話找更上位的縣市政府兵役處說明狀況，請求直接去縣市政府辦理。

有一個重點是：「體位判定書」與「免役證明書」會以**密件**處理，本人親自領取，文件上不會寫出 HIV 感染，兵役承辦人員也**不接受**以電話詢問免役理由。如果父母不知道你的 HIV 狀況，為防萬一，請提醒兵役承辦人員不要把文件寄到家裡，以免因為家人看到問東問西。請你務必主動到兵役課去「自行取件」，親自領回「體位判定書」與「免役證明書」，以免郵寄造成家人誤會。

我要怎麼跟家人說免役的理由？

怎麼跟家人說免役的理由，這真的就是「各顯神通」。如果剛好有其他可以跟免役扯得上一點邊的理由，例如 B 型肝炎、扁平足、地中海型貧血、痛風、氣胸、高血壓等等，感染者常會用這些當理由跟家人交代。各種免役理由可以參考役政署的「體位區分表」。另外有一些感染者，原本就計畫繼續念研究所、博士班等等，因此可以用升學當理由，暫時不跟家人解釋為何免役，以拖待變。

要注意的是，醫護人員雖然可以跟你討論免役議題，有些紅線是不能踩的，例如幫你開出不實的診斷證明，就可能觸犯偽造文書。醫護人員也不宜說謊、捏造疾病名稱，在診間或電話裡欺騙你的家人，請感染者體諒。

我還可以保險嗎？這樣算不算帶病投保？

很遺憾，在台灣，確定感染 HIV 之後是無法加入新保險的。特別是醫療險，台灣的保險公司都把 HIV 感染列入除外條件，也就是不承保 HIV 感染者。如果你明知自己有 HIV 卻隱瞞事實加入新保險，依據保險法，保險公司日後查出實情，可以認定違約、不予給付，你已繳的保費也要不回來。這就是所謂的「帶病不能投保」。

有些保險類別，例如年金險、儲蓄險、意外險、旅遊平安險，可能不問病史，就沒有「帶病不能投保」的限制，如有這方面的保險需求仍值得一試，但也有的保險雖然號稱不問病史，卻設了「主動提出健康聲明」的條件，還是要仔細詢問業務員、看清楚合約條款，以免日後發生爭議。

我在確定 HIV 前的保險，會因為 HIV 失效嗎？

不會失效。在確定感染 HIV 之前，已經加入的保險，在保險有效期間不會因為感染 HIV 而失效，這一點感染者可以放心。

與 HIV 相處的第二周：確定之後的約定

還是要再聊聊心情。「確定 HIV 感染」的感覺不好受，有如三審定讞。

是的，一波未平、一波又起。通報、兵役、保險、衛生局、公衛護士、醫療服務卡、CD4、病毒量、雞尾酒療法。繁複瑣碎的步驟、排山倒海而來的訊息，讓你驚覺自己成為感染者的事實，被動著在公衛和醫療的輸送帶上，一關一關被往前推送著。像是莫名其妙上了火車，廣播絮絮叨叨地說明著乘車規定，你左耳進、右耳出，只能試圖安撫自己、假裝鎮靜，卻不知道究竟會被帶往何處？好煩、好煩。

我只能說：這段日子辛苦了。別急、別怕、別慌。不管東西南北，有我們與你同行、指引方向。如果 HIV 讓你鬱悶難解，我們一起喝杯「淡定紅茶」通體舒暢，總有解決的方法。

蘇打綠的《十年一刻》歌詞寫著：「可能忙了又忙，可能傷了又傷，可能無數眼淚在夜晚嘗了又嘗。可是換來成長，可是換來希望，如今我站在台上。」

眼淚過後，是成長和希望，你會重新站起來，請跟我這樣約定。

延伸閱覽

・疾病管制署愛滋病防治工作手冊《未成年愛滋感染者追蹤管理、病情揭露及隱私保護處理原則》：說明未成年感染者被通報之後的病情揭露原則與注意事項。

・感染者權益促進會《保險知識小撇步》（小單張）：說明感染者保險相關議題，包括確定感染前後是否可投保、申請理賠注意事項等。

- **感染者權益促進會《感染者兵役問題教戰守則》（小單張）**：提供感染者如何處理各種兵役相關議題的說明。包括當兵前、義務役、職業軍人、軍校生、國防役等不同情境。
- **露德協會《關於保險，帕斯堤愛注意！》（網頁）**：露德協會邀請保險公司的經理人撰寫的文摘，以問答集的方式，說明 HIV 感染者關於投保、理賠常見的問題。

感染者分享

- **小乖**

  我的衛生所阿姨當初通知我領卡時怕我身分曝光，還專程禮拜六開門讓我領、協助我兵役問題。我本來不敢回診，她還介紹衛生局的個管師阿姨，帶我去第一次看醫生。滿感謝有這群這麼努力的公務員的。

- **蜉蝣先生**

  衛生局小姐並不像原本所想的一樣冷酷制式。她很自然的跟我聊天，完全沒有強迫我提供任何我所不想提供的資訊，也沒有讓我有任何不舒服的感覺，只是對我做了一些衛教，並且告知我有工作、受教育與接受醫療的權利，及很多可以協助我捍衛權利跟解決問題的團體。當然還有避免傳染給別人及照醫生指示服藥與她保持聯繫的義務，這是在公衛部分她所扮演的角色。另外還告訴我要保持心情愉快，並不用因為 HIV 而改變目前的生活，還有很長的人生要過，因此也是要趁年輕時努力工作。也告訴我仍可以享有愉悅的性生活及感情，千萬不要因為 HIV 而完全否定了自己，只是要懂得保護自己跟對方。甚至還教我如何安全的口交，真是讓我對衛生局的個管師刮目相看！

真感染？偽陽性？西方墨點法

西方墨點法，是蛋白質鑑定方法之一，目前最常用在 HIV 的確定診斷。

大部分人，HIV 篩檢陽性，西方墨點法也會是陽性。但有少數人，雖然 HIV 篩檢陽性，西方墨點法卻是陰性，或是未確定。這樣的結果，可能表示兩種情形：一種是真的有感染，只是還在空窗期所以驗不出來；另一種則是沒感染，卻檢驗成有感染，這叫做「偽陽性」。不管哪一種，都會給接受篩檢者帶來困擾。所以這篇要針對西方墨點法陰性、未確定這兩種結果來說明。

篩檢陽性、西方墨點法陰性

先講結論：這種檢驗結果，最可能是「偽陽性」，也就是**沒有感染**。

篩檢陽性，西方墨點法卻陰性，表示你的血液裡沒有真正的 HIV 抗體，卻是有「類似 HIV 抗體的東西」，會跟篩檢試劑作用，造成偽陽性的結果。仔細詢問，有時會問出患者有自體免疫疾病（例如紅斑性狼瘡、風濕性關節炎等）或甲狀腺發炎的病史，偶爾也會在肝臟衰竭需要做肝臟移植手術前的評估時，抽血意外發現。更多人則是沒有相關的病史，憑空產生這種莫名其妙的反應。

患者常問的問題是：既然我沒有感染 HIV，為什麼篩檢會陽性？這要從篩檢檢驗的原理說起。

無論是抽血或快篩，這些篩檢 HIV 的試劑都含有 HIV 的蛋白質抗原，而且是好幾種蛋白質抗原。如果你的血液含有抗體，能夠跟篩檢試劑作用，被檢驗偵測到，篩檢結果就會是「HIV 抗體陽性」。

很少數情形，例如有自體免疫、甲狀腺發炎、肝臟衰竭等毛病的人，身體會莫名其妙產生出「類似 HIV 抗體的東西」。明明你體內沒有 HIV 病毒，「類似HIV 抗體的東西」卻能跟篩檢試劑作用，被檢驗偵測到，讓篩檢結果判為陽性。

怎麼辦？因此要用西方墨點法。西方墨點法是讓篩檢驗到的 HIV 抗體徹底

解構，檢查 HIV 抗體究竟跟哪些蛋白質抗原能作用。利用西方墨點法，就能順利區分真正的 HIV 抗體和「類似 HIV 抗體的東西」。

西方墨點法陰性，表示你的血液裡沒有真正的 HIV 抗體。但這樣是否就表示你沒有 HIV 感染？別忘了還有空窗期，空窗期之內，真正的 HIV 抗體可能還不會出現。因此醫生會建議你三個月後再來複驗，以排除空窗期的影響。

患者常常會為了不一致的結果，心煩意亂，擔心自己是不是驗錯了，或是醫生判斷錯誤。實際上，篩檢陽性，西方墨點法卻陰性，後來會驗到真正的 HIV 抗體的機率，是很低的。如果你的檢驗結果是這種，我建議可以先買鞭炮在家準備，反正三個月後複驗結果出爐，八九不離十還是陰性。

篩檢陽性、西方墨點法未確定

篩檢陽性，西方墨點法卻未確定，大部分是真的感染了 HIV，但還處在剛感染沒多久的空窗期內，身體還沒足夠時間產生出對抗 HIV 的主要抗體，因此無法判定檢驗結果為陽性。少部分則是像前一段講的，有「類似HIV抗體的東西」讓篩檢呈現偽陽性。

什麼叫做未確定？西方墨點法判為陽性，要符合一定的標準，gp41 蛋白、gp120 蛋白、gp160 蛋白這三個 HIV 病毒外套膜上的蛋白質，至少要有兩個蛋白質出現抗體，才能判為陽性。如果有任何 HIV 蛋白質出現抗體，但不符合上述條件，就未達到陽性標準，可是又非完全陰性，所以就會被判為「未確定」。

在空窗期當中，也就是感染的最初三個月，身體的免疫系統針對 HIV 的各種蛋白質陸陸續續產生抗體，在這個時候做檢驗，常常就只能驗到最先產生的幾種抗體而已，但是 gp41、gp120、gp160 的抗體如果還沒出現，西方墨點法就會是未確定，這在空窗期是相當常見的。

另一方面，前一段所說的「類似 HIV 抗體的東西」，偶爾會讓西方墨點法顯示出某個 HIV 蛋白質出現抗體。雖然絕對湊不到西方墨點法陽性的標準，卻被判為未確定。

患者最關心的就是：到底是有感染（真感染）還是沒感染（偽陽性）？

如果是真感染，再等一兩個月，其他 HIV 蛋白質的抗體就會如雨後春筍的出現，那時候再驗西方墨點法就會變成陽性。如果是偽陽性，怎麼追蹤西方墨點法都不會湊到陽性標準。不過，病人往往等不及一兩個月，想趕快知道到底有沒有 HIV 吧？

此時要回頭看三個月內究竟有沒有不安全性行為？本身有沒有自體免疫、甲狀腺發炎、肝臟衰竭等毛病？醫師會幫你做分析，看押寶在感染還是沒感染，但是仍然需要在一個月後與三個月後進行複驗。如果一直還是未確定，就確定沒感染。一個月或三個月後變陽性，就是確定感染。

再等三個月當然是很煎熬的，在高風險族群，如果篩檢陽性、西方墨點法未確定，可以抽血檢驗 HIV 病毒本身的遺傳物質，這個檢查叫做聚合酶連鎖反應（PCR 檢查）。病毒 PCR 檢查可以在全國的愛滋病指定醫院感染科自費抽血進行，假如 PCR 檢查陽性，就可以提早確診 HIV 感染。

沒有自體免疫、甲狀腺發炎、肝臟衰竭等毛病，卻有「類似 HIV 抗體的東西」讓篩檢偽陽性。這樣是不是身體哪裡出問題了？

你的身體沒問題，醫生不建議你為此去做任何檢查。因為檢查也檢查不出個頭緒。推測是過去接觸的過敏原、感冒病毒，或疫苗等，讓你免疫系統產生出「類似 HIV 抗體的東西」。日後有可能會自動消失，有可能會持續好幾年，總之對身體無害，也不是任何身體疾病的前兆或警訊，醫生跟你都不需要做任何事。

為什麼西方墨點叫西方墨點？

「西方墨點」這四個字，是很奇怪的行話。沒修過生物化學的讀者，會怎麼想像呢？用西方買來的墨水、點上去檢驗 HIV 嗎？

其實根本不是。我們要從「南方墨點法」說起。當年愛德溫‧南方（Edwin Southern）先生發明偵測 DNA 的「南方墨點法」，後來偵測 RNA 和蛋白質的方法也被發明，就被戲謔地分別命名為「北方墨點法」和「西方墨點法」。西方二

字，純粹是文字遊戲，說穿了不具任何意義。

　　至於「墨點」則是很詭異的翻譯。蛋白質的偵測原理，是利用電場，驅使血清當中的蛋白質往另一電極移動，分子量小、電荷大的蛋白質跑得快，分子量大、電荷小的蛋白質跑得慢，最後不同蛋白質就會依照分子量和電荷大小，整齊排列在一條線上，這個過程又叫做電泳。過程結束後，實驗室人員會用一張膜，去轉印電泳的結果，英文叫做 blotting。

　　當年翻譯的人，可能是聯想到書法拓印的過程，很詩意地將 blotting 翻譯成「墨點」，於是 Western blot 就被翻譯成了西方墨點法，難以望文生義，卻不妨隨意狂想：來自西方的病毒，像是潑墨一樣灑向人群。人們察覺到沾上墨漬，急著想擺脫，卻發現怎麼洗也洗不掉。周圍的朋友眼尖發現了，有的出於獵奇心理、指指點點；有的避之唯恐不及，好像沾上墨漬的人就是洪水猛獸，卻不知潑墨的畫筆尚未停歇，下一次揮舞，又是誰要墨色上身？色即是空、空即是色。其實太陽下山後，有墨無墨，看起來不都一樣，大眾何不淡定以對呢？

感染狀況評估重點——CD4 與病毒量

新感染 HIV 的朋友，會接到醫生指示，要抽血檢查一堆項目，來評估身體健康是否亮紅燈。其中最重要的項目，就是 CD4 和病毒量。有這兩項抽血結果，能夠迅速掌握 HIV 感染的狀況，知道自己的免疫力處在安全還是危險的範圍。這一章，我簡單介紹 CD4 和病毒量的意義。

CD4 是什麼？

我們身體有白血球，白血球可分成五大類，其中一類叫做淋巴球，淋巴球可細分成 T 細胞和 B 細胞，「CD4 細胞」是指帶有 CD4 受器的 T 細胞。CD4 細胞在身體中是很重要的警察，協助對抗外來病原、清除被病原感染的人體細胞。由於 HIV 專門攻擊帶有 CD4 受器的細胞，造成免疫力變差，所以我們就測量 CD4 細胞數，作為免疫力的指標。

抽血時，我們會檢測「白血球數」、「淋巴球占白血球的比率」和「CD4 細胞占淋巴球的比率」，把這三個數字統統乘起來，就是 CD4 細胞數。舉例來說，如果「白血球數」是 4500，「淋巴球占白血球的比率」是 30%，「CD4 細胞占淋巴球的比率」是 20%，那就可以算出 CD4 細胞數等於 4500×30%×20% ＝ 270。所以有時你看到醫生拿著計算機在算數學，應該就是在算 CD4 細胞數。

CD4 正常值是多少？危險值是多少？

CD4 細胞數的正常標準，大部分的實驗室定在 800 到 1050（單位：細胞數／微升），但是考慮 CD4 分布的變異很大，如果加上兩個標準誤差的範圍，則是 500 到 1400，這樣才不會把太多人打入「不正常」的範圍。所以你可能會聽到有的醫生說 500 以上就算正常，有的醫生卻說 800 以上才算正常。我個人認

為 CD4 數量夠用就好，所以喜歡用 500 當正常標準。2015 年以前的 HIV 治療指引，大多也是以 CD4 低於 500，作為要建議開始吃藥的標準，直到 2015 年 9 月世衛才根據最新的研究成果，將治療建議更改為「所有 HIV 感染者不論 CD4 數量多少，都建議開始服藥」，以降低發生重症和死亡的風險，估計可讓發生重症或死亡的機率從 4.1% 降低到 1.8%，降幅為 57%。

　　CD4 的數值可以用來對應身體的免疫力狀況與治療建議：

CD4 數值	免疫力狀況	我該怎麼做
500 以上	正常	依最新世衛指引，建議開始吃藥，以降低重症和死亡風險。如果生活上或心理上還未準備好吃藥，則依醫生指示定期抽血追蹤 CD4。
350 到 500	偏低	儘快開始吃藥，讓免疫力恢復正常
200 到 350	警戒	立刻吃藥，以提升免疫力到較安全的狀況
200 以下	危險（發病）	立刻吃藥，並且檢查是否有發病的症狀

病毒量是什麼？

　　病毒量是 HIV 病毒在血液（更正確的說法是「血漿」）當中的濃度，抽血就可以檢測到。用病毒量的高低變化，可以掌握身體的 HIV 病毒在身體的情形。目前大多數醫院的儀器，可以測到的最低病毒量是 20（單位：copies/ml），如果測到的病毒量低於 20 就會發報告為「測不到」。

　　病毒量超過 10 萬時，就算 CD4 還很高，可以考慮早點開始治療。主要是因為病毒量超過 10 萬，通常 CD4 會降得滿快的，比較擔心會提早發病。

用 CD4 和病毒量可以預測免疫力未來變化嗎？

　　是可以的喔，如果不是急性感染期，也沒有接受治療，可以參考病毒量高低，來預估感染者的 CD4 每年平均下降幅度：

病毒量（單位：copies/ml）	預估 CD4 每年平均下降幅度
100 ～ 999	8 ～ 12%
1,000 ～ 9,999	12 ～ 16%
10,000 ～ 99,999	16 ～ 20%
高於 100,000	20 ～ 24%

　　利用上面這個表，醫生可以稍微預估你大概再多久 CD4 會掉到偏低或警戒範圍。當然，這只是平均值，有人會掉的比較快，有人會掉的比較慢，會有每個人不同的狀況需要個別考慮。

會干擾 CD4 數值的因素

　　會干擾 CD4 數值的因素，包括感冒、腸胃炎、感染性病、注射疫苗等等，都會讓 CD4 暫時降低。我稍微解釋一下影響 CD4 的原理。

　　抽血檢查出來的 CD4 量，只代表血液中的 CD4，身體大部分的 CD4 細胞都不在血管裡，而在各個器官當中。假如身體所有的 CD4 細胞是一座冰山，驗血能驗到的 CD4 就只是冰山一角，只占全身 CD4 細胞的 2% 左右。

　　感冒時扁桃腺腫大，扁桃腺蓄積很多 CD4 細胞，簡單說是「從血管中抓走了很多 CD4 細胞到扁桃腺裡」，所以此時去抽血 CD4 會下降，一點都不意外。腸胃炎時，消化道的淋巴結常會腫大，同樣的道理，此時去抽血 CD4 當然偏低。

　　感染梅毒或其他性病時，生殖器的淋巴結會發炎腫脹，甚至肝臟脾臟都會出現發炎，這時候 CD4 細胞都被召喚到這些器官去作戰了，血液的 CD4 量可想而知是會降低的。注射疫苗會讓身體的淋巴結和免疫器官活化，CD4 細胞會進入淋巴結和脾臟幫助白血球產生抗體，此時抽血的 CD4 細胞通常也是降低的。

　　因此，一般建議，假如時間可以配合的話，儘量不要在身體有其他病症的狀態下，或是接受疫苗注射後，去抽血檢驗 CD4。最好等 4 到 6 個星期後再去檢驗，比較準確。假如抽血前一陣子有症狀或是接受過疫苗注射，請告訴醫生，以便讓醫生針對 CD4 檢驗結果，做出合理的判斷。

急性 HIV 感染

W君曾在一個月前，與陌生人發生未使用保險套的性行為。最近開始莫名其妙發燒，超過38.5度，斷斷續續一直不退已經持續兩周，有輕微拉肚子、頭痛、喉嚨痛、嘴巴破，看過耳鼻喉科兩次拿藥吃卻不會好。最近幾天身上開始出現淡淡的紅疹，脖子、身上、手腳都有，口腔後方有潰瘍、頸部有幾顆小小的淋巴結腫。紅疹很淡、但分布很廣，用手指壓過紅疹會消掉，手指放開又再現。

W君擔心自己會不會得了 HIV 感染？到大醫院感染科檢查，發現 HIV 篩檢陽性、西方墨點法未確定。自費做病毒 PCR 檢查，結果 PCR 是陽性，病毒量指數超過一百萬。醫生說是「急性 HIV 感染」，很有可能是一個月前那次不安全性行為感染到的。

我們用 W 君這個「西方墨點法未確定」的例子，複習第 109 頁講的「真感染」。因為才感染一個月，免疫系統來不及產生少數抗體，所以西方墨點法還只能判為未確定，不過這時可以用 PCR 檢查來檢驗 HIV 病毒本身的遺傳物質，驗出陽性就可以提早確診。

大部分的 HIV 感染者是在感染數年後才被診斷出來，像 W 君這樣在感染很初期的時候就出現明顯症狀，因此被診斷出 HIV 感染，是不常見但偶爾會遇到的，特徵是往往病毒量指數很高，我們通稱為急性 HIV 感染。

急性 HIV 感染是指從接觸到 HIV 被感染的第一時間點算起，直到 HIV 抗體完全形成可以被驗出來的這段期間。大約是三個月左右。60 ～ 70% 的人會在被 HIV 感染的 2 ～ 3 周後，出現發燒、頭痛、腹瀉、皮疹、淋巴結腫、肝功能異常、淋巴球增多等等症狀。不一定全部症狀都有，很多人症狀相當輕微或無症狀，大多數都不會像 W 君一樣嚴重。所以常被耳鼻喉科、家醫科或急診醫師當成感冒治療，絲毫沒有考慮到 HIV 感染的可能性。

　　急性 HIV 感染時，CD4 會急速下降到一個谷底（可能小於 200 或者大於 350，不一定），血液中常有病毒量會衝高到破幾十萬。隨後身體的免疫系統產生出一些抵抗力，HIV 會被趕到淋巴結等深部器官潛伏起來，這時候症狀會好轉，CD4 自動上升、病毒量自動下降到幾萬或幾千。大約半年到一年左右 CD4 會上升到最高值，進入慢性期，此後 CD4 才逐漸下降，直到開始服藥才會反轉整個過程。

　　所以可以預期 W 君的 CD4 會從目前的 267 往上爬，有很高機會可以到 300~400，但仍然不算是正常範圍。何況 2015 年 9 月最新的世衛指引建議所有 HIV 感染者都開始吃藥，所以目前針對急性 HIV 感染的患者，不論 CD4 高低，都建議儘快開始吃藥，以趁早壓制病毒、保全免疫系統的完整性

　　有少數的急性 HIV 感染者，會出現腦膜炎、下肢癱瘓等嚴重的症狀，台大大概一年一例這樣嚴重的案例，不多見就是了。也有少數急性 HIV 感染者，沒有「CD4 自動上升」，整個免疫系統被癱瘓了，直接走向愛滋發病。這些罕見情形下，連討價還價的空間都沒有，必須立刻開始服用 HIV 藥物以拯救身體。

　　由於急性 HIV 感染時，病毒量都是破幾十萬的，所以傳染力當然超高。據國外的研究認為，約有一半的 HIV 感染者，是被無症狀或症狀輕微的急性 HIV 感染者傳染的。基於此點，在夜店或是私趴用 HIV 快篩當入口把關，可能有反效果，參加者誤以為別人都是 HIV 陰性，可以不用帶套，卻不知道急性期 HIV 抗體是陰性的，病毒量卻超高，結果反而大規模的被急性 HIV 感染者傳染。因此即使對方 HIV 檢驗「陰性」，安全性行為還是絕對必要的！

感染者分享

・**第一隻眼**

　我當初急性的狀況發生時，發燒去台大急診夜診，那幾位很年輕的醫師也沒給我抽血、當時覺得自己快昏倒了，還吐，但檢查耳鼻喉後就說不會怎樣，也沒給我住院，只寫扁桃腺發炎。我拿了抗生素回家吃了一周，又緩燒了一周，去看小兒科，後來自己恢復過來，整整一個月吧！當時自己都不知道可能有感染了。

解讀 CD4 與病毒量的變化

只有半年的時間，我 CD4 卻掉了兩百。我的生活作息一直很正常，身體無任何異狀，精神狀況良好，我覺得很納悶也很沮喪。可能是什麼原因，讓我 CD4 掉這麼多呢？

從確定感染的第一天起，CD4 和病毒量就成為感染者例行抽血項目，每三個月或每半年必須檢驗一次。不過，我發現感染者常常因為 CD4 和病毒量的高低變化，患得患失，比股市看盤還緊張。其實這些數字本身是有很多眉角需要解釋的，並不是像鈔票，500 元和 600 元相差 100 元，這麼簡單。請你往下看就知道。

感染 HIV 之後，CD4 和病毒量會怎麼變化？

感染 HIV 之初，病毒量通常高達幾十萬甚至超過百萬，CD4 從正常數值暴跌到偏低（低於 500）甚至危險範圍（低於 200）。但是，幾個月到半年之內，病毒量會自動下降到幾千或幾萬，而 CD4 也會自動上升，進入病毒長期潛藏體內的慢性期。

慢性期當中，CD4 與病毒量的變化通常是高低互見，在一個範圍當中小幅變化，有時增加、有時減少，但整個趨勢是病毒量逐漸升高、CD4 逐漸降低。研究發現，如果慢性期開始時的病毒量比較低（例如幾百、幾千），通常 CD4 可以維持比較長時間在正常範圍。相對來說，如果慢性期開始時的病毒量比較高（例如幾萬、幾十萬），CD4 就會下降速度比較快。

如果到了某個時間點，病毒量明顯飆升，例如病毒量接近或超過十萬，CD4 開始暴跌，代表免疫系統已經無法控制病毒繁殖，之後往往就一路失控，進入加速惡化、發病的階段。

CD4、病毒量的變化會受其他因素影響嗎？

會的。影響 CD4 變化的因素包括：

- 抽血時間是早上或晚上：CD4 在一天當中，是有周期性變化的。通常 CD4 在中午 12：30 最低，在晚上 8：30 最高。
- 感染細菌或病毒（例如感冒、腹瀉、罹患性病）、接種疫苗，或是接受手術開刀，都會讓 CD4 暫時下降。
- 突然服用類固醇會讓 CD4 急速下降（例如 900 暴跌到 300），長期服用類固醇則影響比較輕微一點。

有些情況，病毒量是會自然增加的，不代表 HIV 準備大舉作怪，而是病毒量受到其他因素干擾。最常見的是罹患其他感染，例如梅毒、肺炎，因為會刺激白血球增加，連帶會讓白血球裡的 HIV 病毒一併增加，可以讓病毒量自然上升 2 到 3 倍。感冒、腹瀉等生病情況下去抽血，病毒量也常會增加。把它們治好，或等感冒自然痊癒再檢驗，通常病毒量就會降低回原有狀況了。所以看到一個明顯升高的病毒量，醫生應該會問你：「抽血之前是不是有身體不舒服？」甚至會詢問有無可能感染到梅毒、安排梅毒檢驗，來排除這些干擾因子。

至於有沒有熬夜、進補、運動、健身，或是吃太油、吃太鹹、工作壓力大、心情不好，都沒有科學實證顯示會影響 CD4、病毒量的變化，所以也不用為了改善 CD4 和病毒量，刻意去改變這些生活習慣，請平常心對待就好。

CD4 降好多？是誤差嗎？

HIV 感染者對於 CD4 量的變化，總是牽腸掛肚，升高就開心，下降就擔憂。其實 CD4 細胞存在於體內許多器官，血液的 CD4 細胞只占全身 CD4 細胞的 2%，會有一些數值變化還是合理的。就像是海水每天有漲潮退潮，心跳體溫都有節律變化，不必因為一點點風吹草動的 CD4 量變化而驚慌失措。有少數病友的白血球波動很大，用「CD4 細胞占淋巴球的比率」（CD4%）反而比較看得出穩定性。

根據美國 HIV 治療指引的建議，CD4 量在兩次檢驗比較時，有超過 30% 的數值變化，才算是有意義。因此像 CD4 從 500 掉到 400，只有 20% 變化，或是 600 升到 750，只有 25% 變化，都可能只是自然變化或檢驗誤差範圍，不用因此大悲或大喜。就像股市行情起起伏伏，還是看長期走勢比較準確。

病毒量升好多？是誤差嗎？

病毒量還有個麻煩之處，就是誤差範圍大。同一管血液，做 10 次同樣的檢驗，10 次檢驗結果彼此之間一定會有差異，我們稱為誤差範圍。例如：病毒量 10,000，誤差範圍為 5,000 到 15,000，就表示雖然這次檢驗的結果是 10,000，其實它的誤差範圍從 5,000 到 15,000 之間，都可以接受。所以如果今天抽血結果是 10,000，明天抽血結果是 13,000，並不一定表示病毒量在 24 小時內上升了 3,000，最可能只是受到檢驗的誤差影響而已。

HIV 病毒量檢驗的誤差範圍有多大？根據教科書的說法是「變動在 50% 以上，才算真的有意義」。所以，假如上次抽血的病毒量是 50,000，這次抽血的病毒量是 70,000，因為變化只有 40%，並不代表你的病毒量真的升高了，它還是落在檢驗的誤差範圍中。不過，如果病毒量是從 50,000 變到 80,000，那就真的是升高了，因為變化超過 50%。

換言之，如果你的病毒量是從 50,000 變成 30,000，也不需要太開心，因為這樣的下降沒超過 50%，仍落在檢驗的誤差範圍中，病毒量不一定真的有降低。

我吃了健康食品之後，病毒量就降低了，真的有效？

從前面的討論裡，你會發現，病毒量這個數字，有點像籤詩，是需要專家解籤的。

病毒量高高低低，有很多可能性。比如說：你是半年內剛感染 HIV，不管你每天有沒有吃靈芝，進入慢性期病毒量本來就會「自動」降低，可從 20 萬降到只剩 2 萬，讓你誤以為是吃了靈芝「導致」病毒量火速下降。很多中國的草藥都

宣稱自己有神奇的 HIV 療效，就是利用剛感染 HIV 的病人，這種天然卻戲劇化的病毒量變動，以產生美麗的治療數字。

又比如說：你的病毒量原來是 30,000，吃了蜆精之後，病毒量變成 25,000。這樣真的是蜆精很有效嗎？其實，因為病毒量的變化沒有超過 50%，根本就還在誤差範圍內，所以並無法證明蜆精的療效。

吃健康食品的效果我不能全盤推翻，畢竟沒服藥的情形下，大家都想為自己的健康盡點心力，就算沒效，只要無害，買個心安也許值得。但是現有的科學證據下，醫生不會建議你去買來吃。這就像廟裡的符水，媽媽可以求給你、鄰居可以送給你，可是醫生不會叫你去喝符水。如果哪天，某一種符水被醫界以嚴謹的方式證實具有 HIV 的療效，就像是雲南的藥草變成今日瘧疾神藥「青蒿素」那樣，醫生就會敲鑼打鼓的叫你去買來吃，說不定健保還會給付呢。

老實說，如果是我，我會把買健康食品的錢省起來，捐給慈善機構或做其他事情都好。純屬個人意見。

總而言之，CD4 和病毒量的數字變化，只是用來評估 HIV 感染狀況的參考指標，解讀時要個別考量。其實，每個人狀況差異滿大的，有的人病毒量下降、CD4 卻沒上升，或是病毒量上升，CD4 卻沒下降，都是滿常見的。由於每個人有各自的情形需要個別考慮，當 CD4 數字變化讓你覺得意外或困惑時，還是要跟醫生討論自己的情形比較好，不要一廂情願的擔憂或悲觀。

感染者分享

・大貓

我去年四月 HIV 陰性；五月追蹤結果轉為 HIV 陽性。去年九月第一次 CD4 是 547，病毒量 13,000；今年三月 CD4 是 329，病毒量 9,800，半年的時間 CD4 掉了兩百。我的生活作息一直很正常，身體無任何異狀，精神狀況良好，我覺得很納悶也很沮喪。CD4 半年掉兩百，是什麼原因呢？

- **羅醫生回應**

你的前兩次驗血都是在急性感染 HIV 後一年內，這段時間 CD4 數值會不穩定，依你目前的病毒量只有 9,800，在慢性期開始算是還不錯的病毒量範圍，應該 CD4 未來會持續保持穩定，所以 7 月抽血 CD4 上升仍是有可能的。我有病人最近每 3 個月 CD4 從 700 掉到 430 又升到 600，另一位從 830 掉到 550 又升到 840，他們都是跟你一樣，感染 HIV 一年左右。所以不要太快就沮喪。

我的病毒會不會有抗藥性？

尚未服藥的感染者，在準備開始服藥前，有些醫院（例如台大醫院）會以研究計畫的方式檢查 HIV 病毒抗藥性，作為用藥選擇的參考。感染者對於「HIV 抗藥性」，多半都懵懵懂懂，只知道是很可怕的事情，可能會因此無藥可治。究竟抗藥性是什麼？要怎樣才能知道病毒有沒有抗藥性呢？

什麼是 HIV 抗藥性？

HIV 是一種高變異性的病毒，很容易產生結構上的突變。如果所產生的突變，導致對現有 HIV 藥物治療效果明顯變差，就稱為出現 HIV 抗藥性。HIV 抗藥性的有無，可以透過抽血檢驗，只要病毒量在 1,000 以上（單位：copies/ml），就可以檢驗得出來。

為什麼我沒吃藥，也需要檢查 HIV 抗藥性？

有抗藥性的 HIV，是可以傳染的。假如傳染來源對象，原本就帶有抗藥性 HIV，那受到感染的 HIV 患者，當然也會帶有 HIV 抗藥性，因此又叫做「傳染來的抗藥性」。

根據台大醫院 2012 年的研究，有 12% 的 HIV 新感染者，雖然沒吃藥，卻已感染到具有抗藥性的 HIV，其中 1.5% 甚至對兩類以上的 HIV 藥物都具有抗藥性。事實上，歐洲和美國的 HIV 照顧指引都已建議，在診斷 HIV 感染的同時，就應該進行「HIV 抗藥性檢測」，以提供日後藥物治療的參考。台灣限於治療經費有限、抗藥性也還沒有高度流行，並未常規提供這項檢驗。只在服藥後卻治療失敗的病人，疾管署才免費提供 HIV 抗藥性檢測。

我可以接受 HIV 抗藥性檢測嗎？

　　台灣目前可以進行 HIV 抗藥性鑑定，只有 4 個場所，分別為台北市立聯合醫院昆明院區、台大醫院、義大醫院和疾病管制署。以台大醫院為例，是以研究計畫方式提供從未服藥的 HIV 感染者，免費抽血進行 HIV 抗藥性檢測。由於抗藥性檢測每次的成本是數千元，研究經費有限，沒有提供外院患者參加這項研究計畫。

　　抽血後大約半個月到一個月左右會有檢驗結果。由於抗藥性報告比較複雜，如果檢測出抗藥性，需由專業醫師判讀，所以應在回診時由醫師親自說明報告結果，不建議向個管師或研究助理詢問報告，以免出現誤判的情況。

傳染來的抗藥性，衛滋、希寧機率較高

　　「傳染來的抗藥性」，主要針對什麼種類的 HIV 藥物呢？在台大醫院 2012年研究的 12% 抗藥性當中，主要是非核苷酸反轉錄酶抑制劑（衛滋、希寧）和核苷酸反轉錄酶抑制劑（卡貝滋、克為滋等）這兩類藥物，分別是 5.9% 與 4.4%的機率有抗藥性。PI 類的藥物（快利佳、瑞塔滋等）的抗藥性比率比較低，是3.3% 的機率有抗藥性。如果醫生選用的藥物，剛好已有抗藥性，治療失敗的機率會升高。

假如檢測結果，我確實帶有抗藥性 HIV，該怎麼辦？

　　目前 HIV 的第一線治療藥物有六大類，共約 20 多種。如果抗藥性檢測結果，只對某一類藥物有抗藥性，醫師會根據抗藥性報告，選擇其他有效的藥物進行治療。如果對兩類以上的 HIV 藥物都具有抗藥性，還有其他類別的藥物可供選擇。我們會見招拆招，請不要擔心。

醫院沒幫我檢測抗藥性，會有影響嗎？

　　還好，由於大部分的感染者都沒有 HIV 抗藥性，所以先依醫生指示，選擇常用的處方服用，絕大多數都可以把病毒控制好。服藥之後一個月到三個月之間，會再檢測病毒量，假如沒有下降，或下降不夠理想，才需要考慮抗藥性。這

時再尋求相關機構的抗藥性檢測，按照抗藥性報告調整藥物，仍然來得及重新把病毒控制好。

有什麼方法可以避免、預防抗藥性嗎？

第一招：好好吃藥

　　如果你有「傳染來的抗藥性」，表示抗藥性的基因已經深植在 HIV 病毒裡，跟你共生共滅，不管吃什麼保健品、用什麼草藥，都沒有辦法把抗藥性趕出家門。唯一的方法，就是找出合適的雞尾酒療法處方，全力配合服藥，把病毒牢牢壓制住，不要讓病毒有任何死灰復燃的機會。因為病毒假如沒被控制好、再進一步產生基因突變，變成多重抗藥性，就可能讓第一線、第二線，甚至第三線的藥物都跟著「全滅」，變成無藥可醫。聽起來很恐怖，不過其實只要好好吃藥、把病毒控制在測不到的範圍，就不需要擔心抗藥性會發生。

第二招：安全性行為

　　不少病友的性行為對象，同樣是 HIV 感染者。如果對方尚未服藥，就有 5% 的機率有抗藥性，可能透過無套性交傳染給你，影響你的治療。如果對方已經服藥，除非病毒量控制得很好，否則還是可以把抗藥性透過無套性交傳染給你。萬無一失的方法，就是使用保險套。我常跟病人說，得了 HIV 還是要用保險套，不是為了別人，而是為了保護自己，除了預防抗藥性，還可以預防梅毒、淋病、菜花、披衣菌、C 型肝炎這些難纏的性病上身。即使對象同樣是 HIV 感染者，我還是建議要用保險套，以避免抗藥性交叉傳染。

延伸閱覽

・**感染控制雜誌《為服用愛滋病治療藥物的新患者感染抗藥性愛滋病毒的趨勢》**：三軍總醫院林德宇醫師和王甯棋醫師整理此一議題的國內外相關資料，深入淺出，值得一讀。

感染者分享

- **小宇宙**

先檢測病人抗藥性後，再對症下藥不是較好嗎？為什麼要等到發現病人服藥治療失敗後，才考慮作抗藥性檢測？這樣不是浪費了吃藥錢與時間了。

- **羅醫生回應**

台灣一年新增兩千多名感染者，如果每個感染者吃藥前都要做抗藥性檢測，那一年大概要增加幾百萬元支出。這是個政策性的決定，有很多現實面的事情要考量，你講得不無道理，也許有一天會改變。

我該開始吃藥了嗎？

小明兩年前診斷 HIV 感染，定期回診追蹤期間，CD4 數值原本都在 500 以上，醫師說還不用吃藥。可是這次抽血，CD4 數值掉到 460。小明聽說 CD4 小於 500 就要開始吃藥，可是他很擔心吃藥就要吃一輩子，也害怕吃藥會有副作用，最近在忙畢業展，很不想分心在吃藥的事情上，請問一定要立刻開始吃藥嗎？

感染 HIV 的成年人，應該什麼時候開始吃藥？是感染科專科醫師必考的題目。醫學上的答案其實很簡單，根據世界衛生組織前一版（2013 年）的治療指引，如果發生以下的情形，就建議開始吃藥：

建議 HIV 感染者開始吃藥的情境	吃藥的好處
CD4 數值 ≦ 500	預防發病及死亡
性伴侶為 HIV 陰性	預防伴侶被傳染 預防發病及死亡
懷孕婦女	預防胎兒被傳染 預防發病及死亡
愛滋發病	預防重症及死亡
合併 B 型肝炎需要治療	預防 B 型肝炎導致嚴重肝病 預防發病及死亡
HIV 引發腎臟病	預防腎臟功能惡化 預防發病及死亡

但在 2015 年世衛最新版的治療指引裡，修改為「所有 HIV 感染者不論 CD4 數量多少，都建議開始吃藥」，以降低發生重症和死亡的風險。台灣的治療指引正在比照世衛建議修改中，預計 2016 年會公布。在過渡時期，醫生可能會維持

上一版或引用新版的治療建議，與你討論開始吃藥的時機。

吃藥的醫學拉鋸

在 2015 年 9 月世衛修改指引之前，美國獨步全球，在 2013 年就修改成年人 HIV 治療建議為「診斷 HIV 就吃藥」，不管 CD4 數值多少，一律建議吃藥。科學上的理由是保全免疫系統、更有效的預防發病及死亡，還能透過吃藥壓低病毒量、預防患者傳染 HIV 給其他人。降低傳染力，減少新感染者，對公共衛生是好事。

還有研究顯示，HIV 若放著不治療，會增加心臟病、癌症、腎病、智力退化等慢性病的風險，因此美國專家認為及早吃藥把病毒控制好，能夠預防這些慢性病的產生。美國是鐘擺的一端：「吃藥至上、醫學主導」，為了健康與公共衛生，立刻開始吃藥是最明智的決定。

不過鐘擺的另一端，是保守派的歐洲國家。歐洲 2014 年治療指引，建議吃藥的標準仍訂在 CD4 數值 350 以下，比世界衛生組織的標準還低。歐洲的專家認為，CD4 超過 350 可以考慮吃藥，但實際上要不要吃藥，是見仁見智的事情，科學上的理由不夠充足，不需要勉強病人就範。

在激進與保守的鐘擺兩端，世界衛生組織 2013 年取了個折衷點，把建議開始吃藥的 CD4 數值訂在 500 以下，台灣也在 2013 年同步修改治療建議，把建議治療的 CD4 提高到 500 以下。但是，歐洲仍然決定不跟進，繼續維持 CD4 低於 350 的吃藥標準。直到 2015 年最新跨國大型臨床研究顯示，在 CD4 高於 500 服藥，對於降低 HIV 重症和死亡的風險，仍有明顯好處，世衛和歐洲才都一起跟進美國的指引，正式將治療建議修改成「診斷 HIV 就建議開始吃藥」，台灣的治療指引正在比照修改中，預計 2016 年公布。

醫學的拉鋸持續，但在現實世界裡，要不要開始吃藥，除了參考 CD4 數值、各國治療指引，更重要的是，醫師要評估：**「病人真的準備好了嗎？」**

吃藥的心理掙扎

　　要評估病人是否準備好吃藥，是因為開始吃藥，就幾乎等於一輩子的承諾。直到解藥發明之前，除非有緊急或不得已的狀況，都希望感染者能每天持之以恆、小心翼翼地吃藥、不要停藥，以避免健康惡化、病毒產生抗藥性等狀況發生。

　　而且吃藥這件事，可能引發的擔憂還不少：
　　‧健忘的人，怕忘記吃藥。
　　‧忙碌的人，怕來不及準時領藥。
　　‧同一個屋簷下有其他人同住，藥袋藥罐可能被發現，讓感染事實曝光。
　　‧有的藥可能引起頭暈、失眠，影響專注力與體力。
　　‧有的藥可能引起過敏紅疹或是皮膚變黃，外觀變化被別人問東問西。
　　‧如果是外籍感染者，因為吃藥要自費，會怕沉重的藥費負擔。

　　因此，要不要開始服藥，是每位 HIV 感染者的醫療過程裡，最煎熬的一個決定。

　　此外，許多尚未服藥的感染者，對自己的身體充滿信心，希望能靠各種方法維持免疫力不墜，還可能會跟其他感染者比較 CD4 的數值，為了數據增減，患得患失。一旦發現 CD4 下降到需要吃藥的範圍時，會產生「我的努力都白費」、「我的身體這麼弱」的負面想法，這時講解吃藥的好處壞處，患者其實聽不進去，醫師需要的，是給感染者充分的時間作好心理調適，不要霸王硬上弓、強行開藥。

決定吃藥——醫師與患者的雙人舞

　　所有專家都認為，提早治療已是必然趨勢，但在醫學研究顯示帶來的預防好處之外，必須考慮藥物副作用、感染者的心理準備等因素。病人如果還無法接受吃藥可能帶來的不便，醫師卻為了降低一點點的重症和死亡機率，貿然開始治療，往往會得不償失。台灣目前第一線的藥物，副作用不能說少見，萬一發生副

作用，還是多多少少會給病人帶來些身體和心理的負擔。許多病人在第一次吃藥發生副作用後，即使停藥，還是一輩子會對吃藥這件事充滿恐懼。CD4 數字以外，有很多要一併考量的。

所有的 HIV 治療指引都會提到，要開始吃藥的 HIV 感染者，必須「**願意**」且「**能夠**」持續一輩子的治療，應該了解服藥的好處和壞處（包括副作用），以及按醫囑持續服藥的重要性。因患者個別病情、心理或社會因素，HIV 感染者可能選擇延後開始治療，醫師也可能選擇讓 HIV 感染者延後開始治療。

關於服藥，每個人都有各自的顧慮，有人怕副作用影響生活工作，有人不知道要把藥藏在哪裡，有人擔心自己會容易忘記吃藥，這些都是需要考慮的因素。要做出吃藥的決定，其實患者才是主帥，醫師只是軍師，治療指引是用來幫助患者和醫師做決定的，不能取代你們之間的討論，你還是要跟你的主治醫師仔細商議。強逼感染者心不甘情不願的吃藥，只會得到反效果，可能醫病關係破裂，更可能因患者有一搭、沒一搭的隨便吃藥，導致抗藥性，讓治療失敗。

因此我個人認為，吃藥的決定，有點像跳雙人舞，醫師與患者彼此之間要建立互信，患者相信醫師考慮周全、才建議吃藥，醫師也相信患者已經做好充分準備，願意克服各種挑戰、配合吃藥。很重要的原則是「資訊透明、尊重差異」，把各種可能的藥物選擇、服藥注意事項，跟患者解釋清楚，讓患者參與吃藥的決定，根據自己的生活狀況，跟醫師共同討論，包括最近適合開始吃藥嗎？還是想再等一等？還可以等多久？會不會有發病的危險？要吃什麼藥？吃藥會不會影響生活？吃藥會被其他人發現嗎？

最重要的關鍵點還是：「**你準備好了嗎？**」

如果準備好了，無論 CD4 是高是低，其實都可以開始服藥。如果還沒準備好，即使 CD4 降到 500 以下，甚至不到 350，只要還沒到發病的範圍（CD4 低於 200）都還有談判協商的空間。我會主動說明服藥對自我健康和預防他人感染的好處，講解藥物種類、用法和可能副作用，跟患者討論是否願意而且能夠配合服藥。

接下來的幾篇會詳細說明這些吃藥相關的議題。

延伸閱覽

- 同志諮詢熱線愛滋小組／我藥，你的愛（影音）：演出感染者朋友在初服藥時，面對可能的藥物副作用，以及擔心感染身分曝光等焦慮。除了醫護人員的協助，身邊若能有朋友、家人或伴侶的陪伴，對感染者朋友會是很大的支持力量。

- 愛滋感染者權益促進會《我的第一顆藥丸》（線上閱讀）：選錄二十名感染者親自撰寫的短文，敘述吃藥前後遭遇的各種狀況，是否開始吃藥的掙扎、吃藥對工作和生活的影響等等，非常值得一讀。

- 疾病管制署《愛滋病檢驗及治療指引第四版》（線上閱讀）：台灣官方召集國內專家合力撰寫的 HIV 診治指引。想深入了解各種需要開始吃藥的情境及理由，可以詳閱這份指引的第一章。第五版正在編修中，預計於 2016 年出版。

常見問題

問：小明 CD4 數值掉到 460，他聽說 CD4 小於 500 就要開始吃藥，可是擔心吃藥就要吃一輩子、會有副作用，最近很忙，不想分心吃藥，一定要立刻吃藥嗎？

答：以小明的例子來說，顯然還沒有準備好，除了對吃藥有疑慮、心理抗拒，也有其他生活的壓力存在，難以確保會認真吃藥。由於 CD4 還有 460，不到危險範圍，當然可以再等一等，不用強迫立刻吃藥。先繼續抽血追蹤 CD4 的變化，利用這一兩次回診的機會，好好說明吃藥相關議題，幫助小明做好心理準備。

預防伴侶感染——為另一半吃藥？

上一篇提到，建議吃藥的理由之一，是為了預防伴侶感染。很多 HIV 感染者的對象或伴侶是 HIV 陰性，有時會用「HIV 相異伴侶」來稱呼雙方。2012 年美國的治療指引率先將「HIV 相異伴侶」列入建議吃藥的情境，由 HIV 陽性的一方吃藥，來預防 HIV 陰性的一方被傳染。

預防伴侶感染的科學根據

這項新做法是根據美國主持的大型研究，2011 年發表結果。科學家在非洲、亞洲、美洲共九個國家，將 1763 對 HIV 相異的伴侶納入研究，其中 97% 是異性戀伴侶。所有感染者的 CD4 都介於 350 到 550 之間，被科學家隨機分配為兩組，實驗組有感染的一方立刻開始吃藥；對照組則是感染者等到 CD4 降低或有發病症狀才開始吃藥。透過病毒基因序列比對，在平均追蹤 1.7 年期間，實驗組只有一位伴侶被傳染，對照組則有 27 位伴侶被傳染。實驗組跟對照組相比，傳染風險減少 96%。

因為兩組有這麼明顯的差異，這個研究成果廣受世界矚目，歐美國家最近紛紛將「預防伴侶感染」納入治療建議當中，並且推論在同性伴侶也適用。主要的科學原理，是雞尾酒療法會使血液和生殖器體液的病毒量大幅降低，減少另一方 HIV 經由性行為傳染的機率。科學家也發現，為「預防伴侶感染」而吃藥的感染者，會比「為自己吃藥」的感染者，更能堅持規則吃藥，可能是出於盡力保護對方的心理。

大家可能好奇，實驗組為什麼有一位伴侶被傳染？事件發生在感染者吃藥三個月時，推測是血液和生殖器體液的病毒尚未控制住、也沒有使用保險套。一般來說，吃藥三到六個月之間，血中病毒量才會測不到。但即使血中病毒量測不到，精液、前列腺液的病毒量可能仍測得到、仍具傳染力。感染者如果要保護另

一半，無論吃藥、不吃藥，保險套都是必備品。假如無套，就無法保證伴侶不被傳染。

但是為另一半吃藥，不能只看科學證據，或是訴諸道德，而要考慮感染者和伴侶之間的實際狀況。我舉以下兩個例子來討論。

案例一：贖罪心理

A君上周診斷 HIV 感染，推測是半年前的一夜情被感染。他前天鼓起勇氣，告訴交往三年的伴侶自己感染 HIV，苦苦道歉後，請對方去做匿名篩檢，篩檢結果為陰性。A君今天回診時，伴侶陪同在旁。A君知道自己的 CD4 還很高、可以先追蹤，但是他希望醫生讓他立刻開始吃藥，以降低傳染給另一半的機率，「有副作用也沒關係，今天就開始。」伴侶也支持 A 君的決定。

這個案例要注意「**用吃藥來贖罪**」、「**用吃藥換取對方留下來**」這兩件事。故事發生得太快，A君懷抱著出軌、感染、伴侶可能被傳染的種種罪惡感，會急著想做點什麼，來彌補感情關係、留住伴侶。但是 A 君了解吃藥一輩子不能中斷、吃藥的副作用是怎麼一回事嗎？萬一伴侶後來決定分手，A 君是否就會放棄吃藥呢？這些都是要仔細考慮的。可能需要分別進行單獨的討論，以免因為另一半在場而口是心非。

單獨晤談後，我們了解到，A 君急著想開始吃藥，有很大的因素，確實是為了贖罪，怕伴侶因他出軌而分手，其實 A 君會擔心藥物副作用，但他更怕不吃藥會失去伴侶。伴侶說：「生病就趕快吃藥，把身體照顧好。」A 君覺得只要開始吃藥，就可以讓伴侶看到他的努力和改變。

A 君的伴侶則是表示，雖然生氣 A 君不忠，但是願意接受他的道歉，希望幫助他照顧身體，所以叫他趕快吃藥，可是聽醫生說才知道原來還有「不吃藥、先追蹤」這個選項，如果可以不用吃藥，他不會強迫 A 君為了他而勉強自己去吃藥。

我們將 A 君和伴侶再度集合，澄清彼此的想法，並且強調，保護伴侶最重

要的方法，其實是「性行為戴套」，光吃藥是不夠的。我請 A 君考慮兩個星期，跟伴侶好好討論，再決定是否要開始吃藥。

兩星期後，A 君和伴侶表示，他們查了很多資料，彼此討論清楚了，他們性行為一定會戴套，為了讓彼此更安心，他們還是想開始吃藥，A 君吃藥後的適應期，伴侶會盡力陪伴。因此，我就讓 A 君開始吃藥了。

案例二：伴侶關係不平等

B 君診斷 HIV 感染兩年，尚未吃藥。半年前開始有交往對象，至今不敢告知對方自己有 HIV。雙方周末常同住，發生過幾次性行為，都因為對方堅持無套，B 君迫於無奈就允許對方不用保險套。B 君今天回診時，得知 CD4 掉到 370，病毒量超過 10 萬，醫生建議 B 君開始吃藥，是為自己也為對方，但是 B 君害怕吃藥會被對方發現、導致分手，遲遲不能下決定，重複詢問：「可以不要吃藥嗎？」

以這個案例來說，B 君原本就該為了自己的健康狀況吃藥了，大家也會擔心另一半被感染，希望 B 君吃藥、用保險套，來保護對方。但是顯然雙方關係是不平等的，B 君不敢對抗另一半對無套的堅持，更怕對方發現自己有 HIV 就會分手，因此吃藥變成難題。

這是 HIV 感染者在伴侶關係常見的困境，因為害怕分手而選擇隱瞞，導致罪惡感和羞恥感，成為弱勢、依賴的一方，不敢表達自己的想法、不敢要求對方戴套。「一旦知道，就是結束」這樣的想法，凌駕健康考量，成為 B 君行為的最高指導原則。假如硬逼 B 君吃藥，B 君拗不過勉強領藥回家，還是害怕吃藥被另一半發現，結果往往就是沒吃、丟掉，或者是三天有吃兩天不吃，造成抗藥性。

最好的情形，當然是 B 君能把真相告知另一半，就不用擔心吃藥被發現。我們可以跟 B 君沙盤推演、指導告知技巧，但是對方知道後會有什麼反應，確實難以預料。即使用「結束又怎樣」企圖點醒 B 君，分手的恐懼已在內心深植，

他就是不願意冒險、跨出第一步。

暫時無法告知真相，只好退而求其次，從「要求戴套」和「吃藥降低傳染力」著手。弱勢、依賴的一方，會習慣維持現狀、不想改變，因此首先要強調 B 君必須改變，否則對方日後感染了，回頭發現是 B 君隱瞞並傳染，關係照樣可能結束，還有法律問題要面對。鼓勵 B 君「你可以做得到」，幫助 B 君發掘問題、找出答案，例如：該講哪些理由讓對方願意戴套？或是願意讓你幫他戴套？或是乾脆拒絕性行為？該把藥藏在哪裡？何時何地可以吃藥不被對方發現？該怎麼樣處理用剩的藥罐和藥袋？

改變行為不是容易的事情，我們盡力嘗試、幫忙找方法，也讓 B 君喘口氣，回去消化所有的資訊和建議，考慮一陣子。兩星期後，B 君說他準備好了，決定開始吃藥；暫時他會先用「累」當理由、拒絕發生性行為，日後儘量試試看，要求對方戴套。這個案例是現在進行式，我們持續關注和支持 B 君，更希望幫助 B 君尋回自信和勇氣，向另一半告知真相。

伴侶支持是關鍵

由 A 君和 B 君兩個例子，希望讀者能夠稍微體會「為另一半吃藥」的複雜狀況。有句很發人省思的話，是一位感染者告訴我的：「有個人願意接受我生病這件事情，我當然會願意吃藥。」如果伴侶之間敢說出真相、彼此扶持，吃藥才不會戰戰兢兢、唯恐對方發現。只有一方默默為伴侶吃藥，另一方卻蒙在鼓裡，只怕攤牌時刻還是心痛，用心良苦都成空。

預防伴侶感染，不能只由感染者擔責任，另一半的支持更是關鍵。

感染者分享

・匿名者

我是名感染者，目前沒有伴侶，原因是因為害怕告知。由於自己從事工作的關係也不希望有太多人知道我感染的事實。在看完羅醫師這篇文章後，興起了我想要做預防伴侶感染這一塊，並且在病毒量測不到後找個伴侶。但還是有很多事情需要考量：開始用藥，家人對此事的態度會進到另一階段，對於日常生活還是會有所改變。開始用藥，就再也沒辦法反悔，除非解藥出現。基於以上理由，我想我又退縮了。我可能只會去找同樣是 HIV 的病友在一起吧！

・別冊

給第一位匿名：吃藥只是在你的生活起居中多了一項工作罷了，愛一個人就該為他著想。現在在我的生命中已經出現了一位非感染者，他給了我愛的感覺與希望，只是很突兀的上個月去當兵了，每日都讓我朝思暮想。愛一個人不管是男是女有何差別呢！愛一個人就該好好保護他！

・種子

我其實也是為了我的伴侶提早用藥的。因為畢竟是我先在外面偷吃被感染，我發現的時候大概已經感染一年多了，結果他去檢查還是陰性、沒被我感染。後來我跟醫生討論，發現病毒量控制的很低，風險可以低很多，所以我就在 CD4 還是 550、病毒量 7000 的時候就選擇吃藥了。副作用當然會有，但是因為他還是沒有離開我，遇到了就要面對，只能這樣讓自己還有他慢慢走出來。

感染者相異伴侶分享

- **你是我的寶貝**

其實，身為相異伴侶，當然希望寶貝能夠提早開始吃藥，控制病毒量，除了考量到自己感染風險之外，更是考量到在破壞前先壓制病毒，但是我卻不希望最後吃藥變成一種強迫的方式，甚至成為一種愧疚的捆綁，同志間的關係已經被社會壓抑的零零落落，再給自己一個捆綁的理由，不就呼吸也困難？其實我昨天有跟寶貝說了提前吃藥預防感染的這篇文章，但是也感受到他害怕的成分，這是一輩子的事情，一個還沒滿 25 歲的學生，似乎還沒辦法決定，謝謝羅醫生這兩篇文章。

- **我們**

與個管師討論的過程中，我男友聽到吃藥可以保護另一半，馬上就說要開始吃藥，完全沒考慮到副作用。經個管師說明藥的副作用後，我男友還是說要吃，反而是我又開始在考慮而阻止。個管師見我這樣就給我們三個月考慮的時間，並且叫我們去買善存先練習吃藥。因為藥的大小一樣、比較好吞，一旦吃了藥就不能中斷。我要謝謝今天個管師的說明。我會請我男友看看這篇文章之後，再自己決定。

第二章

給開始服藥的你

感染已經一陣子了，你可能正在猶豫是否要開始服用雞尾酒療法藥物，羅醫生將仔細說明各種不同的藥物狀態和相關的副作用，以及副作用發生時的緊急處置。

這一章，羅醫生將教你怎麼照顧好自己。

有什麼藥物可以選擇？

1996 年何大一博士發明雞尾酒療法，開啟了 HIV 治療新頁。1996 年以前的 HIV 治療，是只吃一種或兩種藥，很容易因為病毒突變而治療失敗。何大一博士認為，合併三種或三種以上的藥物一起服用，可以快速壓制病毒複製，讓病毒能成功產生突變的機率降低到微乎其微。所謂的雞尾酒療法，是醫師視病人的個別狀況，像調酒師做雞尾酒一樣，選用三種或三種以上的藥物成分，用來治療 HIV。

事實證明，這個理論是對的，HIV 感染者服用雞尾酒療法之後，只要每天好好服藥、病毒沒抗藥性，每個人都可以成功控制 HIV，維持良好的健康狀況，壽命大幅延長。最近的研究估計，HIV 感染者的平均壽命已經直逼一般人，活到七老八十、長命百歲，不再是夢想。

作為雞尾酒療法的「調酒師」，醫師會從現有的六大類 20 多種 HIV 藥物當中，挑出兩類藥物、三種成分，組成合乎何大一博士原理的雞尾酒療法，建議患者服用。經過十幾年的醫學研究，這「調酒」的心法可以簡單歸結為 2 + 1：「以雙成分複方當骨架，搭配另一類藥物。」這樣就是最簡單、方便、有效的雞尾酒療法。

雞尾酒療法的骨架：核苷酸反轉錄酶抑制劑（NRTI）

讀者看到「核苷酸反轉錄酶抑制劑」這樣的醫學名詞，恐怕要開始頭痛。簡單說，HIV 要存活繁衍，很重要的步驟是將病毒的遺傳物質 RNA 變身為 DNA，才能嵌進白血球細胞的遺傳物質 DNA 裡，與人體共存共生。這個「變身」的過程，在生物學上稱為反轉錄。而 HIV 病毒攜帶的反轉錄酶，就是控制整個反轉錄過程的關鍵酵素。「核苷酸反轉錄酶抑制劑」，英文簡稱 NRTI，就是用來對付反轉錄酶的藥物，讓 HIV 的遺傳物質無法變身，也就讓 HIV 無法存活繁衍。

　　這類藥物因為安全、有效，已經是世界公認的雞尾酒療法骨架藥物，也就是「調酒」的「底」，在兩種 NRTI 藥物成分的骨架之上，再選用其他種類的藥物，就可以配出合適的雞尾酒療法。目前常用的 NRTI 已經都是複方，一顆藥丸就有兩種成分，讓患者方便服用。以下是最常用的 NRTI 複方藥品：

藥品名稱	成分	口服方式	外觀
卡貝滋（原廠藥） 倍歐滅（學名藥）	AZT + 3TC	一天兩次，每次一顆	白色，長橢圓錠劑
舒發泰（原廠藥）	TDF + FTC	一天一次，每次一顆	藍色，長橢圓錠劑
克為滋（原廠藥）	ABC + 3TC	一天一次，每次一顆	橘色，長橢圓錠劑

　　表格當中有提到原廠藥、學名藥（例如倍歐滅），簡單說，就是藥品的專利期過了之後，原本生產的藥廠（原廠）無法繼續壟斷生產權，其他藥廠都可以製作同樣成分的藥品，這些原廠以外藥廠生產的就叫做「學名藥」。學名藥仍然需要經過國家藥品主管機關核准才能上市，效果不會打折扣，但售價通常便宜許多，可以節省藥費。在第 288 頁會有更詳細的說明。

雞尾酒療法第三成分：非核苷酸反轉錄酶抑制劑（NNRTI）、蛋白酶抑制劑（PI）、融合酶抑制劑（INSTI）

　　除了用複方的 NRTI 當骨架，還需要加上第三種藥物成分，才算是雞尾酒療法。目前最常用的第三種藥物成分是「非核苷酸反轉錄酶抑制劑」，英文簡稱NNRTI。它跟 NRTI 原理類似，也是對付反轉錄酶、阻止 HIV 存活繁衍，只是作用在反轉錄酶的位點跟 NRTI 不同，因此屬於不同類的藥物。

　　NNRTI 的特點是方便，以常用的 NNRTI 類藥品來說，每天都只需要服用一顆，不像其他種類的藥物都要至少兩顆，甚至要早晚服用。而且最近還有NRTI + NNRTI 的三重複方，讓患者吞一顆藥丸就可以滿足三種成分，非常方便。但 NNRTI 有個惱人的缺點，就是抗藥性門檻低，如果患者不乖乖每天吃藥，病毒很快就會產生抗藥性，而且會連累到其他 NNRTI 藥品都一起失效，所

以服用 NNRTI 必須特別注意遵守每日服藥。以下是常用的 NNRTI 單方及 NRTI + NNRTI 複方藥品：

藥品名稱	成分	口服方式	外觀
衛滋（原廠藥）	NVP	一天一次，每次一顆	白色，橢圓錠劑
希寧（原廠藥）	EFV	每天睡前服用一顆	黃色，橢圓錠劑
恩臨（原廠藥）	RPV	一天一次，每次一顆，與食物併服	白色，圓形錠劑
倍歐滅 -N（學名藥）	AZT + 3TC + NVP	一天兩次，每次一顆	白色，長橢圓錠劑
舒發錠（原廠藥）	TDF + FTC + EFV	每天睡前服用一顆	粉紅色，長橢圓錠劑

另一類常跟 NRTI 骨架藥物搭配的是「蛋白酶抑制劑」，英文簡稱 PI。這類藥物是用來對付 HIV 產生病毒子代時需要用到的蛋白酶，可以阻止 HIV 繁衍。PI 的特點是藥效力強，抗藥性門檻高，即使偶爾忘記幾次沒吃藥，通常病毒都還不致於會產生抗藥性。PI 的缺點是顆粒數較多，而且有些 PI 要搭配提升藥物濃度的「諾億亞」服用，就會再增加一顆諾億亞白色膠囊。常用的 PI 類藥物如下：

藥品名稱	成分	口服方式	外觀
快利佳（原廠藥）	LPV/r	一天兩次，每次兩顆或一天一次，一次四顆	橘色長橢圓錠劑
瑞塔滋（原廠藥）	ATV	大顆（200 毫克）一天一次，每次兩顆。小顆（150 毫克）一天一次，每次兩顆，並搭配諾億亞一顆。與食物併服	藍色膠囊
普利他	DRV	一天一次，每次兩顆，並搭配諾億亞一顆。與食物併服	粉紅色，長橢圓錠劑

在台灣上市四年多的「融合酶抑制劑」，英文簡稱 INSTI，也可以與 NRTI 搭配組成雞尾酒療法。INSTI 類的藥物是用來對付 HIV 的融合酶，阻止病毒的遺傳物質融入白血球 DNA，讓 HIV 無法存活繁衍。台灣原本只有第一代 INSTI

藥品，名叫「宜昇瑞」，優點是藥效力強，在臨床試驗當中，跟其他 HIV 藥物相比，宜昇瑞會比較快讓病毒量降到測不到的範圍。缺點則是抗藥性門檻低，而且必須每天早晚服用，如果常常不按時服藥，容易讓病毒產生抗藥性。2015 年 12 月疾管署核准第二代的 INSTI 藥品「汰威凱」列入第一線藥物，每天只要服用一次、每次一顆，治療效果有研究顯示比宜昇瑞更好，而且汰威凱比較不易產生抗藥性，連對宜昇瑞有抗藥性的病人也可以服用汰威凱（改為一天兩次、每次一顆）。各醫院完成進藥程序後，預期在 2016 年夏天會陸續開始有病人使用。

除了 NNRTI、PI、INSTI 之外，台灣還有「CCR5 拮抗劑」與「融合抑制劑」這兩類的 HIV 藥物，但臨床上不常使用，通常保留給 HIV 出現抗藥性的患者。

選擇藥物的原則

在跟患者討論開始服用什麼樣的藥物時，通常是依循以下的原則：

一、是否有個人特殊狀況？有個人特殊狀況時，會需要避免某些藥物或優先選擇某些藥物。以下是常見的個人特殊狀況：

個人特殊狀況	建議用藥選擇	理由
未服藥的男性 CD4 超過 400，女性 CD4 超過 250	避免衛滋	未服藥感染者如果 CD4 較高，衛滋有較高機率影響肝功能
病毒量超過 10 萬	避免恩臨	病毒量過高，恩臨容易治療失敗
女性已懷孕或預備懷孕	避免希寧、舒發錠	EFV 成分可能導致胎兒畸形
腎臟病	避免舒發泰、舒發錠	TDF 成分可能影響腎功能
慢性肝炎、肝硬化	避免衛滋	有慢性肝病時，衛滋有較高機率影響肝功能
B 型肝炎帶原	建議舒發泰、舒發錠	TDF、FTC 成分可同時治療 B 肝與 HIV
正在或預備治療有 C 型肝炎或癌症	避免卡貝滋、倍歐滅、倍歐滅 -N	治療 C 肝或癌症時，AZT 容易導致嚴重貧血

二、方便性：一天一次、選擇複方、減少藥物顆粒數，通常會讓患者容易配合、不易忘記吃藥。研究發現，藥物顆粒數愈多，吃藥的耐心和正確性都會降低。最怕就是算錯顆粒數，或是自動減少藥量，這兩種舉動都是極其危險，簡直可以說病毒在偷笑，不產生抗藥性也難。目前一天一次的藥品顆粒數最少的是舒發錠，每天一顆，跟吞維他命或魚肝油一樣簡單方便，能讓患者有動機和耐心，願意配合吃藥。

三、生活作息：就產生抗藥性的機會而言，NNRTI 與第一代 INSTI（宜昇瑞）的抗藥性門檻低，也就是不按醫囑服藥的話，吃這兩類藥物會出現抗藥性的機會最高，因為只要一兩個突變，HIV 就可以輕易的產生抗藥性。所以我會了解一下病人的作息狀況、生活習慣。如果容易作息混亂，或容易忘東忘西，最好不要用 NNRTI 或宜昇瑞，以免因為漏了或忘了服藥，迅速讓這些藥物報銷。

四、國家規範：為了控制藥費支出，疾病管制署訂有 HIV 處方規範，每月藥費低於某個門檻（目前是 17,500 元），醫師可以自行開立。每月超過藥費門檻的處方，則要填表說明理由向疾管署申請通過才能開立。

五、副作用：以上條件都考慮過後，如果還有不少選擇，大概就是以「副作用」決勝。醫師或個管師與患者討論時，會列舉出來可供選擇的藥物，並且說明常見副作用，看患者願意先選哪一種試試看。各種藥物各有各的副作用，在下一篇會詳細介紹。

延伸閱覽

· 露德協會《台灣抗愛滋病毒藥物表》（網站）：以彩圖列表整理各種 HIV 藥物的外觀、服用方式與注意事項，一目了然、簡潔實用。

· 疾病管制署《抗人類免疫缺乏病毒藥品處方使用規範》：台灣醫師開立 HIV 治療處方的重要依據。藥品處方類別及使用規範，依預算及藥費調整情形會適時檢討，公布於疾病管制署全球資訊網。

服藥後的各種副作用處理

醫生，吃藥一定會有副作用？西藥容易傷肝、敗腎？醫生開的藥都是毒，能少吃就少吃？我的這些理解是對的嗎？

這些是我們常常要對抗的民間傳言。就治療 HIV 的藥物來說，我想開宗明義，先澄清一些迷思：

吃藥一定會有副作用？

不一定。誠然，每種藥物都可能會有副作用，西醫會誠實的告訴患者每種藥常見或重要的副作用，但其實真的發生副作用的比率，大概從 1% 到 30% 不等，不是百分百。而且發生副作用時，醫生就會更換藥物，不會要患者長期忍耐、勉強吃已經出現明顯副作用的藥。雖然有少數患者比較辛苦，要換個兩三次，才能換到最合適的藥物，但終究能找到跟患者最麻吉的處方、長相廝守下去。所以大部分的 HIV 感染者長期在吃的處方，都沒有明顯的副作用。

西藥容易傷肝、敗腎？

不是每一種藥都會。以 HIV 的治療藥物來說，衛滋與倍歐滅 -N 因為含有 NVP 成分是最可能傷肝的藥物，引起急性肝炎的機率約 1%，主要是剛開始使用的前三個月最可能影響肝臟，過完這段時間就不太可能發生了，更沒有慢性累積的肝臟問題。有慢性肝病或 CD4 偏高的感染者（男性 CD4 高於 400，女性 CD4 高於 250）是高風險群，不適合使用衛滋和倍歐滅 -N。急性肝炎可以非常嚴重，甚至致命，所以必須小心的抽血監控肝功能，因此就算不是高風險群，為了確定是否傷肝，在吃衛滋或倍歐滅 -N 前三個月，醫生會密集的抽血檢查肝功能。因為衛滋引起的肝炎常和過敏症狀一起出現，如果服用衛滋發生皮疹或發燒等過敏

症狀，必須同時檢查肝臟是否受到影響。

　　而舒發泰、舒發錠所含的 TDF 成分，則是目前常用藥物中，唯一可能會影響腎功能的藥物，有很小的機率可能引起腎小管細胞受損，造成急性腎衰竭。雖然機率很低，還是建議有腎臟病的人不要使用。為了確定是否傷腎，在吃舒發泰、舒發錠期間，醫生會定期抽血驗尿檢查腎功能，及時掌握腎臟情形。

　　其他 HIV 藥物雖然不會特別影響肝臟和腎臟，每半年或一年，醫生也會安排抽血檢查肝腎功能。反觀如果放著 HIV 不管、不治療，其實肝臟與腎臟都會受到影響，才是得不償失。雞尾酒療法藥物可以壓制病毒對肝臟、腎臟的破壞，成為HIV 感染者「保肝、保腎」的靈丹妙藥。這跟大眾對於「西藥對肝腎不好」這種成見剛好相反。

醫生開的藥都是毒，能少吃就少吃？

　　不能少吃，因為 HIV 萬一產生抗藥性，就麻煩了。每一種藥物的服用顆粒數、服用頻率，都是為了有效控制 HIV 病毒，經過醫學研究精算出來的。為了擔心沒有根據的「毒性」而自行減量，會導致病毒不受控制、產生抗藥性，最後正在吃的藥物都報銷，不得已只好換成更不方便、更多副作用的第二線藥物，那才是更大的損失。

HIV 藥物的常見副作用

　　在與未服藥感染者討論 HIV 藥物選擇時，我們會介紹每種藥品需要注意的副作用，讓患者可以稍微選擇一下，比較想要從哪種藥物開始。下頁表是簡單的整理，接下來逐一介紹比較特別的副作用。

藥物過敏的處理

　　治療 HIV 的藥物，每一種都有可能引起過敏，典型症狀就是起對稱的紅色斑疹，通常在用藥的第二周（7 到 14 天）會出現以手臂、軀幹、大腿內側為主。在常用藥物當中，希寧是最容易引起過敏的。服用希寧的人當中，約六分之一會

藥品名稱	需注意的副作用
卡貝滋、倍歐滅	噁心、嘔吐、腸胃不適、貧血、脂肪萎縮
舒發泰	骨質流失、腎功能變化
克為滋	藥物過敏皮疹
衛滋	藥物過敏皮疹、藥物性肝炎、肝功能異常
希寧	藥物過敏皮疹、頭暈、噩夢、失眠
恩臨	頭痛、失眠
倍歐滅-N	藥物過敏皮疹、藥物性肝炎、肝功能異常、噁心、嘔吐、腸胃不適、貧血
舒發錠	藥物過敏皮疹、藥物性肝炎、肝功能異常、骨質流失、腎功能變化
快利佳	腹瀉、噁心、脹氣、腸胃不適、血脂肪異常
瑞塔滋	黃疸、疲倦
普利他	腹瀉、藥物過敏皮疹、肝功能異常
宜昇瑞	噁心、頭痛、失眠
汰威凱	噁心、頭痛、腹瀉

有紅疹出現，有時輕微，只要吃組織胺，紅疹就會消掉。但也常有厲害到需要停藥。而且紅疹容易引人注目，在剛開始服藥的病友，往往會因此極度不安。通常只要紅疹是大範圍、身體兩三個部位都有，就會需要停藥，通常三天內就會紅疹消退完畢。不過停掉希寧，必須補上其他藥物搭配，以維持雞尾酒療法三種成分的架構。

　　有時醫生會猜錯引起過敏的藥物。例如，停希寧之後，紅疹還是持續惡化，這時就要懷疑其他的藥物，甚至是病友自己在其他地方拿到的藥，例如皮膚藥膏、感冒藥等等，所以需要詳細的記錄所有藥物使用情形。萬一懷疑是別的藥物造成的過敏，就要停掉那種藥物，假如停藥後皮疹改善，就表示過敏原並非原先懷疑的希寧，那麼日後希寧還是可以使用的。

　　服藥後出現紅疹，是需要專業評估的症狀，因為有罕見但致命的嚴重過敏

（尤其是愛滋引起），延誤就醫是會喪命的，醫師和個管師都會提醒病友服藥的頭兩周內，要回報紅疹的發生。若紅疹迅速擴大，卻沒有個管師或醫生聯絡方式，也剛好遇到非看診時間，最好去有感染科醫生值班的大醫院掛急診，以免延誤過敏處理的時機。

睡眠影響：吃希寧需要注意

在雞尾酒療法的藥物當中，希寧算是令人又愛又恨的藥物。一天一顆使它成為最方便的選擇，但是它對於睡眠的影響，卻常令病友抓狂。希寧可以讓人失眠、做噩夢、感覺大腦秀逗、注意力無法集中、記憶力變差、辨認力變差，嚴重時可以造成焦慮、憂鬱、暈眩、混亂和幻覺。

服用希寧的病友有高達 50% 以上，會多多少少出現一點前述症狀。第一周通常最嚴重，尤其開始服藥的頭三天，是種失去自我控制的感覺，想睡睡不好，醒著又無法集中精神。有很少數人完全受不了頭幾天的副作用，選擇換藥。不過如果能撐過第一周，通常後面的日子會愈過愈好，愈來愈沒感覺。雖然如此，大部分出現副作用的人都覺得無法回復到未服藥前的睡眠狀況，即使改善還是不同以往，只是選擇適應下去而已。

針對新服藥的感染者，台大醫院已經採用漸進式的劑量增加方式，減少病友在頭兩周出現副作用的機會。他們在開始吃藥之初只服用半顆希寧，第二周或第三周才增加到一顆（正常劑量）。跟從頭到尾服用正常劑量的病友相比，這樣的漸進式劑量增加可以讓頭兩周的副作用發生機率大幅降低一半左右，而且並不會導致病毒控制不好或是發生抗藥性。

長期來說，希寧仍可能影響睡眠。一方面是讓入睡時間延長，即使躺在床上許久，還是輾轉難眠。另一方面，讓熟睡時間縮短，反覆作夢。這兩種都算失眠或俗話所說的「睡不好」。如果用腦波來做睡眠分析，希寧對睡眠的影響一般在服藥後兩周達到最大，之後睡眠品質漸漸改善，自己會覺得變好了還算滿意，但是腦波回復不到未服藥前的睡眠狀況。長期會不會有什麼影響？這十年來的觀察研究，並未發現這些症狀會造成精神疾病發生，目前來說還是個安全的藥物。

血中希寧濃度高的人，容易發生副作用。每個人肝臟代謝的能力不同，難以

預知誰的肝臟代謝會讓希寧在血中濃度偏高，所以只能碰運氣，台大醫院最近兩年有希寧濃度檢測的研究，發現希寧濃度偏高的感染者還不少，甚至可以將希寧切半吃，濃度都還夠，讓許多為希寧所苦的人，透過切半的方式擺脫副作用。

由於空腹服用希寧，吸收會弱一點，所以發生副作用的人，建議服用希寧前至少 3 小時不要吃東西，尤其不要吃宵夜，喝水或飲料則沒關係。讓胃裡面乾乾淨淨，這樣服用希寧後血中濃度會低一點，減少副作用的發生及嚴重程度。

安眠藥物對於希寧引起的不良睡眠品質，有短期幫助。可以縮短入睡時間，增加一點熟睡的長度。常用的藥物包括安定文（Ativan）、悠樂丁（Eurodin）和使蒂諾斯（Stilnox）等。前兩者比較容易上癮，突然停止服用會發生反彈性失眠和戒斷症狀。使蒂諾斯不易成癮，而且藥效很快，對誘導入睡的效果比較顯著，但是服藥後沒過幾分鐘就可能出現自制不能、短暫失憶、夢遊等症狀，因此最好服用後立刻在床上躺平，不要四處晃來晃去，以免發生危險。而且使蒂諾斯還是可能導致心理上的依賴性，不吃就會焦慮、難以入睡。這些安眠藥物是短期對策，如果希寧引起的睡眠問題必須一直用安眠藥物來控制的話，畢竟不是長久之計，還是考慮把希寧換掉，以免安眠藥吃久了上癮或依賴成性，難以脫離。

三酸甘油脂與膽固醇升高：吃快利佳、諾億亞、希寧需注意

三酸甘油脂，是血脂肪的一種，來源就是我們飲食當中攝取的脂肪。脂肪可以提供身體產生熱量，運動可以消耗掉這些脂肪，而多餘的脂肪則會堆積在內臟、肌肉、皮下組織等處，也會在血管當中被四處運送，而讓我們抽血檢驗到。

血中的三酸甘油脂和膽固醇一樣，可能堆積在血管壁引起動脈硬化，最終導致心臟病發作和腦中風。三酸甘油脂太高（超過 500 mg/dL）可能引起胰臟分泌太多分解脂肪的酵素，導致胰臟炎發作。通常數值在 250 ～ 500 mg/dL 之間，醫生會建議控制飲食和多運動；數值超過 500 mg/dL 才會開始藥物治療。

至於膽固醇，有分好壞。低密度膽固醇（LDL）是俗稱的「壞膽固醇」，會堆積在血管壁引起心臟病或中風，高密度膽固醇則是俗稱的「好膽固醇」，可以預防身體出現心臟病或中風。一般人擔心的膽固醇升高，在醫生眼裡，要 LDL 升高才是個問題。早期的蛋白酶抑制劑，常會引起膽固醇或 LDL 升高，發生率

可高達 60%，所以 LDL 升高被視為雞尾酒療法的長期副作用之一。但是隨著藥物推陳出新，這個問題已經沒有那麼嚴重。

台大醫院的研究發現，服用雞尾酒療法一年後，三酸甘油脂超過 500mg/dL 的人達 10%，在 250～500mg/dL 達 23%，合起來算，就會有三分之一的人在服用雞尾酒療法後出現血中三酸甘油脂異常。服用快利佳、諾億亞和希寧，或父母有高血脂症的人，比較容易出現三酸甘油脂升高。如果在生活方面多點努力，有機會降低 20～25% 的三酸甘油脂數值，內容包括：

- 控制體重、戒酒、戒菸、適度運動。
- 多吃五穀根莖類，並避免攝取精製甜食、含有蔗糖或果糖的飲料。
- 可多攝取含 ω-3 脂肪酸的魚類，例如：秋刀魚、鮭魚、日本花鯖魚等。
- 控制油脂攝取量，少吃油炸、油煎或油酥的食物，及豬皮、雞皮、鴨皮、魚皮等，烹調多採用清蒸、水煮、涼拌、烤、燒、燉、滷等方式。
- 常選用富含纖維質的食物，如：蔬菜、水果及全穀類。
- 烹煮食物以不飽和脂肪酸含量高的植物油，如紅花籽油、葵花籽油、玉米油。

三酸甘油脂升高的患者往往遺傳體質扮演很強的角色，光靠更換雞尾酒療法的藥物有時仍無法讓三酸甘油脂降到可接受的範圍，那就只好加上降血脂藥物來治療，才能有效控制三酸甘油脂在 500mg/dL 以下。

膽固醇方面，因為目前的 HIV 藥物跟 LDL 升高關聯性已經不大，因此改變雞尾酒療法處方對降低 LDL 的效果常常不理想。如果 LDL 高於正常值，醫生會先建議戒菸與改變生活習慣：

- 飲食清淡：高飽和脂肪食物應少吃，例如奶油、冰淇淋、固狀油類（牛油、豬油）、包括雞蛋、椰油或牛油製成的麵包或餅乾、五花肉、香腸、雞、鴨、動物內臟、炸薯條、蛋黃、魚卵、蟹黃等等。
- 控制體重、規律運動：肥胖或過重者，常有膽固醇過高現象，要靠限制熱量攝取加上運動來控制體重。慢跑、游泳、騎自行車等運動尤佳，可以使用到大肌肉群，具規律性且運動量穩定。建議每周 3 到 5 次，運動時間為 20～60 分鐘。

如果上述的手段用了三到六個月還是無法控制 LDL 的數值，就會建議服用降膽固醇藥物控制。

黃疸：吃瑞塔滋需注意

服用瑞塔滋的人有 7% 到 9% 會發生黃疸，但這種黃疸不是病，也不是肝臟問題，只是瑞塔滋影響了膽色素代謝的過程，讓膽色素濃度在血液中升高，也讓有些人皮膚看起來黃黃的，外觀受到影響，對身體則是無害。不可把瑞塔滋造成的黃疸，跟肝病混為一談。如果外觀的影響很明顯，把瑞塔滋換成其他藥物，黃疸就會完全恢復。

骨質流失：吃舒發泰、舒發錠需注意

人體有兩股勢力在調節骨質：「副甲狀腺素」這種荷爾蒙，會減少骨質密度；由食物或曬太陽攝取到的維他命 D，則會促進身體吸收和利用鈣質，增加骨質密度。服用舒發泰、舒發錠，因為含有 TDF 成分，TDF 會讓副甲狀腺素升高，造成骨質流失，長期下來可能導致骨質疏鬆、受傷時容易骨折。

建議吃舒發泰、舒發錠的患者，多吃含維他命 D 的食物、多曬溫和的太陽，以維持好骨質。富含維他命 D 的食物，包括鮭魚、沙丁魚、鮪魚等深海魚類，還有豬肝、蛋黃、魚肝油、小魚乾、牛奶、乳製品、經過日曬的香菇等等。每天能曬太陽 10 ～ 15 分鐘，至少可賺進 600 ～ 1000 單位的維他命 D。無法靠飲食、曬太陽達陣的人，按一般成人的維他命 D 建議攝取量，去自行購買維他命 D，每天補充 400 ～ 600 單位，也是安全的方法。

糖尿病及血糖異常：吃快利佳、卡貝滋、諾億亞需注意

服用雞尾酒療法的 HIV 感染者，每年大約有 1% 的機率會出現糖尿病，是一般人的 5 到 6 倍，如果父母親有糖尿病，患者本身年滿 40 歲以上、身材肥胖、有 C 型肝炎，或是服用快利佳、卡貝滋、諾億亞的患者，出現糖尿病的機率會高一點。因此針對所有已服藥的 HIV 感染者，每半年到一年，醫生會安排空腹抽血檢查血糖。

　　預防糖尿病的方法是，減重、多運動、控制熱量攝取、治療 C 型肝炎，並且定期檢查血糖值，萬一逐漸升高接近糖尿病的空腹血糖定義值（126 mg/dL），就要開始提高警覺，早做對策。另外可以跟醫生討論藥物內容有沒有容易引起血糖升高的藥物，進行調整。不過，換掉可能有關的 HIV 藥物不保證血糖值就會降低到正常範圍，很大一部分還是來自遺傳體質或肥胖，因此運動和飲食還是最重要的。

延伸閱覽

- **愛滋感染者權益促進會《我的第一顆藥丸》（線上閱讀）**：選錄二十名感染者親自撰寫的短文，敘述吃藥前後遭遇的各種狀況，包括經歷的藥物副作用及如何克服，非常值得一讀。
- **傅凱群《風險評估──談愛滋感染者的服藥決策》（專文）**：本文為第三屆「台灣聯合大學系統科博文獎」研究所組二獎得獎作品，分析服藥決策前感染者與醫療觀點間，在風險評估焦點與面向的差異。讀者可以從文中了解感染者如何理解藥物副作用與自身的關係，彌補醫學觀點的不足。

感染者分享

- **跑步狂**

　羅醫師您好，想跟您分享一下服用舒發錠之後的心得。不知道是不是因為提早服藥、提早治療的關係，幸運的是，我沒有太多的副作用。雖然會頭暈，不過因為在睡前服用，所以沒有對生活有太多影響。睡眠品質雖然有影響，但不至於非常嚴重，頂多 10 天內有一天真的睡不太著，可能是因為還有很多煩惱的關係。現在每天一顆藥，就當成維他命吃，只是必須時時提醒自己，絕對不能忘記服藥。有用手機設定鬧鐘提醒自己不可忘記。

・匿名者

這一年半來，我的另一半除按時服藥外，也積極調整飲食和作息，並且固定練習瑜伽。他的 CD4 從發病時的 200 出頭，慢慢升至 300 多到這次檢查時超過 400，整個趨勢是穩定的上升中。原本他的肝指數頗高，幾年前曾經一度超過 400 因此住了院，當時也讓我緊張不已！目前肝指數已經下降到正常值，病毒量也從 10 的好幾次方下降到 2,000 出頭，醫師説這是很好的現象，表示他適合目前所服用的藥，讓我放心不少，而且我真的覺得他的身體真的比較穩定！

免疫重建的症狀

　　小銘在吃藥三個月後拿到一張漂亮的成績單：CD4 從 90 升高到 150，病毒量降到測不到。然而就在這個時間點他的前胸後背，開始出現一粒粒發癢的紅疹，跟著脖子、手臂和額頭上也冒出來，像是青春痘一樣，但是擠不出東西，只覺得癢得厲害經常想抓，甚至癢到無法好好睡覺，影響白天注意力難以集中。到處抓的結果，身上和臉上留下了醜陋的痘疤。感染科主治醫生先是懷疑藥物過敏，試用了抗組織胺無效，轉介給皮膚科醫生做了皮膚切片，判定是嗜伊紅性毛囊炎。

　　HIV 感染者在開始吃藥後，有 15% 到 25% 的人會出現發炎反應，往往病毒量已明顯下降而 CD4 開始回升，醫學上稱為「免疫重建發炎症候群」，簡稱為「免疫重建症候群」。免疫重建症候群的發生時間點，通常是在開始接受雞尾酒療法的三個月內，但也可以短至開始吃藥的幾天內，也可以長達一年以後。

認識免疫重建症候群

　　免疫重建症候群，特別常發生在診斷 HIV 時已經發病才吃藥的患者，發生免疫重建症候群的比率可能高達 45%。服藥一開始 CD4 比較低、病毒量比較高，以及服藥治療後 CD4 增加很快、病毒量降低迅速的人，更容易出現免疫重建症候群。

　　很詭異的是，患者原先發病的症狀就算已經好轉，在服用雞尾酒療法之後，可能症狀復發，出現發燒、淋巴腺腫大、肺炎、腹膜炎等病症，甚至出現腦部病變或神經功能惡化。

　　免疫重建症候群的發生原因，一般認為吃藥後免疫功能改善，原本身體潛伏的病菌可能被免疫系統「逼出牆角」，雙方交戰產生發炎反應。治療方面，多半

只針對過度的發炎反應，才會視嚴重程度使用像類固醇類的藥物來減輕發炎，但也要注意類固醇可能的副作用。

不過這樣過度或激烈的免疫重建發炎反應還算少見，最常見的其實是皮膚問題，占了所有免疫重建症候群的一半。當服用 HIV 藥物後，出現惱人的皮膚問題，其實也是代表免疫力已經提高，已經進入免疫重建的時期。再過幾個月到半年左右，這段過渡期結束，也就不會再出現這些皮膚問題。

免疫重建的惱人癢疹：嗜伊紅性毛囊炎

HIV 感染者在免疫重建過程中最常遇到的皮膚狀況，是莫名其妙、到處亂長的紅疹和發癢，讓盼望身體好轉的患者深感困擾。

這樣的皮膚病叫做「嗜伊紅性毛囊炎」，2005 年舊金山總醫院的皮膚科醫生發表了研究報告，發現 28 名 HIV 感染者在服用 HIV 藥物後六個月內出現嗜伊紅性毛囊炎，其中大多數人是在服藥後三個月內出現，絕大多數是 CD4 低到 200 以下才服藥（平均 CD4 是 66）。這篇報告讓嗜伊紅性毛囊炎成為「免疫重建症候群」的家族成員。

CD4 偏低的 HIV 感染者，免疫系統就像被地震震垮或颱風掃過一樣，滿目瘡痍慘不忍睹。服用雞尾酒療法可以讓免疫重建，但是就像 921 震災後的重建之路一樣，災情愈嚴重、挑戰愈大。病毒被有效壓制，使得許多新誕生的白血球湧入身體各處，像是勇士般想要找出遭受病毒摧殘的部位加以整治，可惜有時過猶不及，太多的免疫動員或免疫反應，反而讓身體吃不消，引起各種變化和症狀。

嗜伊紅性毛囊炎當中的「嗜伊紅性」指的就是「嗜伊紅性白血球」，在顯微鏡下觀察皮膚切片，可以看到皮膚的毛囊周圍充滿了被召喚而來的嗜伊紅性白血球，彷彿毛囊內有大敵當前想要決一死戰，其實這些精力過剩的嗜伊紅性白血球可能才是讓毛囊炎愈演愈烈的禍首。

嗜伊紅性毛囊炎的外觀是一粒粒的紅疹，有時可以連結成片像是蕁麻疹。特徵是很癢，並且容易復發和引起倦怠感，通常沒有膿包可以擠出。好發位置是上半身，包括額頭、眼皮、臉頰、脖子、耳後、手臂和軀幹都可以發生。

針對嗜伊紅性毛囊炎的治療，目前皮膚醫學界還沒有找到最佳的治療策略。

皮膚科醫生可能選擇的藥物包括抗組織胺、抗生素、抗黴菌藥、抗寄生蟲藥物、口服青春痘藥物、局部塗抹類固醇或口服類固醇、局部塗抹免疫抑制劑等等。會選擇抗生素、抗黴菌藥、抗寄生蟲藥物是根源於想減低毛囊內的微生物量，讓嗜伊紅性白血球無敵可殺自動撤退。抗組織胺、類固醇、免疫抑制劑則是要試圖調控免疫系統。不過這些藥物的治療效果都不掛保證，常要一試再試或多藥齊下。藥物之外，紫外線 UVB 照射治療也是選擇。臨床上觀察到雞尾酒療法服用更久之後、CD4 超過 200，嗜伊紅性毛囊炎會自動改善，因此雞尾酒療法必須繼續服用，不宜中斷。

免疫重建的內分泌失調：甲狀腺機能亢進

在免疫重建的過程中，也可能讓免疫系統產生錯誤的免疫反應，產生抗體去攻擊自己正常的身體器官，這樣的免疫反應叫做「自體免疫」，被攻擊的對象可能是內分泌系統，例如甲狀腺。

從 1998 年起，就陸續有歐美的醫師發表案例報告，描述 HIV 感染者在服用雞尾酒療法、免疫力上升後，出現自體免疫的甲狀腺疾病。而且服藥後不是立刻出現，而是通常在服藥後 8 到 33 個月之間才發生症狀，CD4 往往比服藥前升高了 200 到 500。可能是因為快速的免疫力重建，讓免疫系統出現不正常激化，導致身體產生甲狀腺相關抗體。

多年前我有位病人是年輕的男性 HIV 感染者，診斷時 CD4 是 90，開始吃藥 15 個月之後 CD4 已經超過 500，免疫力恢復的相當不錯。又過了 3 個月，我收到他的來信：「我星期六晚上突然站不起來，兩腳無力！我朋友趕緊送我到醫院。醫生診斷出，缺少鉀離子，後來到門診也確認是低血鉀症。」

我看完眉頭一皺，認為案情並不單純。在亞洲，年輕人莫名其妙出現低血鉀加上雙腳無力，甚至像「鬼壓床」爬不起來，必定要懷疑一種病症，叫做「周期性無力」，而最常見的病因就是甲狀腺機能亢進，引起血中鉀離子變低，就造成肢體無力，一般是由下肢開始，腳趾、腳掌、小腿、大腿，一路向上，是種很恐怖的感覺。這跟 HIV 本身沒有關係，反而要檢查甲狀腺機能是否亢進。

甲狀腺是位於喉結下方的內分泌腺，當甲狀腺機能亢進時，特別是食用大餐

或過量的碳水化合物（例如喝了 1,000 c.c. 的可樂）以後，會造成血中的鉀離子
過低，導致神經傳導失常，發生下肢無力的現象。治標的方式是以點滴補充鉀離
子，下肢無力就可以完全恢復，但是源頭的甲狀腺問題，也必須解決，否則低血
鉀的問題還會復發。

這位患者，經過內分泌醫生的檢查，果然證實是甲狀腺功能激進，而且是一
種自體免疫的甲狀腺疾病，叫做「葛雷夫氏病」，自己身體免疫系統不正常激
化，產生出刺激甲狀腺素分泌的抗體，除了手抖、心悸、腹瀉、體重減輕等症
狀，還常會有凸眼。這位患者上述症狀幾乎都有，但經過服藥控制之後，甲狀腺
功能已經控制良好，身體也恢復健康了。

HIV 感染者服藥後出現自體免疫甲狀腺疾病，畢竟很少見，醫學文獻上大
概還不到 100 例報告，讀者請勿憂慮自己會在服藥後出現這種病症，機率是很低
的，不需要對號入座。

延伸閱覽

・**愛滋病學會季刊《愛之關懷》第 61 期《愛滋病毒感染者的免疫重建和免疫重
建症候群》（專文）**：部立桃園醫院鄭健禹醫師整理 HIV 免疫重建症候群的醫
學文獻，值得有興趣深究此一醫學問題者細細研讀。

感染者分享

・**丹麥男孩**

羅醫師這一篇像是及時雨，解答我這幾個月的困惑。三年前確診時 CD4 只有
兩位數，服藥算正常，現在已達 450 以上。去年 11 月莫名淋巴結腫大住院兩
周，今年初卻因關節疼痛無法站立走路，經個管師介紹看了免疫風濕科，醫生
研判是自體免疫問題，經吃藥約三個多月後關節已不痛，偏偏三個月前甲狀腺
機能亢進的所有徵兆全部一起發生，又經個管師介紹看了內分泌科。我竟然可

以在同一間醫院的一個月內看感染科、免疫風濕科、內分泌科，想想這真是老天爺對我的考驗，我竟然是雞尾酒療法後那少數又產生多重自體免疫疾病的個案。所幸醫生都還能對症下藥，CD4 也持續有上升，比起其他病友我算幸運也算不幸，幸運的是給我了很多學習機會，不幸的是要遭受更多痛苦，有得必有失吧！

併用藥物注意事項（包括娛樂藥物）

　　服用 HIV 藥物的患者，經常擔心跟別的藥一起吃，會有藥物之間的相互干擾，醫學上稱為「藥物交互作用」。的確有許多藥物會受到干擾，但是也不用歇斯底里或莫名恐慌。這一章針對各種常用 HIV 藥物，最需要注意的藥物交互作用，做一個整理。

　　先提醒的是，**如果你吃的西藥在這一章沒被列出來，基本上就請安心使用。**特別是感冒藥、抗過敏藥、止痛藥、止吐或止瀉藥、抗生素等常用藥物，都跟 HIV 藥物沒有交互作用。需要注意的是胃藥、安眠藥、降膽固醇藥、高血壓藥、避孕藥和壯陽藥等等。至於中藥、補品、健康食品，會不會跟 HIV 藥物有交互作用，很多都沒有被研究過，想服用就要承擔白老鼠的風險，我不鼓勵跟 HIV 藥物一起使用。

「王不見王」：絕對不應該併用的藥物

　　HIV 藥物當中，蛋白酶抑制劑（PI）和屬於 NNRTI 的恩臨，因為透過肝臟特殊酵素系統代謝，會跟同樣利用這個系統代謝的藥物產生交互作用，彼此干擾。

　　有些藥物交互作用的結果，是讓藥物濃度飆高，甚至產生毒性。例如某些降膽固醇藥物與 PI 併用，會讓降膽固醇藥物濃度大增，產生橫紋肌溶解症的副作用，嚴重甚至會需要洗腎，因此絕對不能跟 PI 併用。

　　有些藥物交互作用的結果，則是讓藥物濃度大幅減低，喪失治療效果。例如抗結核藥物「立復黴素」，跟 PI 或恩臨併用時，會讓 PI 或恩臨的藥物濃度降低 70% 到 90%，導致 HIV 治療失敗，因此立復黴素絕對不能跟 PI 或恩臨併用。

　　這些嚴重的藥物交互作用，不論讓毒性增加或讓藥效喪失，都會被列為醫學上的「使用禁忌」，也就是王不見王，任何時機都不應該合併使用。以下是根據

2015 年美國 HIV 治療指引，整理的常用 HIV 藥物使用禁忌：

HIV 藥名	不應併用的藥物種類	不應併用的藥物名稱
快利佳、瑞塔滋、普利他	降膽固醇藥	Simvastatin（素果）、Lovastatin
	抗結核或分支桿菌藥	Rifampin（立復黴素）
	安眠藥、鎮靜劑	Midazolam（導眠靜）、Triazolam（酣樂欣）
	偏頭痛藥物（麥角胺）	Cafegot（加非葛錠）
	子宮收縮劑	Ergonovine、Methylergonovine
	腸胃藥	Cisapride（台灣很少用）
恩臨	抗結核或分支桿菌藥	Rifampin（立復黴素）
	抗癲癇藥	Carbamazepine（癲通）、Phenytoin（癲能停）、Phenobarbital
	氫離子幫浦抑制劑類胃潰瘍或十二指腸潰瘍藥	Rabeprazole（百抑潰）、Esomeprazole（耐適恩）、Lansoprazole（泰克胃適）、Pantoprazole（治潰樂）
衛滋	抗黴菌藥物	Ketoconazole

麻煩的胃藥：影響腸胃道吸收某些藥物

　　胃藥可能讓某些 HIV 藥物從腸胃道吸收減弱，導致藥物濃度不足。原理主要分成兩種：

一、減少胃酸分泌：胃藥會減少胃酸分泌，影響需要胃酸才能吸收的藥物，例如瑞塔滋、恩臨，是需要胃酸才能吸收的 HIV 藥物，就不宜併用胃藥。這些胃藥包括一般坊間的藥局或藥妝店可買到的制酸劑，以及醫師處方用胃酸抑制藥，主要有兩類：第一類是 H2 受體拮抗劑，例如 Famotidine（蓋舒泰）、Cimetidine（泰胃美、保胃康）、Ranitidine（善胃得）；第二類是氫離子幫浦抑制劑，例如 Rabeprazole（百抑潰）、Esomeprazole（耐適恩）、Lansoprazole（泰克胃適）、Pantoprazole（治潰樂）。

二、鋁鎂附著：胃藥常含有鋁、鎂等二價或三價陽離子，會附著在宜昇瑞、汰威凱這類的藥物（INSTI），導致腸胃道吸收減弱。因此服用宜昇瑞、汰威凱要避免併用含鋁或含鎂的胃藥。

如果服用瑞塔滋、恩臨、宜昇瑞或汰威凱，又一定要吃胃藥，該怎麼辦呢？以下是建議做法：

HIV 藥名	併用胃藥種類	併用做法
瑞塔滋	制酸劑	間隔至少兩小時
	H2 受體拮抗劑	有服用劑量上限，視藥物種類而異，請與醫師討論。 **無諾億亞**：先吃瑞塔滋、後吃 H2 受體拮抗劑，間隔至少兩小時。或是先吃 H2 受體拮抗劑、後吃瑞塔滋，間隔至少 10 小時。 **有諾億亞**：瑞塔滋、諾億亞和 H2 受體拮抗劑同時服用，或是先吃 H2 受體拮抗劑、後吃瑞塔滋和諾億亞，間隔至少 10 小時。
	氫離子幫浦抑制劑	**無諾億亞**：不建議併用，建議換藥、避免交互作用。 **有諾億亞**：有服用劑量上限，視藥物種類而異，請與醫師討論。應先吃氫離子幫浦抑制劑、後吃瑞塔滋和諾億亞，間隔至少 12 小時。
恩臨	制酸劑	先吃制酸劑、後吃恩臨，間隔至少兩小時。或是先吃恩臨、後吃制酸劑，則間隔至少四小時。
	H2 受體拮抗劑	先吃 H2 受體拮抗劑、後吃恩臨，間隔至少 12 小時。或是先吃恩臨、後吃 H2 受體拮抗劑，則間隔至少四小時。
	氫離子幫浦抑制劑	禁忌，不宜併用
宜昇瑞	制酸劑	不建議併用，建議改用不含鋁或鎂的制酸劑。
汰威凱	制酸劑	先吃汰威凱，後吃制酸劑，間隔至少兩小時。或是先吃制酸劑、後吃汰威凱，間隔至少六小時。含鐵、鈣、鋅的藥品或綜合維他命，也建議比照上述方式，與汰威凱分開服用。

其他要注意的藥物交互作用

服用 HIV 藥物時要注意的其他藥物，說多不多、說少不少，其實醫師都會幫你注意，最近健保署推動的雲端藥歷，也是讓各科醫生能夠直接查患者在其他醫院或診所開的藥，避免藥物交互作用。我建議患者養成習慣，不管去診所或醫院，開的藥單都要保留，事後提供給感染科主治醫師參考，以確定正在吃的藥品，跟 HIV 藥物是否有衝突，詳細的藥物併用注意事項請參考書末的附表二（第344 頁和第 345 頁）。

危險組合：HIV 藥物和娛樂藥物的交互作用

娛樂藥物如搖頭丸、K 他命、安非他命等，在國內年輕族群濫用的情形，日益嚴重。根據疾管署的統計，國內感染 HIV 的男男間性行為者，曾使用娛樂藥物的比率，從 2010 年的 8.4% 升高到 2012 年的 14.5%。這樣的情形在都會區尤其明顯，特徵包括：藥物濫用年輕化、容易成癮的安非他命風行、常混用多種娛樂藥物、結合性愛派對，甚至一併提供幫助性愉悅的壯陽藥物及肛門鬆弛劑、事後解除藥效的安眠藥與「解毒針」（抗組織胺），儼然成為一門新興產業，都在在令人憂心。

正在服藥中的感染者，如果同時使用娛樂藥物，有可能跟某些 HIV 藥物發生交互作用，導致血中藥物濃度明顯改變，引發娛樂藥物過量的副作用。最常被提及的是搖頭丸（俗稱為衣服、E），因為與蛋白酶抑制劑共用相同的肝臟代謝系統，在服用蛋白酶抑制劑（快利佳、瑞塔滋、普利他）時，搖頭丸藥效會增加及延長。

國外已有至少兩起服用搖頭丸與 HIV 藥物發生交互作用的案例，其中一例死亡，發生於一名過去服用搖頭丸並無副作用的男性 HIV 感染者，新服用含諾億亞的處方，在飲用啤酒、服用搖頭丸後發生猝死。另一則報告則是一名 29歲男性 HIV 感染者，新近服用含諾億亞的處方，在服用搖頭丸與 GHB（俗稱G 水）後發生幾近猝死症狀（昏厥無反應、呼吸淺弱）。

這則案例報告提到，患者服用兩顆搖頭丸後，躁動狀況比往常服用相同劑量嚴重且持續較久，隔日他循往例服用半茶匙 G 水希望穩定躁動狀況、幫助入睡，因為他的朋友會每隔兩到三小時服用 G 水並無副作用，他於數小時後也仿照服用半茶匙 G 水，但就發生意識喪失狀況。

K 他命（俗稱褲子）併用含有諾億亞的處方，則已有兩個案例報告，兩名患者分別服用普利他和快利佳，在持續使用 K 他命一年後，導致肝炎發作，在停用 K 他命之後肝臟才復原，可能是 HIV 藥物與 K 他命的交互作用，使 K 他命對肝臟的毒性更嚴重，僅一年就導致肝炎。

安非他命（俗稱煙）也可能跟蛋白酶抑制劑（快利佳、瑞塔滋、普利他）發生交互作用，併用時讓安非他命的藥效增加兩到三倍，引發安非他命中毒，不宜同時使用。澳洲曾有一位 49 歲男性服用含諾億亞處方，在使用安非他命與肛門鬆弛劑後猝死，血中安非他命濃度過量，研判可能是藥物交互作用，導致安非他命中毒。其中肛門鬆弛劑（俗稱 RUSH）的代謝產物，因為對肝臟代謝系統有抑制作用，也可能讓安非他命經過肝臟代謝變慢，使安非他命在體內累積，導致中毒。

至於大麻和「解毒」用的抗組織胺，則還沒有發現與 HIV 藥物有交互作用。

藥物交互作用實例：瑞塔滋和威而鋼

我有位患者，長期服用克為滋和瑞塔滋，他最近經常吃威而鋼，每次吃就頭暈到不行，跟朋友打聽，聽說是「瑞塔滋的關係」，因此索性有吃威而鋼，就不吃瑞塔滋，就沒有頭暈，可是導致服藥變得很不規則，可能讓 HIV 治療失敗。

瑞塔滋和威而鋼確實有交互作用。併用會讓威而鋼的血中藥物濃度大幅升高，導致過量。威而鋼會讓血管擴張、血壓降低，頭暈是威而鋼過量的警訊，厲害的話甚至可能休克和死亡，千萬要小心。

威而鋼是每顆 100 毫克或 50 毫克，但併用瑞塔滋會有交互作用，威而鋼應該要減少到 25 毫克。併用瑞塔滋時，如果把一整顆威而鋼吞下去，不管是 100 毫克或是 50 毫克，統統都會過量。在服用瑞塔滋的情形下，選 50 毫克的威而鋼弄成半顆，壯陽藥效應該就足夠。

　　輝瑞藥廠在台灣生產的威而鋼，是中文包裝，有每顆 100 毫克或每顆 50 毫克兩種，菱形的藥錠背面有寫 100 和 50，容易區分，選擇 50 毫克的藥錠，沿著菱形的中線切半或剝半即可。

　　坊間或網路流傳的來自美國、英文包裝的威而鋼，常只有每顆 100 毫克的選擇，即使你切半或剝半，還是過量，要四等分、弄成四分之一的劑量，才不會過量。但是切四等分是很麻煩的事情，而且威而鋼是處方藥，讀者自行在坊間或網路買來吃，是不妥當的，通路不合法，可能買到假貨都不知道。如果有心血管疾病或高血壓的人，未經醫生評估就任意服用威而鋼，甚至有致命、猝死的風險。

　　不只是威而鋼，其實所有的壯陽藥物（威而鋼、樂威壯、犀利士），跟眾多 HIV 藥物都有交互作用，可能導致壯陽藥物過量。需要調整壯陽藥物劑量，以策安全。

　　已經服用雞尾酒療法的 HIV 感染者，假如服用壯陽藥物，請務必主動告知你的感染科醫師或個管師，讓我們提醒你正確的使用劑量，才不會讓壯陽藥物過量、影響健康。而且切勿像我的這位患者，隨便亂停 HIV 藥物，否則很容易讓 HIV 產生抗藥性，那樣麻煩就大了。

─────────────── **常見問題** ───────────────

問：請問服用瑞塔滋者完全不能服用導眠靜嗎？還是有時間差即可。比如說我中午 12 點吃瑞塔滋，晚上九點吃導眠靜，這樣可以嗎？謝謝。

答：瑞塔滋和導眠靜彼此是禁忌，王不見王，有時間差也沒用，照樣會有嚴重的交互作用。安眠藥有很多選擇，請告訴醫生把導眠靜換成其他的安眠藥吧。

問：請問瑞塔滋如果不同餐可以吃氫離子幫浦抑制劑──耐適恩嗎？如中午吃瑞塔滋，晚上吃耐適恩？

答：這兩者也是禁忌，即使服用不同餐、有時間差，仍然會有嚴重的交互作用，有四分之一的人會因此影響到病毒量的控制，導致 HIV 的治療失敗。所

以請告訴腸胃科醫生把耐適恩換成其他藥物（仍然不能是氫離子幫浦抑制劑），也可以請感染科醫生把瑞塔滋加上諾億亞，或是換成其他藥物治療HIV。

問：我目前是吃克為滋和瑞塔滋，我不小心吃了 H2 受體拮抗劑（保胃康 400 毫克），早上跟中午吃保胃康，中午吃完後約 5 到 8 小時才吃瑞塔滋，連續吃了五天左右，請問我該去抽血驗有沒有抗藥性嗎？我該如何做？上一次抽血病毒量驗不到、CD4：352。

答：保胃康是 H2 受體拮抗劑，跟瑞塔滋有交互作用。先吃保胃康、後吃瑞塔滋的話，中間要間隔 10 小時以上。而且和瑞塔滋併用時，保胃康有劑量上限，請務必跟感染科醫生討論，必要時可以換掉瑞塔滋，以免互相干擾。只是吃五天的藥物交互作用，產生抗藥性的機率不高。你先看下一次抽血的病毒量結果，如果病毒量升高才需要考慮抗藥性，機率不高的。

問：我目前服用希寧搭配克為滋，但我沒注意有交互作用。前陣子睡不好有服用 St. John's Wort，現在該怎麼辦？

答：只是偶爾使用到交互作用的藥物，通常無大礙，請勿再吃 St. Johns Wort，否則讓希寧濃度降低，容易治療失敗。

問：我服用的是快利佳，請問是完全不建議服用威而鋼，還是有其他的安全劑量？

答：服用快利佳，也要將威而鋼減量至 25mg，注意事項跟瑞塔滋相同。

解讀服藥後的 CD4 與病毒量變化

我已經服藥四年半，這幾年中間有幾次有測到病毒量但都是在兩位數內，今年三四月卻測出有四位數的病毒量，這期間有段時間，服藥時間不正常跟漏吃幾次，請問是這樣產生抗藥性了嗎？

服藥之後，患者最期待的就是看到抽血報告：CD4 大舉攀升，病毒量降低到測不到。有時結果出乎意料的好，有時不能盡如人意，患者常常因此患得患失。究竟服藥後的 CD4 與病毒量怎樣變化才算合理呢？遇到不如預期的狀況，又該如何看待呢？

服藥後 CD4 的合理變化

在開始服用雞尾酒療法後一到兩個月內，CD4 數值通常會上升 50 以上，此後每年升高 50 到 100 左右。這樣的上升趨勢不是一路扶搖直上，而是像股市大盤漲跌互見的，所以可以這次漲停增加 100，下次跌停減少 50，但整個走勢是上升的，就沒有關係。

而且服藥後 CD4 一旦超過 500，往往就不會再繼續每年升高，而是維持在某一個平均值上下波動，不見得會持續衝高到 800 以上。但是假如停藥，CD4 通常會迅速下降，三到四個月內下降幅度可達 100 到 150，甚至快速跌回曾有過的 CD4 最低值。

服藥後 CD4 升不高？

CD4 的正常值是 500 以上，但服藥多年後 CD4 還是升不到正常值的人其實不少，特別是開始服藥時的 CD4 愈低，服藥後 CD4 爬得慢吞吞、回不到正常範

圍的可能性就愈高。

根據 2012 年美國發表追蹤長達十年的研究發現，服藥前 CD4 小於 200 的患者，有 40% 的人雖然病毒量測不到，CD4 卻始終升不到 500 以上，這些患者有很多 CD4 升高到 200 到 350 之間就停住不再長高。服藥前 CD4 在 200 到 350 間的患者，仍有 10% 到 15% 升不到 CD4 正常值。反觀 CD4 大於 350 就開始服藥的患者，三年內就幾乎全數 CD4 爬到 500 以上了。

CD4 升不高會怎麼樣？許多新的研究結果陸續出爐，顯示服用雞尾酒療法後，如果 CD4 升不高，發生心臟病、肝病、癌症等等健康問題的風險會比 CD4 有升到 500 以上的人高一點點，死亡率也會稍稍增加，但差別都大概不到 1%，研究者拿成千上萬的患者來分析，可以看得出差別，套用到個人身上的實際差異並不明顯，所以也不用悲觀面對、自己嚇自己。

有沒有什麼方法可以扭轉 CD4 升不高的局面呢？當然，在 CD4 還沒掉到 200 以前，開始服用雞尾酒療法就可以。不過很多人診斷 HIV 時就已經 CD4 太低，事後諸葛的風涼話於事無補。可能的**補救辦法**包括：

使用蛋白酶抑制劑

拿希寧跟快利佳「一決勝負」的研究發現，使用兩年 CD4 升高的幅度，快利佳這組平均高出 50 左右，在控制病毒量方面，則是希寧略勝快利佳。由於兩種藥物各有千秋，就都被當成第一線藥物使用。希寧屬於 NNRTI，快利佳屬於 PI，萬一服用希寧 CD4 卻升不高時，可以考慮換成 PI，例如快利佳、瑞塔滋、普利他（後兩者要加上諾億亞），來試看看 CD4 是否能快點升高。

增加治療強度

這個策略是壓制微量病毒，讓 CD4 能更加升高。有研究使用可以測到 3.5 copies/ml 的「超敏感試驗」，發現 80% 的「病毒量測不到」，在測量靈敏度變高時其實還是測得到微量。如果把標準的三合一，改變成四合一，甚至五合一，增加治療強度，把微量病毒壓制住，可能有機會讓 CD4 升高一些，不過這還只是個理論，實際上患者吃的藥物種類、顆數、可能承受的副作用都會變多，而台

灣現在也沒有可以「超敏感試驗」可以用，無法確定與追蹤誰還有微量的病毒，因此這個方法現階段難以執行。

對於升不高的 CD4，還是預防重於治療，不要等到 CD4 掉到 200 以下才服用雞尾酒療法，在 CD4 掉到 350 以前，就早點開始服藥，把被 HIV 侵蝕的免疫力救回來，才會迅速回復正常，這也才是上策。而服藥後隨著時間變久，有些患者的 CD4 才會慢慢爬上去，所以也不要太著急，可以再等等看。

服藥後病毒量的合理變化

在開始服藥後一個月內，HIV 病毒量會急遽下降。理想的病毒量變化是：

服藥後時間	預期病毒量下降
第 1 周	5 到 10 倍
第 4 周	30 到 100 倍，降到 5,000 以下
第 8 到 16 周	降到 500 以下
第 24 到 48 周	降到 50 以下（測不到）

為了追蹤病毒量的變化是否合理，以台大醫院為例，在患者開始服藥後的一個月左右，我們會先檢驗一次病毒量，和服藥前的病毒量相比，看是否有符合理想的降低。如果第一個月的病毒量有符合理想降低，再隔三個月追蹤一次病毒量就可以。

病毒量下降不夠力：抗藥性的警訊

服藥一個月左右的病毒量，是重要的指標，跟服藥前的病毒量相比，必須下降 30 到 100 倍左右才算合理，否則就要高度懷疑 HIV 原本就帶有抗藥性，也就是「傳染來的抗藥性」，在台灣未服藥的感染者大約占 12%，被傳染 HIV 的時候，同時接收了對方的抗藥性。

　　如果選用的藥物剛好已經有抗藥性，當然會讓病毒量下降不夠。只要醫師警覺心強，及時偵測出來，進行抗藥性檢測，然後更換成沒有抗藥性的藥物，就可以解決這個問題。

病毒量測不到，表示我已經沒有 HIV？

　　雖然這是大家的夢想，可是事實並非如此。台大醫院的儀器，在病毒量小於 20，都會報告「測不到」，不過，19 是測不到，0.19 也是測不到，「測不到」不表示血中完全沒有 HIV 病毒存在。只能說，HIV 已經被藥物有效的壓制住了。然而只要一停藥，病毒量很快就會回升，這表示病毒其實沒有被藥物清除乾淨，只是被藥物壓制住而已。

　　另外，由於是抽「血」檢查，血液中的病毒量測不到，並不表示身體其他部位病毒量也一樣很低。由於雞尾酒療法的藥物不易滲透到腦部、生殖器官，所以這兩處往往會有殘餘的病毒量。研究顯示，即使血液中已經測不到病毒量，有 10% 到 25% 的人精液還能測得出低濃度的病毒量，這顯示病毒量測不到的感染者發生無套性行為時，仍有微小的機率傳染 HIV 給對方，只是機率比未服藥前降低非常多，估計傳染機率可降低 96% 以上。

　　這樣的傳染機率是否微小到可以忽略？或有什麼有用的指標可以預測誰具有傳染力、誰不具有傳染力？目前美國正有大型研究進行中，答案不久就可以揭曉，請拭目以待。在此之前，即使抽血病毒量「測不到」，還是要注意安全性行為，避免因為無套性行為把 HIV 傳染給其他人的可能。

服藥後病毒量很低，但還是測得到？

　　從 1999 年迄今，檢測 HIV 病毒量的儀器一直在進步，可以偵測的病毒量下限愈來愈低。簡單分成第一代至第三代，最低檢驗值，第一代是 400 ～ 500 copies/ml，第二代進步到 50 ～ 75 copies/ml，第三代更厲害，進步到 20 ～ 40 copies/ml。台灣現在常用的第三代是亞培和羅氏的儀器，檢驗的病毒量下限，亞

培是 40 copies/ml，羅氏則是 20 copies/ml。

儀器靈敏的時代，診間醫生跟病人解釋討論的詞彙，也發生語意的些微變化。提到以下這些詞彙時，醫生的意思可能是：

病毒量相關詞彙	意義
病毒控制良好	病毒量一直維持在測不到（小於 20 或 40 copies/ml）
病毒控制不好	經過半年以上的藥物治療，病毒量仍超過 200 copies/ml。如果這種情形持續，就叫做治療失敗。
病毒小竄升	病毒量已經低於 50 copies/ml 後，出現的單次病毒小量回升，介於 50 ～ 400 copies/ml，下次就降低到 50 copies/ml 以下。在治療追蹤的第一年大約 19% 會出現一或兩次病毒小竄升，不代表抗藥性、不影響治療效果，也不必更換處方。
持續性低病毒量	病毒量已經低於 50 copies/ml 後，出現連續兩次或兩次以上病毒小竄升。在治療追蹤的第一年大約 6% 會出現這種情形。與其他人相比，有稍微較高的機率，後續發生病毒量升高到 400 copies/ml 以上。

驗得到病毒，就算數值很低，總是讓醫師與患者心裡覺得毛毛的。難道是病毒出現抗藥性了嗎？其實不見得。首先，檢驗有誤差範圍，如果驗出的數字跟 20 到 40 差距不大，很可能只是誤差範圍，不必斤斤計較那個數字。

假如是病毒量真的增加，有兩種可能，第一種是「病毒屍體說」，檢驗到的病毒或病毒片段，是從被感染的細胞釋放、但無法繼續繁殖，這是無害的，沒有關係。第二種是「病毒複製說」，病毒仍然在小量的繼續複製，沒有被藥物完全控制住，這就可能是未來死灰復燃，甚至產生抗藥性的隱憂。

根據美國的治療建議，如果病毒量持續介於 50 ～ 200 copies/ml，僅須持續追蹤病毒量即可。如果病毒量持續超於 200 copies/ml，特別是超過 500 copies/ml，代表治療失敗，可能是病毒有抗藥性，或是服藥順從性不佳，應該要準備進行抗藥性檢測，並考慮更換為抗藥性門檻較高的藥物來組成新處方，以杜絕未來病毒發生抗藥性的可能。所謂抗藥性門檻高低，是指病毒要發生幾個基因突變才能對某個藥物的抗藥性，抗藥性門檻愈低，愈容易讓 HIV 成功突變產生抗藥性。可以參考下表的整理。

藥物名稱	抗藥性門檻
卡貝滋、倍歐滅	中
克為滋、舒發泰	低
希寧、衛滋、恩臨	低
快利佳、瑞塔滋、普利他	高（搭配諾億亞，門檻更高）
宜昇瑞	低
汰威凱	高

　　要補充的是，抗藥性檢測需要足夠高的病毒量才容易檢出，通常要 1,000 ～ 2,000 copies/ml 以上。如果病毒量低於 1,000 copies/ml，就算懷疑有抗藥性，恐怕也無法檢驗得出來。

延伸閱覽

· 愛滋病學會季刊《愛之關懷》第 84 期《低量病毒量的臨床定義與對長期療效的意涵》（專文）：部立桃園醫院鄭健禹醫師對此議題的醫學文獻詳細整理，內容豐富翔實，值得一讀。

―――――――――――― 常見問題 ――――――――――――

問：我已經服藥四年半，這幾年中間有幾次有測到病毒量但都是在兩位數內，今年三四月卻測出有四位數的病毒量，這期間有段時間，服藥時間不正常跟漏吃幾次，請問是這樣產生抗藥性了嗎？

答：吃藥後病毒達測不到卻又跑出四位數的病毒量，應該要檢查抗藥性。

問：請問醫師，如果感染者好好吃藥、配合度好，病毒也都在測不到的狀況下，會在吃了十幾二十年後面臨因抗藥性而無藥可吃的窘境嗎？

答：如果感染者好好吃藥、配合度好，也有確保安全性行為，我想是不會在吃了
　　十幾二十年後出現抗藥性，而無藥可吃。台灣最近病毒抗藥性的趨勢有逐漸
　　增加，但是都還在可控制的範圍內。未來要擔心的是，不好好服藥的人，可
　　以把抗藥性傳染給他人。如果傳給原已服藥控制良好的患者，就可能引起他
　　的病毒量升高，必須換藥物治療。所以，除了好好服藥之外，我覺得安全性
　　行為還是很重要的。

第三章

給不論是否有服藥的你

不論你是剛感染，或是已經感染好一陣子，這一章羅醫生都會帶著你去看可能會出現在你身上的問題，從生理的層面包括Ｃ型肝炎、生殖器疣、梅毒等疾病，而生活的層面則包括就醫和工作上的權益，以及出國旅居時的種種注意事項。

一切，都會沒事的。

同時有 C 型肝炎

　　小偉在兩年前檢驗出 HIV，當時抽血沒有 C 肝抗體。定期抽血追蹤當中，最近發現肝功能指數上升、C 肝抗體轉變成陽性。醫師詢問小偉，得知小偉半年內曾有好幾次無套肛交。醫生解釋，小偉可能因為性行為感染了 C 肝病毒，引起急性 C 型肝炎。醫生將小偉轉給合作的肝膽腸胃科醫生，評估是否適合接受 C 肝治療。

　　不論在台灣或在全球，C 型肝炎都是 HIV 感染者常見的合併感染問題。C 型肝炎是由 C 肝病毒引起，會長期存活在肝臟細胞中，就像 HIV 是一種慢性感染。C 肝和 HIV 的傳染途徑完全相同，都是透過性行為、共用針具等方式傳染，所以 HIV 感染者有 C 肝的機率比一般人高。

　　在台灣，異性間或同性間性行為傳染的 HIV 感染者，大約 10% 有 C 肝，而因 HIV 靜脈藥癮者，則有高達 95% 以上同時也有 C 肝。雖然靜脈藥癮者的 C 型肝炎問題相當嚴重，但近年來，感染 HIV 的男男間性行為者，合併急性 C 肝的人數，也逐年快速上升，由過去每年 1 到 5 例，增加到 2014 年一年就有 32 例。性行為傳染 C 肝，成為 HIV 感染者新的健康議題。

　　怎樣的性行為容易傳染 C 肝？國外的研究結果顯示，是跟無套肛交、體內射精有關。擔任零號（接受型肛交）的男性間性行為者，會比異性間性行為者和擔任一號（插入型肛交）的男性間性行為者，更容易得到 C 肝，這是因為肛門黏膜比陰道和龜頭的黏膜脆弱、對病毒的抵抗力差，跟零號容易得到 HIV 是相同的道理。體內射精、性交中肛門流血，會讓感染 C 肝的風險更提高。女性如果發生接受型肛交，同樣會有感染 C 肝的風險。

C 肝基本常識與篩檢

急性感染 C 肝病毒後 50% 到 80% 的人會變成慢性 C 肝，而在慢性 C 肝的患者當中，大約有一半後來出現肝硬化或肝癌，死亡率高。雖然 C 肝是如此可怕的健康殺手，偏偏感染初期大多沒有症狀，或者只是在感染後兩周到六個月之間，只出現輕微的倦怠、胃口變差，容易被忽視或當成工作勞累，所以無法單憑症狀做診斷，要靠抽血檢查 C 肝抗體才能早期發現。

國內的治療指引，已建議醫師針對 HIV 感染者每年提供一次 C 肝抗體篩檢，以便早期診斷和治療。C 肝抗體篩檢，一般在感染 C 肝之後六到八周就可以檢驗出來，97% 的人 C 肝抗體在感染後六個月內就測得到。雖然極端的例子可長達一到兩年才驗得到 C 肝抗體，但特例實在罕見，所以一般篩檢的共識是，如果疑似接觸後滿六個月以上，C 肝抗體還是陰性，就可以大致排除 C 肝感染的可能。

互相作惡的 HIV 與 C 肝

HIV 和 C 肝是互相作惡的「難兄難弟」病毒。C 肝本身會引起慢性肝炎、肝硬化甚至肝癌，當 HIV 也加入戰局時，會加速 C 肝的病程，出現肝臟問題的機會更高，吃雞尾酒療法藥物發生肝臟副作用的機率也增加。

一般的慢性 C 肝患者，約有 20% 未來會出現肝硬化、肝衰竭或肝癌等嚴重的肝病，從感染到出現嚴重肝病需 15 到 20 年。HIV 會加快 C 肝相關慢性肝病發展的速度，國外報告平均快 3 倍，也就是 HIV 感染者合併 C 肝可能只需六年就可以發生嚴重肝病。

C 肝也是 HIV 的幫兇。國外研究顯示，C 肝會阻礙 HIV 感染者的免疫系統重建、延後 CD4 細胞的復原時間，可能讓 HIV 病程加快。合併 C 肝的 HIV 感染者，HIV 發病率和死亡率，是只有 HIV 感染但沒有 C 肝患者的三倍多。

所幸 HIV 感染者就算有 C 肝，服用雞尾酒療法治療 HIV 的效果並不會打折扣，控制 HIV 對 C 肝的病程也有幫助。針對 C 肝本身，也已經有藥物可以有效治療，如果能早期檢驗出 C 肝、早期治療，治癒 C 肝的機會可以高達八成以上，

能有效杜絕日後發生難纏的肝病。

C 肝的基本評估

　　C 肝患者無論有沒有 HIV，都需要定期檢查肝功能指數、肝腫瘤指數、腹部超音波，除了基本的三項之外，C 肝患者還要檢查 C 肝病毒基因型和病毒量。C型肝炎病毒有六種基因型（第一型到第六型），其中第一型最多，在台灣第一型占了所有 C 型肝炎病毒的一半，其次是第二型和第三型。基因型第一型的治療效果較差，以干擾素治療慢性 C 肝為例，基因型第一型只有 30% 到 40% 的治療效果，而其他基因型的治療效果，則可高達 60% 到 80%，所以了解 C 肝病毒是哪一種基因型，是相當重要的治療參考。

　　C 肝的病毒量，也是治療是否會有效的預測因子。較低的 C 肝病毒量（例如低於每毫升 80 萬 copies），治療成功機率較高。要澄清的是，C 肝病毒量高低，純粹只跟治療效果相關，跟肝病嚴重程度則沒有一定關聯。

HIV 合併 C 肝治療建議

　　近年來 C 肝治療成效不錯，但治療藥物相當昂貴，一次療程約半年，國家要負擔約三十萬元的藥費，因此採計畫制、訂立治療標準，C 肝患者無論有無HIV，都必須轉介到參加計畫的醫師門診，才能評估是否符合治療標準，以開立治療，絕大部分是肝膽腸胃科醫師。目前有些愛滋指定醫院（例如亞東醫院、義大醫院）已經有感染科醫生自己在幫 HIV 感染者治療 C 肝，有些醫院（例如台大醫院）則轉介給合作的肝膽腸胃科醫生治療。詳情請詢問照顧你的感染科醫師或個管師。

　　所謂的「治療標準」，通常是要同時符合以下四項條件：肝功能指數（ALT）異常、C 肝抗體陽性、C 肝病毒量陽性、無肝功能代償不全。所謂的肝功能代償不全，意思是已經出現嚴重肝病、肝硬化。如果肝功能已經代償不全，就不符合加入計畫條件，只能眼睜睜看著 C 肝繼續惡化下去。所以要治療真的要趁早，晚了就欲哭無淚。

治療 C 肝，最常用的是「長效型干擾素」合併「雷巴威林」。干擾素是人體白血球對抗病毒的物質，被製作成免疫增進藥物，而且有長效型，每周皮下注射一次。雷巴威林是可以清除 C 肝病毒的口服藥物，必須每天服用。長效型干擾素合併雷巴威林，是國際上公認的 C 肝標準治療，作用是清除 C 肝病毒，降低傳染性，使肝功能指數正常化，並改善肝臟組織的損傷，避免肝硬化或肝癌的發生。整個療程視病毒治療反應，一般是半年，可延長到一年。

C 肝治療是特殊計畫，根據健保局的規定，**中途放棄或中斷超過一個月，就喪失治療的資格**。如果因工作、遷移要轉診治療，幫你治療 C 肝的醫生要先上網辦「轉出」，受理轉診之醫師再上網辦「轉入」，而且同樣不能中斷治療超過一個月，否則就會喪失治療的資格。這點請患者務必留意，一旦喪失資格，就很難再度加入計畫治療 C 肝了。

C 肝治療副作用

長效型干擾素常見的副作用包括：倦怠感、肌肉痠痛、寒顫、頭痛、食欲差、噁心、腹瀉、煩躁、沮喪、注意力不集中、情緒不穩定、失眠，以及骨髓抑制所產生的白血球、紅血球或血小板等血球數目低下，CD4 通常也會明顯下降。不過大部分之副作用屬於可以忍受或靠普拿疼得到緩解，只有少部分病人因副作用而須減低藥量或終止治療。結束療程之後 CD4 就會回升。

雷巴威林常見的副作用包括：溶血性貧血、皮癢、皮膚疹等。貧血是雷巴威林減量的主要原因，約有 20% 到 40% 之病人於治療期間因為貧血而必須調降雷巴威林劑量，不過很少嚴重到需要停藥。

治療 C 肝的副作用，很少數人可以嚴重到影響工作，大部分人則是主要在接受每周的干擾素後會有類似輕微感冒的症狀，仍然可以照樣工作。一般而言，年紀較輕的病患治療效果比較好，治療時產生的副作用也少很多。因此，醫師會鼓勵病人趁年輕及早接受治療。

要特別提醒的是，C 肝治療期間，選擇雞尾酒療法時，應該避開含有 AZT 成分的藥物（如卡貝滋、倍歐滅、倍歐滅 -N），以免加重 C 肝藥物副作用、產生嚴重貧血。

HIV 合併 C 肝治療效果

　　HIV 會讓慢性 C 肝治療成功率下降。國外使用長效型干擾素與雷巴威林合併治療一年的研究顯示，沒有 HIV 感染的話，慢性 C 肝治療成功率是 60% 到 80%。有 HIV 感染，慢性 C 肝治療成功率則下降到 40% 到 45%，其中基因型第一型的治療效果更差，約僅 20%。台灣的本土研究結果與國外差不多。

　　急性 C 肝，一般指感染 C 肝後最初六個月內的時期，治療成功率會優於慢性 C 肝。HIV 感染者得了急性 C 肝之後，有 15% 的幸運兒能靠自己清除 C 肝病毒、不需要治療。其他的 85% 則會變成慢性帶原。最好在急性 C 肝就開始治療，有高達 60% 到 70% 的機會治癒 C 肝病毒，會比變成慢性 C 肝再來治療的效果好很多。

　　想增加治好 C 肝的勝算，CD4 要超過 350。如果你的 CD4 低於 350，此時治療 C 肝的效果很不理想，最好先服用雞尾酒療法把 CD4 提高到 350 以上，再治療 C 肝。如果你的 CD4 高於 350，則可以僅治療 C 肝，先不服用雞尾酒療法，或是同時治療 HIV 和 C 肝，都是可能的選擇。

　　雖然 HIV 合併慢性 C 肝的治療成功率不到 50%，放著 C 肝不治療，卻也有一半的機率會發生肝硬化或肝癌，所以為了長遠的健康著想，仍然建議應該接受治療，爭取永絕後患的機會。而治療不成功的患者，請不要灰心，C 肝最近已有口服的新藥在歐美上市，治療效果幾乎 100%，台灣也有少數病人開始自費使用，但一個療程三個月，藥價高達台幣兩百萬，台灣健保仍觀望中。未來如果 C 肝新藥能降價，仍有機會進入台灣健保市場。建議定期回診肝膽腸胃科，以及時獲取最新的治療情報。

延伸閱覽

- 露德協會《C 型肝炎合併 HIV 治療大哉問》（網頁）：台北榮總顧文瑋醫師提供露德協會讀者的新知訊息，整理了 C 肝治療的副作用與常見疑問，簡單易讀。
- 愛滋病學會季刊《愛之關懷》第 83 期《愛滋病毒感染者之 C 型肝炎流行病學與治療相關問題》（專文）：義大醫院梁修豪醫師整理 HIV 合併 C 肝的醫學

文獻，從流行病學變化到治療方式、治療新發展等一應俱全，為翔實精闢的醫學專論。

感染者分享──治療 C 肝的這些日子

・我的第一重身分：HIV 感染者

從 2010 年 4 月拿到黃色醫療卡那一刻，我開始學著接受新身分：HIV 感染者。在感染前就對 HIV 有一定程度了解，只要遵照醫囑按時服用藥物，也可以活得跟一般人一樣久，在這個有雞尾酒治療的年代，我相信 HIV 是可以控制的慢性病。剛開始醫師建議可以不必服藥，直到 2011 年 1 月因為 CD4 降到 200 初，加上出現發燒、嘴巴疱疹，醫師建議我開始進行雞尾酒療法，吃的是卡貝滋和瑞塔滋，服藥幾個月後 HIV 病毒降至測不到，CD4 也慢慢回升超過 400，一切似乎都要步上軌道。

・屋漏偏逢連夜雨：我得了 C 肝

2011 年 6 月例行抽血檢查發現肝指數過高（AST/ALT 高達 200 以上），兩周後檢驗出 C 肝抗體陽性，C 肝病毒量高達兩百萬！但在剛確診時，C 肝檢驗呈現陰性，這表示是新感染 C 肝。我一直認為 HIV 只要好好控制，有信心可以活得很健康，卻沒想到中途殺出個 C 肝！

主治醫師、個管師都告訴我 HIV 合併 C 肝的嚴重性，「心之谷」資料中也發現兩者合併感染，最快可能六、七年就有嚴重肝病變！C 肝放著不管，好像短時間內不會大礙，但卻要擔心數年後可能引起的嚴重後果，我才 20 出頭，大好的人生就這樣蒙上陰影，所以決定把握黃金時間進行治療。

・副作用：有如重感冒每周報到

目前健保 C 肝治療為每周一次干擾素注射搭配三餐飯後的雷巴威林口服藥，

雖然治療前個管師強調副作用因人而異，不需要太過擔心，但第一周注射後真的非常難受，衛教單張上的可能副作用幾乎都包辦：高燒、頭痛、失眠、全身痠痛、沒食欲、噁心想吐、心情沮喪，這些類似重感冒的症狀會在打針後持續約兩到三天，因此決定在每周五晚上施打，把對課業的影響降至最低。

然而服用雷巴威林也有貧血、掉髮的狀況，單單 3 層樓梯爬得氣喘吁吁，洗頭髮時排水孔也被大量髮渣塞住，體重更是直直落，從原本的 55 公斤掉到 48公斤，整個人氣色憔悴到不行。更嚴重的是 C 肝治療和原本的雞尾酒藥物產生衝突，卡貝滋裡頭的 AZT 導致貧血更加嚴重（接受干擾素治療的患者，不建議用卡貝滋，因為容易導致貧血），且原本吃得好好的瑞塔滋也開始產生嚴重黃疸。

這些副作用一度讓我萌生放棄治療的念頭，但是想到 C 肝放著不管的後果，還是決定咬著牙撐過去，醫生評估我的 CD4 尚屬安全範圍後也決定先暫停雞尾酒藥物，專心治療 C 肝。因為醫療因素，暫停雞尾酒藥物是選項之一，停藥期間要定期追蹤 CD4 和病毒量變化，在適當時機重新開始雞尾酒療法，才不會因停藥導致發病。

・心理壓力：辛苦治療會換得痊癒嗎？

除了生理上的副作用，心理上也產生許多壓力：首先是治療成功的機率並非很高，我的基因型是 1b，在臨床統計若合併 HIV 上只有兩成的機會能痊癒。HIV 感染者治療慢性 C 肝成功率約為 40 ～ 45%，其中 C 肝病毒基因型第一型的治療效果較差，約僅 20%，若能提早在感染 C 肝急性期就治療，整體成功率可提高到 60 ～ 70%。

再來是療程長短，治療半年或一年取決於治療後四周的病毒反應，如果不幸的沒有快速病毒反應（病毒量下降幅度是否如預期），則要加碼到 48 周（約一年），且後者的治癒率也更低。而治療是否成功，必須要在療程結束後追蹤整整滿一年，血液中都測不到 HCV 病毒才算真的治癒，因此就算是有快速病毒

反應，前後也必須至少等待一年半才能知道結果。

而因藥物交互作用而暫停雞尾酒療法，也不免擔心在療程結束以前身體會撐不住。這些擔心常常讓我在失眠時以淚洗面，加上上述的生理副作用，也在生活上產生很多困擾，譬如課業表現因此大受影響，在不能坦白身體狀況的情形下甚至遭受教授的誤解，每周周末的干擾素治療也幾乎讓我足不出戶，社交生活幾乎中斷，有段時間覺得自己好像被孤立。

- **無套的代價：都有 HIV，無套就沒關係？**
  治療期間痛苦的副作用，也讓我開始思考究竟為何會感染 C 肝：從時間上來看並不是和 HIV 一起感染，從肝指數急速升高等急性肝炎症狀來看似乎是服用雞尾酒藥物之後感染。我想到一個非常有可能的管道：在開始服用雞尾酒藥物後與其他感染者發生危險性行為。

我曾透過網路尋找 HIV 感染者，一方面彼此都已經坦白感染身分，二方面認為既然都是感染者且都有在服藥，可以把交叉感染的危險降至極低，「都中頭獎了，其他都小 Case，吃吃藥打個針就好了」，卻忽略了 C 肝這個頭號大威脅，就算確診感染 HIV 時都會檢查 B 肝、C 肝、梅毒、淋病、菜花，但之後例行檢驗卻不一定都會檢驗，實在無法掌握彼此的健康狀態，加上我在性行為上扮演被插入者（零號）較多，且有時候會讓對方內射，因此推斷這極有可能（也是唯一）的感染管道。曾經自以為是，以為找同樣的人就可以繼續享受無套的快感，卻反而讓我陷入了 HIV 合併 C 肝的嚴重後果。

這次的治療就當作未來的警惕，提醒了感染者履行安全性行為的重要性：不只是不要傳染給別人，更重要且更切身保護自己免於更大的威脅。感染者如果要免於更多的疾病威脅，基本上沒有再發生危險性行為的空間，尤其是無法完全掌握健康狀況的對象。

·治療後半部：逐漸適應、苦盡甘來

副作用隨著治療的進行逐漸減輕，雖然每周打完干擾素後的兩三天仍然會相當不舒服，但生活受到的影響慢慢變小，例如可能禮拜六還會高燒，但禮拜天就能夠自己出門散散心吃點零食安慰自己，也開始會跟比較友好的朋友吐露心事，讓負面情緒可以獲得安撫。由於干擾素到後期要自己施打（醫護人員會教導你如何皮下注射），也由一開始「跟針具大眼瞪小眼一整晚遲遲不打」逐漸熟練、習慣。

在治療滿一個月後，醫生告訴我 C 肝病毒呈現快速病毒反應，只需治療半年。而在治療結束後，健保給付第一個月、第三個月、第六個月的 C 肝病毒量檢測，但醫師建議 HIV 合併 C 肝應該追蹤一年，於是我在第九個月、第十二個月也都有安排 HCV 檢測。很幸運的，我成為了那百分之二十的幸運兒，成功擺脫了 C 肝的威脅！

雖然 HIV 在這半年期間因為停止雞尾酒藥物，導致 CD4 從 456 掉到 112，HIV 病毒量從測不到升高至 76 萬，但在趕緊服用雞尾酒藥物後也很快穩定下來。

如今，我終於能鬆一口氣，不必再擔心肝病帶來的隱憂和威脅，專心的和 HIV 相處共生，也非常感謝這一路走來，我的感染科主治醫師、個管師都很有耐心的一起討論各種狀況，「心之谷」更是提供充足資訊，羅一鈞醫師也在我找不到個管師時，耐心的來回討論各種問題，我也藉由這個經驗，在未來的日子裡懂得要更愛惜、保護自己。

生殖器疣（菜花）的治療和預防

　　生殖器疣，俗稱菜花，是很常見的性病，由人類乳突病毒（HPV）引起的皮膚和黏膜病變。外觀上是由皮膚和黏膜衍生的突起物，摸起來厚實堅硬，不痛不癢但有異物感。可感染生殖器的 HPV 型別有 40 種以上，造成生殖器疣的 HPV，主要是第 6 型和第 11 型，占 90% 以上。其他 HPV 型別，即使感染生殖器，通常只引起無症狀或症狀輕微的感染，很少導致惱人的生殖器疣。

關於生殖器疣的常見問答集

生殖器疣都是性行為傳染的嗎？

　　生殖器疣絕大部分是性行為傳染的（包含口交）。兒童案例中，有些是經手傳播疣到生殖器。雖然在一些無生命的物體上曾發現 HPV 的遺傳物質，但是目前沒有證據支持會因為與環境當中的物體間接接觸而被傳染生殖器疣。

我聽說菜花病毒可以致癌，這是正確的嗎？

　　俗稱的菜花病毒，是指 HPV 第 6 型和第 11 型，這兩型跟癌症無關。會致癌的 HPV 型別主要是第 16 型和第 18 型。由於罹患生殖器疣的患者，可能經性行為同時感染到與致癌有關的 HPV 型別，研究顯示日後罹患陰唇癌、陰道癌、子宮頸癌、陰莖癌、肛門癌的機率，是其他人的 2 到 20 倍。

生殖器疣要多久才會好？

　　如果治療有效，通常治療三個月內可以清除疣病灶。「治好」是個有爭議的詞彙，怎樣算「治好」？有人認為疣病灶已清除，就算有殘餘的 HPV 病毒潛伏留存，還是可以當做「治好」。有人則認為要 HPV 病毒全數清除才算「治好」。三個月指的是前者。

我會一直帶著 HPV 病毒嗎？如果是這樣，我會傳染給別人嗎？

這裡有幾個重要概念先澄清。首先，感染 HPV 病毒，就算是第 6 型和第 11 型，也不一定會出現生殖器疣。有研究追蹤感染 HPV 第 6 型和第 11 型的婦女，發現兩年之中只有 60% 的人出現生殖器疣。此外，出現生殖器疣的部位，周圍雖然看似正常，有研究指出這些看似正常的部位，其實有 45% 已帶有 HPV 病毒，而這些人比較容易出現疣的復發。

用比較淺顯的話來說，沒有出現疣，不代表身上沒有 HPV 病毒，因為可以無症狀帶原。生殖器疣病灶清除了，不表示身上的 HPV 病毒也都沒了，因為病灶周圍仍可以帶著 HPV 病毒。現有的生殖器疣治療方法，可以清除病灶，但不能全數清除 HPV 病毒。

感染 HPV 病毒後，從感染到出現生殖器疣平均是 3 個月，會帶著 HPV 病毒的時間則平均是一年才消失，有 10～20% 的人可帶著 HPV 長達 18 個月以上才消失。我們可以告訴患者：「出現生殖器疣的時候應該傳染力最強，可是就算生殖器疣經過治療被清除，HPV 病毒通常還是會存在一段時間，在 HPV 病毒消失之前可能仍然有傳染力。」

保險套可以預防生殖器疣嗎？

關於保險套是否能預防生殖器疣和 HPV 病毒感染，過去的研究結果，有支持的也有不支持的，但支持保險套有用的研究比較多。目前的共識是：保險套是可能預防感染 HPV 病毒的，特別是每次都用的人。

生殖器疣會復發嗎？

以目前的治療方法，生殖器疣會復發的機率不算低，復發率從 10% 到 90% 都有人報告過。常用的治療方式，幾乎都是利用物理或化學方式破壞病灶，對於 HPV 病毒沒辦法清除，因此容易復發。各種藥物中，只有樂得美是透過免疫調節反應去抑制 HPV 病毒，因此復發率會比其他治療方式來得低。未來可能會有更多的免疫調節藥物被用來治療生殖器疣。

HPV 疫苗可以預防生殖器疣復發嗎?

　　HPV 疫苗的其中一種「嘉喜」四價疫苗,能預防 HPV 第 6、11、16、18 型,已在從未罹患生殖器疣的年輕女性和年輕男性,被證實可有效預防生殖器疣的發生。已經罹患生殖器疣的人施打 HPV 疫苗,對於預防再度感染可能會有幫助,對於復發則可能沒有預防效果。

我或我的伴侶應該接受 HPV 檢查嗎?

　　HPV 檢查,是指用棉棒收集生殖器檢體去檢查 HPV 遺傳物質。目前 HPV 檢查是用來輔佐子宮頸抹片異常的判斷,並不建議用作常規篩檢,因為檢出 HPV 陰性不表示沒有 HPV,可能只是剛好沒採集到感染部位。檢出 HPV 陽性就算是跟生殖器疣有關的型別,不一定就會日後出現生殖器疣,眼下又無法治療 HPV 本身,這樣的篩檢結果徒增受檢者的焦慮和困擾,所以不建議當作常規篩檢。

我可以做什麼讓生殖器疣快點好?

　　有零星證據顯示,減少酒精攝取、減少抽菸、減少壓力,可能有些幫助。

罹患生殖器疣的治療選擇

　　生殖器疣的治療有很多種,但沒有任何一種是絕對有效的治療方法,也沒有任何單一治療方法被證明比其他治療方法更好。無論使用哪一種治療方法,生殖器疣的復發都很常見。針對 HIV 感染者治療生殖器疣的研究很有限,因此目前是依據非 HIV 感染者的治療指引。

　　針對單純的外生殖器疣,通常建議提供病人可自行塗抹的治療方法,有以下兩種選擇:

化疣敵或史帝富

　　化疣敵或史帝富的成分是 Podophyllotoxin 0.5% 溶液或凝膠。這是一種對抗

細胞分裂的藥物，每天應在生殖器疣塗抹兩次，共塗抹三天，然後休息四天不需塗藥，這樣以一周為單位，療程應該要每周重複，可持續多達四周。這種治療方法在免疫功能正常者，效果為 40% 到 60%。副作用主要是局部皮膚的刺激反應。由於多次被報告可引起胎兒死亡，因此懷孕是絕對禁忌症，不可使用於孕婦。

樂得美

樂得美的成分是 Imiquimod 5% 軟膏：這是一種局部的細胞激素誘發物，可以引發針對生殖器疣的發炎反應。患者應每周選三天的睡前各塗抹一次，療程應該要每周重複，可持續多達 16 周。塗抹部位在每次塗藥 6 到 10 個鐘頭後，應該用肥皂和清水洗淨。這種治療方法在免疫功能正常者，效果為 30% 到 70%，在 HIV 感染者的療效可能會較低。副作用主要是局部塗抹部位的發炎反應。因為並無使用於孕婦的經驗，不建議在懷孕時使用。

針對複雜、多處或較深部的生殖器疣，例如肛門內或陰道的疣，通常由醫師進行治療，有以下幾種選擇：

冷凍治療（液態氮或冷凍探頭）

冷凍治療是透過溫度引發細胞瓦解以破壞病灶的治療方式。施用液態氮應看到每個病灶完全凍結，有些專家建議每次治療時，應在病灶第一次凍結後，再凍結第二次。療程為每 1 到 2 周重複治療一次，治療效果為 60% 到 80%。副作用主要是局部疼痛。

三氯乙酸或是二氯乙酸

三氯乙酸或是二氯乙酸（濃度 80% ～ 90%）是一種具腐蝕性可以殺死疣組織的藥物，使用時僅需塗抹小量於疣上，讓其風乾並出現類似白霜的變化，每周塗抹一次，共治療 3 到 6 周，治療效果為 60 ～ 80%。副作用主要是局部疼痛，與鄰近正常皮膚的刺激或潰瘍。

外科治療

外科治療包括剪除、刮除、電燒、紅外線凝固術、雷射等，可治療外生殖器與肛門疣，雷射治療較昂貴。治療效果視手術部位影響，最佳效果接近 100%。副作用主要是局部疼痛、出血，及續發性感染。紅外線凝固術可能導致出血與形成膿瘍。

Podophyllin 樹脂

Podophyllin 樹脂（10 ～ 20% 懸浮液），含有 Podophyllotoxin 和其他細胞毒素，塗抹後可以引發疣的壞死。醫師可以大範圍的塗抹（皮膚範圍可到 10 平方公分），在數個鐘頭後清洗除去樹脂。每周塗抹一次，共治療 3 ～ 6 周，治療效果為 20 ～ 80%。通常只用於外生殖器疣。副作用主要是局部皮膚的刺激反應，此外大範圍塗抹時，可能經皮膚吸收造成全身反應，包括噁心、嘔吐與中樞神經副作用。Podophyllin 可引起胎兒死亡，因此不可使用於孕婦。

其他治療方法

其他治療方法則包括：以局部塗抹 cidofovir 治療生殖器疣，但目前並無針對皮膚設計的塗抹劑型，而需由針劑另外製備。或是於病灶內注射干擾素治療生殖器疣，則可能引起發燒、倦怠、肌痛、憂鬱、類流感症狀、白血球低下等全身性副作用。

HPV 疫苗可預防生殖器疣和肛門癌

在台灣，HPV 疫苗被泛稱為「子宮頸癌疫苗」，好像只能用在女性。其實男性也能接種 HPV 疫苗來保護自己，預防 HPV 引起的生殖器疣和肛門癌。

研究顯示，年輕男性接種四價 HPV 疫苗，可以降低生殖器疣發生機會達 66% 到 90%、降低肛門癌前病變和肛門癌發生率 78%，疫苗的保護效果在男男間性行為者更顯著。因此，2009 年美國食品藥物管理局首次核准 HPV 四價疫苗用於 9 到 26 歲男性以預防 HPV 第 6 型和第 11 型引起的生殖器疣，隔年又核准

用於 9 到 26 歲男性和女性以預防 HPV 引起的各期肛門癌前病變和肛門癌。

台灣食品藥物管理署目前針對 HPV 四價疫苗「嘉喜」核可的適應症則如下：

- 9 到 26 歲女性：預防發生 HPV 第 6、11、16 及 18 型所引起的子宮頸癌前期或分化不良的病變和癌症、陰道及外陰部癌前期或分化不良的病變、生殖器疣（俗稱菜花）。
- 9 到 26 歲男性：預防發生 HPV 第 6 與 11 型所引起的生殖器疣。
- 16 到 26 歲男性高危險族群（指曾有同性性行為之男性）：預防第 6、11、16 及 18 型 HPV 所引起的第二級與第三級肛門上皮內贅瘤以及第 16 及 18 型 HPV 所引起的肛門癌。

HIV 感染者接種四價 HPV 疫苗的安全性與免疫效果，已有初步研究成果。無論是兒童、年輕男性或女性，HIV 感染者接種四價 HPV 疫苗後，絕大部分對 HPV 的四種型別都可以產生足夠的血清抗體，尤其是已服藥的 HIV 感染者。感染者沒有可歸咎 HPV 疫苗的嚴重不良反應，並且對於感染者的 CD4 和病毒量都沒有顯著的影響。更進一步的關於預防保護效力，有幾項臨床試驗仍在進行中，有待研究結果公布。

HPV 四價疫苗目前健保不給付，自費價一劑是 3,600 元左右，必須在六個月當中注射共三次，也就是第一劑之後兩個月、六個月各接種第二劑和第三劑。副作用可能包括發燒、注射處疼痛、皮癢、紅腫和瘀青，不過一般來說，接種疫苗後大部分人不會有明顯的副作用。HIV 感染者如果想接種 HPV 疫苗預防生殖器疣或肛門癌，可在回診時向主治醫師提出討論。一般男性如果想接種 HPV 疫苗，可以到醫院的感染科、泌尿科、家醫科詢問看看。

延伸閱覽

- **露德協會《露德知音》性病與 HIV（錄音）**：林口長庚醫院黃景泰醫師介紹菜花、梅毒等性病的預防和治療，以及身體有哪些變化時要注意可能罹患性病。
- **愛滋病學會季刊《愛之關懷》第 74 期《人類乳突病毒疫苗在男性預防接種成效介紹》（專文）**：亞東醫院蔡茂松醫師整理 HPV 感染與疫苗預防用於男性

方面的醫學文獻，也從公共衛生觀點討論年輕男性接種 HPV 疫苗的成本效益，值得一讀。

─────────────── 常見問題 ───────────────

問：我在上禮拜去醫院檢查，醫生說我肛門裡有菜花，後來也去做了電燒了，但我心中充滿疑問，因為我除了在兩年前跟男友有過一兩次無套的性行為後，在這之後我 100% 都有戴保險套，所以我實在不知道為什麼會感染。雖然檢驗的報告還沒出來，但醫生說應該是。這次檢查的原因是因為前一個半月進行性行為時，應該是有一些撕裂傷，所以後來上大號都覺得疼痛才去檢查，我在那之後兩三個禮拜有去游泳或泡溫泉，在想會不會因此感染？

答：要說因為游泳或泡溫泉引起肛門內疣，恐怕無法成立。疣可以長在生殖器的皮膚上，陰莖或陰囊在保險套沒蓋到的皮膚，如果有長疣或者有未發病的 HPV 第 6 型、第 11 型，就可能傳染疣過去給另一方。所以保險套對疣不是百分之百有效。

問：如果女性伴侶確診感染菜花，是由我感染給他，但是我在外觀上沒有症狀，請問我跟著她一起擦樂得美，會有用嗎？

答：沒有症狀，擦樂得美是沒有用的。

問：我是 HIV 已診斷兩年的患者，近日發現肛門和肛門裡面有疣。請問雷射治療治得好嗎？有看到中醫門診也有治療疣的，請問中醫療法對 HIV 患者有效嗎？

答：如果已經有肛門內的疣，一定要找直腸肛門外科的醫師治療。通常是做電燒，如果醫生建議做雷射，可以考慮，對正常肛門黏膜的破壞較小，復原可能較快，但是雷射應該要自費幾千元甚至上萬，要看你的意願和經濟狀況。光是中醫療法應該是沒辦法把疣弄好的。

問：超過 26 歲甚至 40 歲的男性可以施打 HPV 疫苗嗎？

答：適應症不包括超過 26 歲的人，是因為臨床試驗沒有做到年齡超過 26 歲的人。超過 26 歲的人去施打一樣會產生抗體和保護力，唯一不確定的是：是否過去已經有性行為感染到 HPV 第 6 型和第 11 型。如果你以前從未發生過性行為，或是發生過性行為但沒得過菜花，最建議去施打。假如已經得過菜花，表示已經感染過第 6 型或第 11 型，施打能預防的好處就不高了。

問：我去年 8 月到 12 月感染菜花最後電燒治好，到現在仍未復發。請問您建議像我這樣的例子該打疫苗嗎？

答：有得過菜花，表示你感染過 HPV 第 6 型或第 11 型，雖然治好，HPV 其實多半仍潛伏著。已經在你身上的 HPV 型別，打疫苗是預防不了的，只能預防還沒感染到的 HPV 型別（6、11、16、18 這四型當中你還沒感染過的型別）。這疫苗價格很貴，除非你覺得日後可能感染其他 HPV 型別的機率高，才會建議去接種。

梅毒的檢驗和治療

　　梅毒是 HIV 感染者最常見的性病，梅毒的傳染途徑跟 HIV 相同，都是透過性行為、輸血、共用針具、母子垂直感染這些方式傳染。梅毒的空窗期是二到四周，在這段期間，雖然已經感染，有可能檢驗不出來。因此，如果在危險行為四周後去檢驗梅毒為陰性，就表示已經過關，可確定真的沒有感染梅毒。

　　梅毒的傳染力很高，特別是早期梅毒（感染梅毒一年內）的傳染力最高。跟早期梅毒未治療的患者，曾發生性接觸的人，被傳染梅毒的機率高達 40% 到 60%，很容易中獎。罹患梅毒會增加 HIV 的傳染力，也會讓 CD4 下降、病毒量上升。因此疾管署建議 HIV 感染者每半年篩檢一次梅毒，希望能早點找出梅毒、早期治療。

早期梅毒常見的症狀

　　早期梅毒發生症狀時，可以被分為第一期梅毒、第二期梅毒。感染後二到四周內出現接觸部位（例如生殖器、肛門、口腔等處）的無痛性潰瘍，稱為第一期梅毒，最長可到感染後 90 天才發作。這樣的潰瘍還有個專有名詞叫「硬性下疳」，因為摸起來硬硬乾乾的，不像其他原因引起的潰瘍濕濕軟軟、有許多分泌物。這樣的無痛性潰瘍出現四到六周後，會自動消失，但梅毒菌其實是從潰瘍轉移陣地，開始散播到全身。

　　無痛性潰瘍之後發作的症狀就叫做第二期梅毒，通常出現全身性的皮疹，尤其好發在手掌和腳掌，出現一顆顆或一圈圈隆起會脫皮的紅斑，不痛不癢，通常在感染後三個月附近，或是第一期梅毒結束後二到八周發作，但也可長達兩年之久才發作。如果擴散到頭皮會引起多部位的掉髮，身體出疹嚴重時會合併發燒、疲倦、肝功能異常。

　　HIV 感染者免疫力偏低又罹患梅毒時，梅毒比較容易侵犯神經系統，引起腦

膜炎、眼球發炎、內耳發炎等，也可能潛伏在中樞神經系統，日後復發到全身。因此醫生可能會要求對你進行腰椎穿刺，以便採取腦脊髓液檢驗是否有梅毒。

　　如果要從症狀推斷梅毒的感染來源者，一期梅毒要回推症狀發生前 90 天內，有過性接觸者（包括口交）都是可能的傳染來源，二期梅毒則是要回推過去 2 年內有過性接觸者（包括口交）都是可能的傳染來源。

梅毒指數與診斷

　　常規的醫學檢驗，無法驗到梅毒菌本身，是以檢驗梅毒的抗體來作為診斷依據，醫生一般會通俗的用「梅毒指數」稱呼。

　　梅毒指數有兩種：一種是篩檢用的，不管 RPR 或是 VDRL 都算這種，是一般去捐血、體檢、匿名篩檢會先做的檢驗。另一種是確認用的，通常是叫做 TPHA 或 TPPA，是 RPR 或 VDRL 陽性時進一步再做確認用的檢驗。如果 TPHA 或 TPPA 陽性就確認真的感染過梅毒。

　　這兩種檢驗的報告都會有一個數字，有的醫院用比例表達，例如 1：1、1：2、1：4、1：8 等等，有的醫院用價數表達，例如 1+、2+、4+、8+，其實這都是一樣的意思，總之是成 2 倍等比級數，代表血清反應的強度。如果稀釋到 256 倍還有反應，到 512 倍就沒有反應，報告會發 1：256 或是 256+。稀釋很多還有反應，代表抗體濃度很高，所以梅毒指數愈高，就表示梅毒的抗體愈濃。

　　篩檢用的 RPR 或是 VDRL 有可能是偽陽性，也就是誤把沒有感染過梅毒的人，檢驗為梅毒指數陽性，因此需要 TPHA 做確認呀。在 HIV 感染者、老人家、靜脈藥癮者、孕婦，都是容易會讓 RPR 或是 TPHA 出現偽陽性的族群。一般來說，偽陽性的 RPR 或 VDRL 指數都滿低的，會小於 1：8。所以，如果一位 HIV 感染者篩檢到梅毒指數陽性，指數又小於 1：8，其實不見得一定有感染過梅毒。我們再檢驗 TPHA，就可以確認是否真的有感染過梅毒。

　　我確實有遇過 VDRL 偽陽性的 HIV 感染者，他的 VDRL 指數只有 1：1，TPHA 則是陰性，因此排除梅毒，免去打針之苦。老人家就更無辜了，據統計 80 歲以上的老人，有 10% 的人 RPR 或 VDRL 會偽陽性，常被醫生誤診梅毒而

遭家人白眼說是老不修。其實這些狀況,都需要進一步做 TPHA 確認診斷。

梅毒的藥物治療

梅毒可以治癒。治癒就代表身體已經沒有梅毒菌,當然也就不具傳染力。怎樣知道是治癒了呢?首先可以看發病的症狀是否解除,例如生殖器潰瘍已經癒合、身體的紅疹已經完全消退,就表示已經沒有傳染力。假如治療有效,症狀應該在一星期內就可以解除。但判定治癒的標準,是要追蹤到梅毒的指數 VDRL 或 RPR 下降四倍或四倍以上(通常需要半年的時間),根據這個標準判定治癒,才可以回推當初的治療已經治癒梅毒。

盤尼西林使用於梅毒的經驗已經長達 50 年,仍然像棵長青樹屹立不搖,是全球醫學界公認對梅毒最有效的藥物,而且也是唯一有科學證實可治療孕婦梅毒的藥物,除了治療孕婦本身,也可避免胎兒感染梅毒。

盤尼西林的劑量,早期梅毒(感染一年內的梅毒)打一針,感染超過一年的梅毒則打三針,每周一針、連續三周。梅毒如果侵犯到中樞神經系統,稱為神經性梅毒,光打三針肌肉注射的盤尼西林,是無法穿透到中樞神經系統去殺光梅毒的,必須住院連續打十天靜脈注射的盤尼西林,每四小時打一次。

梅毒患者常問我:「可以不要打針嗎?」所謂的「針」,就是盤尼西林。現在常常沒針可打了。只是最近台灣因為盤尼西林健保核價低,廠商不願代理,肌肉注射的盤尼西林三不五時會缺貨,好在仍有其他療效不錯的口服藥物可以代替,同樣可以治癒。以下介紹主要可供選擇的兩種口服藥物,各自的療效、用法以及副作用。

國外梅毒抗藥性嚴重

選用口服藥物,是要注意梅毒是不是「本土貨」。如果是舶來品,比如說在國外,或是跟外國人發生性行為而感染梅毒,因為國外的梅毒抗藥性相當嚴重,醫師就必須慎選治療藥物,以免因為抗藥性而治療失敗。

代替盤尼西林用來治療梅毒的口服藥,主要有兩種,日舒和多喜黴素,其中

藥名	多喜黴素（Doxycycline）	日舒（Azithromycin）
療效	用來代替盤尼西林治療早期梅毒，已行之有年，是醫生最熟悉的替代選擇。最主要支持療效的證據，是兩個回溯性研究，總共針對 59 位患者使用，發現早期梅毒的治癒率是 100%，但研究包含的 HIV 感染者人數很少。	有最新、足夠的科學證據支持早期梅毒療效與盤尼西林相當。第一個臨床試驗的早期梅毒治癒率，盤尼西林是 79%，日舒是 78%，未包括 HIV 感染者。第二個臨床試驗的梅毒治癒率，盤尼西林是 95%，日舒是 98%，有一半是 HIV 感染者，也包含梅毒感染超過一年的患者。
用法	每天早晚各一顆（每顆 100 毫克）連續服用 14 天。	單次單一劑量總共 2000 毫克，也就是一次吞 8 顆（每顆 250 毫克）。
副作用	不常見，主要是腸胃不適、腹瀉。	不常見，主要是腹瀉、噁心、腹痛、嘔吐，機率不超過 5%。
優點	最主要是醫學界共識，歐美治療指引都列為代替盤尼西林治療梅毒的首選藥物，使用經驗久。	最主要是方便性，口服服用一次即可。在 HIV 感染者使用的療效，有臨床試驗的研究證據支持。台大醫院的研究顯示在 HIV 感染者用日舒治療梅毒，跟盤尼西林療效相當。
限制	連續吃 14 天較不方便、容易忘記。影響牙齒發育，孕婦和兒童不適合用。在感染超過一年以上的梅毒是否有療效，證據有限，治療時間可能要拉長到 28 天。	在孕婦治療梅毒的效果存疑，不適合用於孕婦。國外梅毒對日舒的抗藥性嚴重，台灣僅有兩例報告，本土梅毒仍可使用，但國外罹患或被外國人傳染的梅毒則不建議使用。日舒僅建議用於感染一年內的梅毒，感染超過一年以上的梅毒宜用其他藥物。

日舒因為只要一次口服 8 顆就解決，比另一種要連續吃 14 天的多喜黴素方便不少，成為現在熱門的治療選擇。

不過，日舒雖然方便，梅毒對日舒要產生抗藥性卻很容易，只需要一個基因突變，就可以成功讓日舒失效。梅毒對日舒的抗藥性，台灣還很罕見，僅有台大醫院在 2014 年有兩個案例報告，但在國外已經有很多地區嚴重流行。對日舒的抗藥性，最早是 2002 年在美國舊金山發現，美西大都市尤其嚴重，例如舊金山在 2004 年抗藥性比率就已經 56%，西雅圖從 2008 年之後就超過 80%。其他國

家的梅毒抗藥性盛行率也相當高，例如加拿大29%，英國倫敦67%，愛爾蘭都柏林93%，澳洲雪梨84%。中國大陸的研究則顯示，梅毒抗藥性的盛行率高達88%到95%，不管大江南北哪個區域，都相當嚴重。

於國外得梅毒的治療和預防

如果你可能是在國外感染到梅毒，請務必主動告知醫師，以免我們選錯藥物。假如可能感染地點是上述這些抗藥性流行國家或鄰近地區（例如香港、澳門），建議不要使用日舒，以免治療失敗。除了盤尼西林仍可使用（假如沒缺貨），還可以選用還沒有報告抗藥性的多喜黴素，雖然連續吃14天比較麻煩，至少可以確保治療效果。

並非每個國家都有梅毒抗藥性的研究發表，國人其他常去的國家，例如日本、泰國和東南亞國家，是否有梅毒抗藥性流行，目前不得而知，需要醫生和患者彼此討論出最合適的藥物選擇。如果手邊沒有盤尼西林可使用，會寧可選用多喜黴素治療，而不選有抗藥性疑慮的日舒。

當然，出國旅遊最好不要得到梅毒，因此請避免發生一夜情。如果要發生性行為，請全程使用保險套加上水性潤滑液。此外，請注意無套口交也會得梅毒，因此請避免口交，要不然口交也必須使用保險套，才能萬無一失。假如在國外有無套性行為（包括口交），或是保險套脫落或破損，請在滿28天之後去篩檢梅毒，就可以知道自己有無中獎。

治療梅毒後的 J－H 反應

丁丁因為手掌腳掌出現脫皮紅疹去看醫生，被診斷出第二期梅毒。早上接受盤尼西林注射之後，傍晚開始出現發燒到38度半、發冷、頭痛、全身痠痛，手掌紅疹變得更明顯了。這是怎麼一回事？

這是梅毒接受治療後的附贈品，典型的Jarisch-Herxheimer反應，會用德文當名字，是因為這是由奧地利的Jarish醫生和德國的Herxheimer醫生共同發現的現象，所以被命名為Jarisch-Herxheimer反應，簡稱J-H反應。

J-H 反應的特徵是：梅毒治療後 24 小時內，特別是第 4 到第 5 小時，常有發燒、寒顫、發抖、噁心、頭暈、肌痛、頭痛等症狀，有人會感到心跳變快、呼吸急促，甚至低血壓。醫學上認為這是因為梅毒菌體遭藥物殺死後，釋放出脂肪蛋白所引起的類毒素反應，屬正常反應。這並不是藥物過敏，發生 J-H 反應後，還是可以繼續使用同一種藥物治療。

第一期梅毒的患者，有一半在接受治療後會發生 J-H 反應；第二期梅毒的患者，則有高達九成在接受治療後會發生 J-H 反應，患者常會發現疹子變更紅、更明顯，梅毒指數 VDRL 或 RPR 愈高，例如超過 1：32，就愈容易發生 J-H 反應；潛伏期梅毒的患者，接受治療則較不常發生 J-H 反應。HIV 感染者發生 J-H 反應的機率，跟非 HIV 感染者類似，沒有更高。如果你過去曾經治療過梅毒，再次得梅毒時，接受治療通常也不太會發生 J-H 反應。

J-H 反應通常不需要特別做什麼，就會在 12 到 24 小時內自動解除。可以多喝點水補充水分，甚至吃顆普拿疼退燒，好好休息即可。若引起呼吸困難、高燒不退、全身虛弱無力等症狀，可能是較嚴重的毒素釋出反應，請聯絡原看診醫師評估，或是直接掛急診處理以策安全。

接受治療後的梅毒指數變化

針對早期梅毒（感染在一年以內，包括一期梅毒和二期梅毒）

早期梅毒治療後，RPR 或 VDRL 在六個月內下降 4 倍，就算治癒；如果是 HIV 感染者，條件更寬，RPR 或 VDRL 只要在治療後 12 個月內下降 4 倍，就算治癒。指引中也提到，有 15% 的早期梅毒患者達不到前述標準，可是達不到又怎樣？其實專家也不清楚，有人喜歡再打三針，有人認為繼續追蹤就好，就變成醫生各憑經驗決定。

針對感染超過一年以上，或不清楚感染多久的梅毒

這類梅毒治療後，RPR 或 VDRL 在治療後常常不動如山，不太下降。如果在完整治療過後三個月追蹤 RPR 或 VDRL 維持穩定，沒有 4 倍或 4 倍以上的變

化，就可以當作治療好了，不用繼續追蹤。

再度感染或復發

RPR 或 VDRL 在治療後要有 4 倍或 4 倍以上的增加，才能確定是再度感染梅毒，或梅毒復發。這種時候必須重新治療。

梅毒的疤痕

梅毒麻煩的地方是，治癒後指數還會呈現陽性一段時間，讓患者覺得很困擾。RPR 或 VDRL 都會持續下降，大概三年內會降到陰性或是很低。但是TPHA 或 TPPA，則有 90% 以上的人在治療成功後會終身留存體內，到了七老八十都還檢驗得出來，所以 TPHA 被俗稱為「梅毒的疤痕」，感染過就有「終身留疤」的感覺，不論間隔多久，抽血都會被發現。由於 TPHA 經常會終生一直陽性，建議醫生主動提供給病人一份證明，以避免病人未來健檢或另外就醫時，因為 TPHA 檢驗陽性而接受不必要的治療。

延伸閱覽

- **愛滋病學會季刊《愛之關懷》第 82 期**：這一期是梅毒專刊，多名醫師介紹HIV 感染者合併梅毒的診斷、治療、藥物選擇、行為因素、抗藥性等議題，內容深入全面，關心梅毒議題的讀者不可錯過。

─────────────── **常見問題** ───────────────

問：我半年前因健康檢查得知 RPR 是 16 倍，醫師給予 Doxycycline 一個月後，經過半年再檢驗，發現 RPR 仍然是 16 倍，請問現在應該如何治療？

答：治療已經半年，梅毒指數沒有下降 4 倍或 4 倍以上，需要重新治療，可能會需要更換其他藥物。

問：昨晚去看診，醫生看過患部後，說明為第一期梅毒，立即開立 8 顆白色藥丸（日舒）給我口服。昨晚九點左右吃藥，今天下午開始我突然覺得頭昏，整個額頭跟身體發熱，晚上一直昏睡，覺得額頭很熱。是否為用藥的正常副作用呢？

答：梅毒治療吃藥後一天內出現的發熱、頭昏，是 J-H 反應，是正常的，會自動解除。

問：請問現在孕婦若驗出梅毒，不就真的沒有任何藥可醫治？該如何處理呢？

答：孕婦得梅毒，還是會儘量設法調度盤尼西林，有的醫院會庫存一點量，僅在這種特殊需要才釋出。台大醫院則還有專案進口的盤尼西林可用。如果真的找不出來，還有一個安全但比較辛苦的治療法：每天打第三代環孢子素，連續打 10 天。實際治療還是要尊重你看診醫師的決定。

問：我在兩年前驗出梅毒後把胎兒拿掉，這 2 年中打了 12 針盤尼西林，現在打算生小孩，TPHA 與 VDRL 兩年來指數沒上升也沒下降，那懷孕期間指數會不會突然上升？小朋友是否有感染危險呢？

答：懷孕期間如果梅毒指數有點上升，也不代表復發，因為懷孕原本就有些微可能讓梅毒指數有小幅度的變化（上下震盪個 1 ～ 2 價），跟梅毒這件事無關，只是免疫系統的波動而已。打 12 針盤尼西林太誇張，應該是妳的醫生不會看梅毒指數，讓妳現在有點像驚弓之鳥，聞梅毒指數就色變。我建議妳產檢到有感染科的大醫院去做，就算驗出梅毒指數，也可以跟感染科醫生討論，是怎麼一回事，不會像妳想得那麼可怕啦。

問：我這周被驗出有梅毒，目前周三吃過一次八顆和需服用兩周的藥。我想請問有沒有什麼方法可以讓我的梅毒在三個月由陽轉陰？因為我今年報考國考，體檢有驗梅毒，我現在已經整個人快崩潰了。

答：沒有辦法，但你可以去找幫你治療梅毒的醫生開證明，證明你已經治癒不具傳染力。

皮膚上出現怪東西！

　　HIV 感染者在追蹤和治療的過程中，常會發生皮膚狀況。在之前的章節已經介紹過的藥物過敏、免疫重建症候群、第二期梅毒，都是常見的皮膚狀況，會引起全身紅疹。這裡再介紹帶狀疱疹、卡波西肉瘤、傳染性軟疣這三種常見皮膚狀況。

帶狀疱疹（皮蛇）

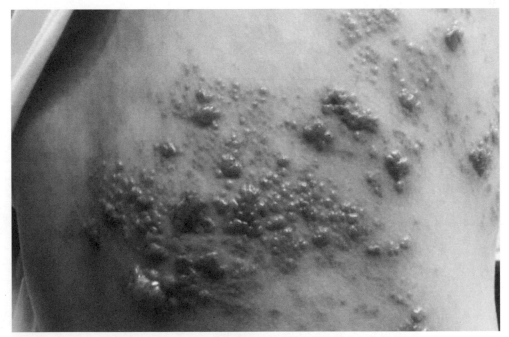

▲長於腰間的帶狀疱疹

　　照片中這些像紅葡萄成串長在腰間背部的可怕水泡，就是俗稱的「皮蛇」，正式名稱叫做「帶狀疱疹」。照片中的患者是 HIV 感染者，CD4 在 400 ～ 500

左右，還沒有開始服藥，這是帶狀疱疹發作第七天的照片，非常疼痛。在此之前，他只有去皮膚科拿藥膏擦，我們緊急安排住院讓他接受抗病毒藥物注射。

帶狀疱疹是 HIV 感染者常見的皮膚病，在未服藥的感染者，特別愛發生在 CD4 介於 200 ～ 500 起伏不定的期間發作。在已服藥的感染者，則是開始服藥半年內，CD4 快速回升，也容易發作，特別是服藥前 CD4 小於 200 的感染者。

帶狀疱疹跟生殖器疱疹不同。帶狀疱疹不是「性病」，是小時候得過的水痘病毒潛伏在神經節內，長大後在免疫系統不穩定的時候發作，就成為帶狀疱疹，好了就又潛伏回神經節，等著往後伺機而動，可以一再發作，無法把它從身體徹底趕出去。通常是 50 歲以上的中老年人容易發作，但是年輕人如果有免疫疾病、癌症、HIV 感染，或是身心壓力大、重大手術後，帶狀疱疹也容易發作。HIV 感染者如果發作過帶狀疱疹，再發作的機率是大約 10%

由於帶狀疱疹的病毒潛伏在神經節，發作時也會沿著人體的神經線路分布，引起疼痛不適。帶狀疱疹常發作在以下幾個位置：軀幹（40 ～ 50%）、臉部（20 ～ 25%）、上肢（15 ～ 20%）。常見的症狀，是先在快要發作的位置，出現疼痛的感覺，然後出現帶狀分布的水泡紅疹，而且疼痛加劇。

在軀幹發作時，因為軀幹的神經是沿著左右肋骨分布的，發作時會是左半圈或右半圈，像蛇一樣逐漸往前胸後背的皮膚游移，才被叫做「皮蛇」。

如果發作在臉上，則是沿著臉部的三叉神經分布，特別喜歡在額頭、髮線、眉毛、眼睛周圍出現。起初的水泡像是「荷葉上的露珠」，一顆一顆晶瑩剔透。有人會誤以為是長青春痘或是毛囊炎。如果放著不管，就會

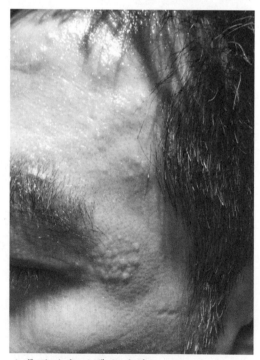

▲長於臉部的帶狀疱疹

愈長愈多，水泡下的皮膚愈來愈紅，甚至往眼皮、眼睛開始侵犯，這樣非常危險，可能會影響視力，甚至往腦部侵犯引起腦炎、腦膜炎。即使是沒有免疫疾病的一般人，如果帶狀疱疹長在臉部，就必須立刻就醫接受抗病毒藥物治療。如果是假日或晚上發現，去掛急診都是應該的，以免延誤時機。

在HIV感染者，有時帶狀疱疹會在手臂上發作。由於手臂的神經是從手掌、手臂、肩膀回到頸椎的，路徑很長，萬一帶狀疱疹發作在手臂，往往整條手臂水泡會長得密密麻麻、會讓手臂無力、疼痛不堪。

有關帶狀疱疹常見的問題如下：

帶狀疱疹發作怎麼治療？

像 HIV 感染者這類的免疫不全患者，無論帶狀疱疹發作在身體哪個部位，健保都有給付特效的抗病毒藥物「怯疹易」（Valacyclovir）或「艾賽克威」（Acyclovir），通常服用 7 到 10 天即可，副作用是偶爾有頭痛頭暈、噁心嘔吐、疲倦、腹痛。最好在出疹一周內開始使用，比較有療效。愈早治療效果愈好，可以縮短病程、減少疼痛不適，也避免帶狀疱疹蔓延到內臟引起嚴重的併發症。

並不是健保偏愛 HIV 感染者，主要是因為帶狀疱疹在 HIV 感染者容易出現全身併發症：腦炎、脊髓炎、腦膜炎、視神經炎、顏面神經麻痺、視網膜壞死等等，尤其是在 CD4 < 200 的感染者。所以 HIV 感染者在帶狀疱疹發作時，應該趕快去找自己的感染科醫生開立帶狀疱疹的特效藥，以免延誤病情。

不過，實際上常發生的故事卻是：HIV 感染者出現水泡紅疹之後去皮膚科或內兒科診所看病，被醫生診斷了帶狀疱疹，卻因為醫生不知道這位年輕人有HIV，只開了止痛藥，沒有開立抗病毒藥物。或者是醫生有問是否要自費幾千元買抗病毒藥物吃，因為價錢太貴就作罷。於是帶狀疱疹就持續蔓延惡化，變得很嚴重。這樣的案例已經屢見不鮮。

每一位 HIV 感染者都應該要注意，出現像照片中這些水泡紅疹的時候，請趕快跟你的個管師或感染科醫師聯絡，我們會幫你安排儘速回診來接受健保給付的口服抗病毒藥物治療，如果長在臉部、會陰部，或是發作範圍很大，還會建議住院接受抗病毒藥物靜脈注射，直到沒有出現新的水泡紅疹，才可以出院，轉為

口服特效藥繼續治療。

帶狀疱疹發作表示我的免疫力崩盤了嗎？

尚未服藥的 HIV 感染者，第一次發作帶狀疱疹時，往往很恐慌，覺得自己免疫力是否要崩盤了，會主動詢問醫生是否要開始服用雞尾酒療法。根據美國衛生部的建議，是否開始服用雞尾酒療法的決定，不必受到第一次發作帶狀疱疹而左右，也就是仍然回歸到以 CD4 數值和整體健康狀況來判斷。如果帶狀疱疹反覆發作，就會強烈鼓勵患者開始服用雞尾酒療法。

聽說現在有帶狀疱疹疫苗，我可以打嗎？

台灣已經有帶狀疱疹疫苗上市，可自費使用於 50 歲以上的成人，能減少發作機率約 55%，但價格滿昂貴的，一劑大約 6,250 元。由於帶狀疱疹疫苗是活性減毒疫苗，美國衛生部的建議是，CD4 低於 200 的 HIV 感染者，不宜接種帶狀疱疹疫苗，以免疫苗當中的活病毒引發疾病。至於 CD4 高於 200 的 HIV 感染者，用疫苗預防帶狀疱疹發作的效果如何，仍有待藥廠針對 HIV 感染者進行的疫苗臨床試驗結果。目前國內外都不建議 HIV 感染者常規接種帶狀疱疹疫苗。

卡波西肉瘤

卡波西肉瘤是一種癌症，最常出現在皮膚和口腔，呈現紫紅色或酒紅色，可能是平的或稍微隆起，不痛不癢的。如果只有長在皮膚，吃 HIV 藥物讓免疫力回升，卡波西肉瘤就會自動消掉，不用另外特別去治療。如果侵犯到口腔、內臟，就要接受化學治療，會比較辛苦。

從 HIV 發現之初，癌症就始終沒在愛滋病的各種恐怖表現裡缺席過，其中最有名的是卡波西肉瘤。例如 1993 年的電影「費城」裡，湯姆漢克扮演的同志律師，就是在臉上出現一個個紫色的卡波西肉瘤，才被律師事務所的同事認出有 HIV，引發後續一連串的工作人權爭議。因為電影和網路的渲染，卡波西肉瘤算是病人常會疑神疑鬼、懷疑自己是否得到的皮膚問題中，名列前茅的。老實說從

有雞尾酒療法後，現在已經不是那麼常看到卡波西肉瘤了，變得很少見。

關於卡波西肉瘤，常見的問題是：

卡波西肉瘤是怎麼發生的？

卡波西肉瘤，這個名字的由來，是名叫卡波西的匈牙利皮膚科醫生在 1872 年首次報告的一種軟組織惡性腫瘤，其實卡波西肉瘤的正確歸類是血管瘤，腫瘤中的血管很多卻走向彎曲混亂，累積很多血液，有點像靜脈曲張一樣，所以呈現紫紅色。卡波西肉瘤發現之初，還沒有 HIV，這種疾病極為罕見，歸納這些少數個案，發現往往是來自非洲，或是年紀較大的人。直到 1980 年代卡波西肉瘤、肺囊蟲肺炎等怪病，在美國西岸和東岸如滾雪球傳開，年輕人紛紛中箭落馬，兩種病雙雙被定義為典型 HIV 發病疾病，卡波西肉瘤才正式跟 HIV 掛上勾。

經過科學家努力的研究，在 1994 年從卡波西肉瘤的組織中發現了新的病毒「人類疱疹病毒第 8 型」（HHV-8），接著逐步發現，感染 HHV-8 竟然可以致癌。由於 HIV 造成免疫系統逐步崩潰，使 HHV-8 能夠坐大，把致癌的功力徹底發揮出來變成卡波西肉瘤，所以讓 HIV 感染者成為卡波西肉瘤的好發對象。

卡波西肉瘤怎麼治療？

從醫生的觀點來看，HIV 感染者得到卡波西肉瘤，可以是大事，也可以是小事，端看長出的部位在哪裡。如果只長在皮膚，靠雞尾酒療法把 CD4 拉高通常就可以一併解決，若一旦侵犯到口腔，淋巴結或是內臟器官，光靠雞尾酒療法就不夠，必須加上癌症治療藥物「微脂體小紅莓」（Liposomal Doxorubicin），這需要邀請腫瘤科醫生加入，擬定治療計畫和處理藥物副作用，即便如此，有時仍無法避免死亡的悲劇，特別是已經深入內臟的卡波西肉瘤，死亡率可高達 30% 到 50%。

我該怎樣預防卡波西肉瘤？

預防之道，還是要從 HIV 這邊下手。早期篩檢，讓 HIV 早期診斷，不要像湯姆漢克飾演的角色一樣，等到身上已經冒出紫色斑塊，才赫然發現自己得了

HIV。HIV 感染者只要按醫師建議，在 CD4 還沒下跌太多前，開始雞尾酒療法，就可以免去「卡波西肉瘤在身體無預警的冒出」這種恐懼。已經服藥的 HIV 感染者，不要自行中斷雞尾酒療法，因為這樣做 CD4 會再度直直落，那卡波西肉瘤就有可能成為你發病的症狀。

　　HIV 感染者，或是有 HIV 感染風險的人，萬一身上出現紫紅色的皮疹或斑塊，要趕快跟醫生或個管師聯繫，進行評估。卡波西肉瘤是紫紅色的，不是一般鮮紅或粉紅的皮疹，有經驗的醫師一眼就可以認出，做皮膚切片就可以確定診斷，積極治療。切勿放著不管，等到侵犯內臟，那時治療效果就變差了。

傳染性軟疣

　　傳染性軟疣是一種病毒感染，名稱就叫做「傳染性軟疣病毒」，在免疫力正常的人通常不嚴重，會自己好，在免疫力較弱的人則會引起比較厲害和大面積的皮膚病。

　　傳染性軟疣的特點是一顆顆小小亮亮的痘子，仔細看中央有凹陷，像是肚臍眼一樣，用力擠可以擠出一條條油脂狀的內容物，但不建議自己擠出來，會細菌感染或留疤。常在服用 HIV 藥物後的第二個月左右出現。

　　傳染性軟疣沒有特效藥物治療，免疫力回升更多一點通常就會自己消失，如果覺得外觀很困擾，或是症狀不舒服，可請皮膚科醫生用特殊器械把痘子的內容物擠出來，並且擦藥預防細菌感染。

延伸閱覽

- 《費城》（*Philadelphia*）（影音）：1993 年好萊塢電影，根據真人真事改編，由湯姆漢克主演感染 HIV 的律師，探討 HIV 與同志身分在社會上的歧視與人權侵犯，榮獲當年的奧斯卡最佳男主角獎。主角在片中主要發病症狀就是卡波西肉瘤。

· 愛滋病學會季刊《愛之關懷》第 80 期《愛滋病毒感染者的人類疱疹病毒第八型與卡波西氏肉瘤》：部立桃園醫院鄭健禹醫師整理 HHV-8 與卡波西肉瘤在 HIV 感染者的相關醫學文獻，有興趣深入探討的讀者，不妨一讀。

感染者分享

· 老闆

還記得三年前得了這個皮蛇，開始不知道是什麼，在左側腹部跟背部好癢，不斷抓它，慢慢開始出現水泡，硬硬的，過程大概兩天。然後自覺不能再拖延，終於去看醫生，診斷是皮蛇，開了藥給我，但是痛苦的時間來了。癢得就想讓你抓破患處，偶然會有痛苦的電擊感，睡覺的時候要固定一側，否則壓了患處，會有想死的感覺。經過三、四天慢慢康復，到第七天的療程就好了。

· 留學生

我是留學生，目前我住在美國。去年一月開始覺得沒胃口，不知不覺瘦了快 15 公斤，八月開始發覺肛門有類似像痔瘡的症狀出現，十月底那顆在肛門的痔瘡變得更大，到 12 月期間我無法正常坐著、身體也慢慢變得虛弱，到醫院驗血才知道自己已得到 HIV，CD4 當時是 12。今年一月初到醫院給專門看 HIV 的醫生看診，開始服藥，因肛門的問題去更大的醫院的腫瘤科做手術切除一部分去做檢驗，結果出爐，那所謂的痔瘡是卡波西肉瘤！

二月中開始做化療，因為肛門周圍的卡波西肉瘤已經擴大、臉上、口腔內也有。雖然很擔心，不過看到羅醫師這裡、還有美國這裡的醫生給的資訊，我都很放心去面對這一切的發生。三月份 CD4 上升到 77、病毒量剩下 100 多。到現在我已經化療 6 次了，身體狀況愈來愈好、咳嗽也在第一次化療後消失不見。雖然還看得到卡波西肉瘤的記號在屁股及臉上，不過都比以前消失許多。發病的這段期間，我男友都陪伴著我、不離不棄，是支持我很大的力量。真的

希望大家要保持健康的身體，若是得到 HIV 也不要灰心，平常心面對事實，會對自己的未來更有幫助。

常見問題

問：我最近發現 HIV，CD4 是 209。因周六下午發現手臂突然出現帶狀疱疹，周一早上就醫，醫師開給我的是五天份的抗濾兒 Famciclovir 250mg，吃了一天之後疱疹範圍仍繼續擴大，背部與手掌也開始有發疹跡象。我致電個管師，她說這藥很有效，持續吃就對了，可是為何狀況看起來卻是更惡化呢？

答：Famciclovir 也是抗疱疹藥物，但抗疱疹藥物只能讓疱疹病毒複製降低、被控制，並非完全消滅病毒，口服是有效，但有時受到腸胃道吸收的影響，打針會比口服更確保藥效。原先的水泡在服用前一兩天是有可能繼續擴大，請再觀察，每日跟個管師保持聯絡，持續惡化或惡化很快速，可考慮住院靜脈注射抗疱疹藥物。

要命的肺囊蟲肺炎

案例：莫名其妙的肺炎

小威在半個月前開始覺得呼吸偶會不順、深呼吸時會胸口不舒服，最近一周出現發燒達 38.5 度，曾經因寒顫半夜驚醒，呼吸不順變得更嚴重，造成晚上無法安眠，甚至無法正常行走，並出現乾咳的情形。

在這半個月生病期間，小威去過附近的耳鼻喉科診所，醫生說是感冒，開了退燒藥，但症狀並未改善。後來到醫院掛內科，醫生聽診說正常，照了胸部 X 光也說無明顯異狀，所以開了治療氣喘和咳嗽的藥物，小威服用兩三天情況未好轉，反而愈來愈嚴重，高燒不退，臉色蒼白、嘴唇發紫，已經幾乎難以下床活動，講話上氣不接下氣。

小威的室友發現情況不對勁，叫了計程車陪小威到大醫院掛急診，血氧濃度只有 85%（正常值是 95% 以上），急診護士立刻幫小威戴上氧氣面罩。急診醫生安排再照了一次 X 光片，這次 X 光片報告是左肺、右肺都有肺炎，抽血顯示白血球偏低，於是小威住進內科病房治療肺炎。

住院當天，感染科主治醫師來查房，檢查了小威的口腔，發現有白色念珠菌結成的斑塊，問起小威最近半年有沒有體重變化？小威才想到確實在這一陣子，莫名其妙瘦了 8 公斤。

在技巧性的清場後，房間只剩下主治醫師和小威兩人。主治醫師開始向小威解釋，這些症狀極可能是 HIV 感染。取得小威同意後抽血檢驗 HIV，結果是陽性，西方墨點法也是陽性。CD4 只有 14，病毒量 50 萬。

診斷：肺囊蟲肺炎

這個案例罹患的肺炎，是肺囊蟲肺炎。

　　肺囊蟲過去認為是一種寄生蟲，最近認為比較像黴菌。不管是蟲還是黴菌，在環境當中到處都有，免疫力正常的人吸進肺部不會致病，但是免疫力不好的人，特別是 HIV 感染者（CD4 小於 200）、接受器官移植的人，很容易引起肺炎。事實上，當初 1980 年代就是因為美國加州有許多年輕人相繼罹患肺囊蟲肺炎，CD4 都很低，才進一步發現 HIV 的存在。

　　肺囊蟲肺炎的初期症狀，跟感冒很類似，患者年紀又多半很年輕，所以醫生常掉以輕心，誤以為真的是感冒。等到患者拖了一個多禮拜，症狀還是不好，醫生應該會想到可能是肺炎，偏偏肺囊蟲肺炎很詭異，用聽診器很難聽出來有異常，胸部 X 光變化又不明顯，所以即使醫生警覺，做了聽診、照了 X 光，還是經常診斷不出來，就叫病人回家靜養。下面的故事就跟這個案例一樣，拖到第三、第四周以上，進展到呼吸困難、高燒不退，終於到大醫院掛急診，此時 X 光的變化終於明顯到誰都看得出有異常了，才會安排住院。

　　即使住院，如果沒有想到跟 HIV 有關，許多醫生會用治療一般肺炎的藥物，像是盤尼西林類，或是紅黴素類的藥物，來治療年輕人的肺炎，這樣的藥物對肺囊蟲是無效的。非要到醫生因為檢查到有口腔念珠菌，或是由白血球過低、體重減輕等等，聯想到病人可能是 HIV 發病，才會想到可能是肺囊蟲肺炎，此時改成肺囊蟲的特效藥 TMP/SMX，病情才有好轉的可能。但是常為時已晚，病人已經呼吸衰竭、無法自行呼吸，必須靠呼吸器維持生命，死亡率滿高。

　　這樣的例子屢見不鮮，最主要有以下兩種原因：

病人沒有危機意識，不知道 HIV 已經纏身

　　世界各國皆然，大約有 20 ～ 40% 的 HIV 感染者，是一直到了 CD4 小於 200，也就是進展到愛滋發病的階段，才檢查出來自己有 HIV。這幾年匿名篩檢的推動，愈來愈多的人在平時就可以去免費檢查 HIV，讓 HIV 早期診斷的比例，有明顯的上升，避免感染者到了發病才就醫，延誤治療時機。

醫生沒有警覺心，不熟悉 HIV 的發病症狀

　　很多醫生沒有看過 HIV 病人，更別提肺囊蟲肺炎了。一般肺炎相當常見，

年輕人絕大部分都會順利痊癒，假如病人自己不提危險行為，醫生又漏掉檢查口腔有無白斑、體重變化，很難想到眼前的病人竟然有 HIV。

因此，醫病雙方都有加油的空間，要讓討論 HIV、檢查 HIV，變成一件經常會想到的事情。我曾經看過幾個病人，是因為高燒喘咳一直不好，又有危險因素，自己來做匿名篩檢，立刻被我們安排住院治療，撿回一條命。

如果你擔心 HIV，一定要熟記肺囊蟲肺炎的發病表現。感冒超過一兩個星期都還沒好，反而愈來愈嚴重，這有可能是急性 HIV 感染，也可能是肺囊蟲肺炎的早期症狀。最好主動出擊，自己去做 HIV 檢查，或是坦白告知，讓醫生可以想到 HIV，才不會延誤診斷和耽誤治療。

肺囊蟲肺炎的治療

肺囊蟲肺炎的特效藥（TMP/SMX）是磺胺類的藥物，可以口服或注射，標準的療程是 21 天。在治療肺囊蟲肺炎時要使用高劑量，依體重計算，常常一天要吃 9 到 12 顆 TMP/SMX 才夠。嚴重時甚至需要合併使用類固醇，來減輕發炎對肺功能的傷害。副作用是噁心、嘔吐、失眠以及過敏等等。

TMP/SMX 使用高劑量時很容易過敏。估計有高達 30 ～ 50% 的 HIV 病人，在肺囊蟲肺炎治療時會發生過敏，通常是在治療開始後的第 9 ～ 11 天，會出現紅疹，常伴隨發燒。我們現在只要把這個會過敏的藥物停掉，大概 48 小時以內，紅疹就會開始退，發燒就會結束。

停藥之後，仍然要完成整個療程滿 21 天，所以剩下的天數，要換成另外的藥物繼續下去。目前的做法是由醫生填單傳真給疾管署，申請 Dapsone。疾管署承辦同仁就會用快遞把 Dapsone 寄給醫院。

雞尾酒療法開始時機

因為治療肺囊蟲肺炎時很容易過敏，我們通常會等到肺囊蟲肺炎治療 9 ～ 11 天後，避開這個容易過敏的時間，才開始給雞尾酒療法，免得發生過敏時分

不出是對肺囊蟲的藥物過敏，還是對 HIV 的藥物過敏。

　　不過也不適合拖太久。如果已經發病，最遲 2 ～ 3 周內要開始雞尾酒療法，否則死亡率會上升。所以假如過敏、換肺囊蟲治療替代藥物 Dapsone，過幾天後比較適應，就要開始用雞尾酒療法。

HIV 感染者預防肺囊蟲肺炎

　　因為肺囊蟲肺炎發作很麻煩，針對 CD4 小於 200 的 HIV 感染者，不管是否曾得過肺囊蟲肺炎，都會例行建議服藥預防肺囊蟲肺炎。服用的藥物一樣是 TMP/SMX，但是選擇低劑量，每天口服一顆或兩顆就可以有效預防肺囊蟲肺炎發作，直到 CD4 高於 200 就可以停掉這樣的預防用藥。

　　如果對 TMP/SMX 過敏，目前並沒有其他很好的替代預防藥物，醫師常會嘗試由非常低的劑量（例如半顆、四分之一顆等）給起，找出患者身體能容許的劑量，讓服藥能不出現過敏反應、又能發揮預防效果。

　　雞尾酒療法也是預防肺囊蟲肺炎很有效的方法。最近的研究顯示，CD4 如果高於 100，而且患者也已經在服用雞尾酒療法，就算停掉預防藥物，會發生肺囊蟲肺炎的機率也很低。所以在一些對 TMP/SMX 過敏，或是產生副作用的患者，可以考慮在 CD4 超過 100 之後，提早停止預防藥物，減少每日服藥的負擔。

延伸閱覽

- 愛滋病學會季刊《愛之關懷》第 79 期《愛滋病毒感染者的肺囊蟲肺炎》：肺囊蟲肺炎為 HIV 感染者常見的發病疾病之一，由台中榮總林育蕙醫師撰稿，介紹肺囊蟲肺炎的病原分類、傳染途徑、流行病學、臨床表現、診斷與治療等，內容完整且簡潔易讀。

感染者分享

・鐵達尼

我去年拉肚子拉到住院兩個禮拜，狂瘦十幾公斤，過了四個月又因為肺囊蟲導致的肺炎住院兩個禮拜，也因為這樣才驗出我感染了。當時測出來 CD4 是60，病毒卻有三百多萬。其實當下我有點嚇到。吃藥一個月後，我的 CD4 升到 210，病毒也降到七千多，算是不錯的開始，我才有信心。

・葛蘭特

我是因為之前有貧血、胃口不佳，以及走上坡路時比先前更容易喘，照了胃鏡跟大腸鏡之後，腸胃科醫師發現我腸內有許多潰瘍，於是建議我去做檢驗，結果就是確定感染 HIV。那時的 CD4 已經是個位數，病毒量卻破百萬，不得不開始服藥，可是因為發現得太晚，服藥後不到兩個月，我就因為肺囊蟲肺炎發病，在加護病房住院住了一個半月，插管又氣切的，不過命總算是撿了回來。那段恐怖的回憶已經快要是兩年前的事。現在我定期服藥、回診，CD4 也有700 左右，我真的要感謝這幫助我那麼多的醫療團隊，讓我雖然人生進入了另一個篇章，卻可以充滿信心的繼續走下去。現在服藥對我來說就像是服用維他命一般，只時時刻刻提醒自己飲食要注意、多運動，讓身體免疫力提高，這樣新的篇章才能更加精采，因為這一篇新章如何撰寫，完全操之在我們的身上。大家一起加油，人生還是充滿美好的！

疫苗可預防的流感和肺炎

流行性感冒（簡稱流感）和細菌性肺炎，是一般人常見的呼吸道疾病，在 HIV 感染者也不例外，而且如果是 HIV 感染者罹患流感和肺炎，症狀往往比較嚴重，也比較容易發生嚴重併發症。因為這兩種疾病都有疫苗可以預防，針對孩童、老人和罹患免疫疾病的患者，包括 HIV 感染者在內，都建議接種流感和肺炎疫苗，因此我利用這篇做比較深入的介紹。

每年秋冬記得打流感疫苗

由於新型流感和禽流感的流行，讓大家更重視流行性感冒（簡稱流感）的預防。美國疾病管制中心建議，凡是年齡在 6 個月以上的人，不論大人小孩、有無特殊疾病，都建議接種流感疫苗。這已經變成像刷牙洗臉，是保健習慣。

HIV 感染者，不論 CD4 高低，都可以接種流感疫苗。台灣每年 10 月 1 日起開始打公費流感疫苗，2015 年 1 月首次將 HIV 感染者納入接種流感疫苗的公費對象。由於流感通常在農曆春節前後達到高峰，打疫苗之後又需要 2 個星期左右才產生保護力，如果 1 月中旬之後才打疫苗恐怕來不及預防流行。我建議大家在秋天或冬天回診時，主動跟主治醫生要求打流感疫苗，假如剛好已經開放公費接種，就恭喜省下一筆錢，否則接種自費流感疫苗大概花個 300 ～ 400 元左右，其實不貴，成分跟公費疫苗相同。提早接種可以讓自己冬天少點重感冒甚至併發肺炎的憂慮，多一分健康的保障，我認為是很好的投資。

每年的公費流感疫苗，會包含 A 型兩種、B 型一種，總共三種全球多處流行的流感病毒蛋白質，一箭三鵰，稱為所謂的「三價流感疫苗」。自費疫苗則有兩種，一種是跟公費流感疫苗相同的三價疫苗，價格大約 300 ～ 400 元左右。另一種自費疫苗是「四價流感疫苗」，比三價流感疫苗再多一種 B 型，保護更完整，但價格也更貴，大約 800 到 1,000 元左右。

　　流感疫苗的保護力通常只有三個月到半年左右，病毒也會變化，到了春天就往往不同了。不管前一年有沒有打過流感疫苗，每年秋冬都應該打最新版的流感疫苗。這就像電腦的病毒碼定期要更新一樣，靠舊的疫苗殘效，要對付變化層出不窮的流感病毒，是絕對不夠力的。

　　以我自己來說，因為從事防疫工作，每年十月一到，都會乖乖去接種公費流感疫苗，沒有一年漏掉過。即使到美國受訓的兩年，也照樣去施打，管它是公費還是自費。雖然美國中部的冬天可說是冰天雪地，同事因為流感告假不停；拜流感疫苗所賜，我仍然讓自己可以保持健康，免除被旁人傳染的擔憂和威脅。

誰不適合接種流感疫苗？

- 對「蛋」有嚴重過敏，年齡 6 個月以下。
- 過去注射流感疫苗曾發生不良反應。
- 發燒或急性疾病患者，最好延後接種。
- 其他經醫師評估不適合接種者。

流感疫苗的副作用

　　常見副作用是注射部位疼痛、紅腫，少數人會有發燒、頭痛、肌肉痠痛、噁心等，一般會在接種後一到兩天內自然恢復。極少數人會發生嚴重過敏（呼吸困難、聲音沙啞、氣喘、臉部腫脹、頭昏、心跳加速等），通常於接種後幾分鐘至幾小時內出現。還有零星報告過的神經系統和血液系統症狀。

肺炎鏈球菌和疫苗

　　肺炎鏈球菌是引起兒童和成人肺炎的最主要病菌，透過飛沫傳播，可以在呼吸道黏膜落腳、繁殖，然後致病。除了肺炎之外，肺炎鏈球菌可以導致鼻竇炎、中耳炎，甚至造成嚴重的侵入性疾病，例如菌血症、腦膜炎。高危險群包括：5歲以下幼兒、50 歲以上成年人、慢性心肺肝腎疾病者、免疫不全患者、人口密集機構住民等等。

　　HIV 感染者即使已經服用雞尾酒療法，罹患肺炎鏈球菌侵入性疾病的機率仍

比一般人高,有研究顯示是一般人的 20 到 40 倍。因此許多醫師會建議自費接種肺炎鏈球菌疫苗來預防。

傳統的肺炎鏈球菌疫苗是多醣體疫苗,在幼兒和免疫不全患者(包括 HIV 感染者),多醣體疫苗效力較差,打了可能沒效。後來研發出的結合型疫苗,因為包含蛋白質作為免疫抗原,能夠有效的在幼兒和免疫不全患者,提高疫苗效力。

肺炎鏈球菌有很多血清型別,疫苗能保護不受感染的每一種型別就叫「1 價」。23 價多醣體疫苗能保護 23 種血清型別(1、2、3、4、5、6B、7F、8、9N、9V、10A、11A、12F、14、15B、17F、18C、19F、19A、20、22F、23F、33F)。而 13 價結合型疫苗則可以保護 13 種血清型別(1、3、4、5、6A、6B、7F、9V、14、18C、19A、19F、和 23F)。由於每年肺炎鏈球菌可能流行的型別會不同,理論上疫苗能保護價數愈多,接種的效益愈高,但還要考慮多醣體疫苗與結合型疫苗的效力差別。

HIV 感染者接種肺炎疫苗建議──先打 13 價再打 23 價

HIV 感染者打哪種疫苗較好?過去針對 HIV 感染者接種肺炎鏈球菌疫苗的建議,是肌肉注射一劑 23 價多醣體疫苗,注射一次約有五年的效力。不過多醣體疫苗的保護效力不是非常理想,在 CD4 小於 200 的感染者尤其差,因此醫師一般都等到 CD4 超過 200 再讓感染者接種。

最新的結合型疫苗,疫苗效力較好,在歐美先進國家已經普遍使用於幼兒,台灣自費市場已經使用多年,疾管署也已經列為五歲以下幼兒全面接種的公費疫苗。

這樣的結合型疫苗是否適合使用於 HIV 感染者呢?在非洲 HIV 感染者的大型研究顯示,新的結合型疫苗可以提高保護力到 74%,而且在 CD4 小於 200 的感染者也有效,並確認了在 HIV 感染者使用的安全性。

根據最新研究成果,美國在 2013 年 5 月針對 HIV 感染者,公布了最新的肺炎鏈球菌疫苗接種建議:

	從未接種過肺炎鏈球菌疫苗	曾接種過肺炎鏈球菌疫苗（**23 價多醣體疫苗**）
CD4 高於 200 的疫苗接種建議	先接種一劑 13 價結合型肺炎鏈球菌疫苗，第 8 周或第 8 周以後，再接種一劑 23 價多醣體肺炎鏈球菌疫苗。	多醣體疫苗接種至少一年後，接種一劑 13 價結合型肺炎鏈球菌疫苗。
CD4 低於 200 的疫苗接種建議	先接種一劑 13 價結合型肺炎鏈球菌疫苗，等 CD4 升高到 200 以上之後，再接種一劑 23 價多醣體肺炎鏈球菌疫苗。	多醣體疫苗接種至少一年後，接種一劑 13 價結合型肺炎鏈球菌疫苗。

接種 23 價多醣體肺炎鏈球菌疫苗之後，滿 5 年以上建議再追蹤一劑 23 價多醣體疫苗，之後就等滿 65 歲之後再接種一劑 23 價多醣體疫苗（與前一劑仍要間隔至少 5 年）。每人一生當中接種最多 3 劑 23 價多醣體疫苗就夠了。

該不該自費接種肺炎鏈球菌疫苗呢？

從醫師的觀點來看，HIV 感染者接種疫苗、做好預防保健，當然是值得鼓勵的投資，只是目前自費價格不便宜，以台大醫院來說，13 價結合型肺炎鏈球菌疫苗一劑是 3,125 元，23 價多醣體肺炎鏈球菌疫苗一劑是 969 元，恐怕很多人會覺得太貴。是否要掏錢做這樣的投資，上班族、打工族、學生，可能都會有不同的考慮，我都尊重患者的個人決定。

如果想接種但口袋空空，在 CD4 高於 200 的感染者，還是可以按照舊的建議，只接種千元有找的 23 價多醣體肺炎鏈球菌疫苗。真的手頭拮据，或是極度討厭打針，我也不會勉強去打疫苗啦，做好個人防護也是可以預防肺炎的。

其實，肺炎鏈球菌常伴隨流感病毒之後感染，因此每年秋季花 300 元自費接種流感疫苗，是省錢保健的好方法，可以一併預防流感和肺炎的侵襲。而除了疫苗之外，勤洗手、出入公共場所戴口罩，也是防範呼吸道病菌的好方法。

誰不適合接種肺炎鏈球菌疫苗？

・過去注射肺炎鏈球菌疫苗曾發生嚴重過敏反應者。

‧出生未滿 6 周。

‧發燒或急性中重度疾病患者，最好等病情穩定後再接種。

‧其他經醫師評估不適合接種者。

肺炎鏈球菌疫苗的副作用

　　肺炎鏈球菌疫苗是相當安全的疫苗，含有的成分是死菌而非活菌。接種後少數可能發生注射部位疼痛或紅腫，在兩天內會恢復。如果有點發燒、倦怠，也是正常的反應。罕見的嚴重副作用，則包括持續發燒，或是引起呼吸困難、氣喘、暈眩、心跳加速等，屬於嚴重過敏反應，應儘速就醫處理。

延伸閱覽

‧愛滋病學會季刊《愛之關懷》第 66 期《愛滋病毒感染者可以接種流感疫苗嗎？》：由台大醫院謝思民醫師撰稿，說明 HIV 感染者接種流感疫苗的相關議題與建議，內容淺顯易懂，值得一讀。

‧愛滋病學會季刊《愛之關懷》第 66 期《愛滋病毒感染者接種肺炎疫苗之相關問題》：由台大醫院路景蘭醫師撰稿，整理 HIV 感染者接種肺炎鏈球菌疫苗的相關研究與指引，深入淺出。

───────────── 常見問題 ─────────────

問：我目前的 CD4 為 309，是否適合進行疫苗的注射呢？

答：流感疫苗和肺炎鏈球菌疫苗，不論 CD4 多少都可以注射，只是肺炎鏈球菌疫苗在 CD4 小於 200 的保護效果可能會不好，等 CD4 升高到 200 之後，還要再補一劑。你的 CD4 高於 200，不需要擔心此問題。

問：如果 CD4 在 800 以上，免疫力幾乎跟一般人一樣，也是比一般人更容易得到肺炎鏈球菌感染嗎？為什麼呢？

答：CD4 愈低，得到肺炎鏈球菌感染的機會愈高。CD4 高於 800 應該可以視作正常，文獻報告的肺炎鏈球菌感染出現在 CD4 小於 700 的 HIV 感染者。只是你現在 CD4 高於 800，不知道三個月、半年後 CD4 是否還是高於 800，所以疫苗還是可以先打，早做預防。

問：我六月和七月已經打了 B 肝疫苗，十月打了流感疫苗，會不會打太多了？

答：不會。同一天打超過兩種疫苗才會覺得可能太多。你這樣都是分開打，沒有關係。

腹瀉——當心阿米巴和桿菌性痢疾

　　腹瀉或是拉肚子，是一般人很常見的疾病，冬天常是諾羅病毒引起，夏天常是沙門氏菌引起，通常不看醫生也會自己好。但 HIV 感染者如果出現腹瀉，尤其是年輕男性拉肚子超過兩星期，就要特別注意阿米巴痢疾。如果 HIV 感染者出現嚴重的腹瀉，例如發高燒、劇烈腹痛、拉出帶鮮血的糞便，則要注意桿菌性痢疾的可能性。以下分別介紹阿米巴和桿菌性痢疾。

阿米巴是什麼？

　　阿米巴是一種寄生蟲，或叫阿米巴原蟲、痢疾阿米巴，透過食物或飲水傳染，進入人體的消化道造成感染，引起大腸炎，症狀是腹瀉、腹痛，甚至發高燒、解血便，因此這種疾病叫做阿米巴痢疾。厲害的時候，阿米巴可以從消化道跑到肝臟、胸腔，甚至腦部，引起這些器官發炎化膿，稱為膿瘍，其中又以肝膿瘍最常見。

　　阿米巴跟一般細菌或病毒性腸胃炎引起的腹瀉有點不同，一般細菌或病毒性的腸胃炎，通常一星期以內就會痊癒，阿米巴的腹瀉則往往可以持續兩星期以上，甚至長達一兩個月，因此遇到這種慢性的拉肚子，特別要注意是不是阿米巴引起的，要就醫接受檢查和治療。

　　得阿米巴不一定會有症狀。很多人感染到阿米巴後，沒有出現不舒服，自行痊癒，也有人成為無症狀的帶原者，但是阿米巴已經活在帶原者的腸道內，可以傳染阿米巴給別人，也可能在日後發病，是個潛伏的殺手。

阿米巴的傳染途徑

　　被感染的人，阿米巴會從糞便當中被排出，如果在衛生習慣不好、汙水處理不當的地方，就可能汙染到食物或飲水，傳染給其他人。因此，在東南亞、印

度、非洲等地，因為衛生條件不佳，阿米巴是常見的腹瀉和食物中毒原因。在台灣，每年確診並通報的阿米巴個案大約 200 多位，其中約一半是境外移入（外籍人士、國外旅遊等），另外一半則都是本土個案，散發在台灣各地，不是外籍人士，沒有出國旅遊，大多數是住在台北、台中、高雄等都會區的年輕男性，其中將近一半是 HIV 感染者，以男男性間性行為者居多，占八成以上，因此讓人擔心阿米巴是經由性行為傳染得來的。

「口腔－肛門」這樣的性接觸，是可以傳染阿米巴的，而在日本、澳洲等地，也都已陸續發現都會區的阿米巴感染，在男同志當中傳播，所以在先進國家，口肛性接觸，已經變成阿米巴重要的傳染途徑。雖說異性間性行為也可能有這種性接觸，目前觀察到的，仍是以男男性間性行為者占大多數。

阿米巴和 HIV 的關聯

阿米巴跟 HIV 的關連性為都可以透過性行為傳染。因為性接觸，讓得到 HIV 的人，比較容易得到阿米巴感染。也可以先感染阿米巴、之後感染 HIV，或是同時感染阿米巴和 HIV，這些案例都時有所聞。因為 HIV 感染者的免疫力較弱，難控制阿米巴侵入內臟，HIV 感染者出現阿米巴肝膿瘍的機會比非 HIV 感染者高，但是這種免疫力跟 CD4 數值無關，無論 CD4 高或低，都可以發生阿米巴肝膿瘍。在有阿米巴感染的 HIV 感染者個案中，只有約兩成是 CD4 低於 200。因此，對於 HIV 感染者來說，阿米巴是一個常見的合併症，就算一開始檢驗陰性，如果還有口肛性接觸，無論 CD4 再高，或是已經在服藥治療 HIV，還是有罹患阿米巴的風險。

阿米巴檢驗

要篩檢阿米巴，可以檢驗糞便或血液。一些成人健康檢查，和針對外籍工作者的例行健檢，只做糞便的顯微鏡檢查，即使糞便夠新鮮，要找到阿米巴都已不容易，若糞便放置過久，幾乎不可能看得到阿米巴，因此準確度並不好。較好的糞便篩檢是檢測阿米巴抗原或核酸，價格昂貴之外，阿米巴不會隨時在糞便中找到，需要收集三天的糞便，去做抗原或核酸檢驗，比較麻煩，難以作為例行篩檢

之用。

抽血篩檢是比較簡便的方式。抽血檢驗的項目是阿米巴抗體，在大醫院應該都有提供，如果沒有症狀、不是醫生診治後認為要檢驗，就需要自費。台大醫院匿名篩檢，和少數同志匿名篩檢的研究計畫，有提供阿米巴的免費抽血篩檢，檢驗的也是阿米巴抗體。針對匿名篩檢的族群，抗體若指數很高，例如 1：128 以上，可能是最近感染，去檢驗糞便可找到抗原陽性或核酸陽性的機率就很高。若抗體陰性，檢驗糞便會找到阿米巴的機率則極低。若指數不高不低，則可能已經感染很久了，只是抗體還沒消失，究竟那時候的感染，是自行痊癒，還是變成帶原者？則難以預料，需要檢驗糞便才知道。

因此，抽血篩檢只是「敲門磚」，若陰性則應可不需擔憂，若血液檢驗出阿米巴抗體陽性，還需要做糞便的阿米巴核酸檢驗去確認。實際上，疾管署對阿米巴感染的規定，要求阿米巴核酸陽性才算確診，因此要確診，就必須由醫師通報阿米巴痢疾之後，採集患者的糞便送疾管署實驗室去做核酸檢驗。

如果是阿米巴肝膿瘍，因為侵犯的是肝臟，雖可以抽取肝臟的膿液做阿米巴核酸檢測，但此方法有肝臟出血風險，因此只要抽血篩檢阿米巴抗體陽性，加上有發現肝膿瘍，就足夠建立診斷了，疾管署也接受這樣的確診定義。

阿米巴的治療

阿米巴有兩種生活型態：活動體和囊體。阿米巴平時以囊體躲藏潛伏，變成活動體則可以作怪引起疾病。因此治療用藥，也分成治療活動體，和治療囊體這兩種。疾病發作有症狀時，是用治療活動體的藥物服立治兒錠（Metronidazole，250 毫克），每天 3 次，一次 2 顆到 3 顆，服用 10 天，以便迅速控制症狀。等這項治療完成，再用治療囊體的藥物 Iodoquinol 或巴龍黴素（Paramomycin）消滅腸道內的阿米巴囊體，以避免日後阿米巴從囊體變成活動體，引起復發。這兩種治療囊體的藥物 Iodoquinol 和巴龍黴素選擇一種使用即可，前者每天 3 次，一次 1 顆，服用 20 天，後者每天 3 次，一次 2 顆，使用 7 天。

治療活動體的藥物服立治兒錠，在醫院、診所的醫師都能開立，治療囊體的藥物，不論是 Iodoquinol 還是巴龍黴素，則列為「罕見疾病藥物」，只有疾病管

制署有準備，醫院或藥局都買不到，醫師必須先通報並確診阿米巴痢疾，然後填申請表向疾管署申請藥物，疾管署同仁就會用快遞將藥物寄到醫院或診所。

阿米巴的追蹤和預防

如果確診為阿米巴感染，這是屬於第二類法定傳染病，醫生必須依法通報衛生局，因此衛生局或衛生所會有同仁打電話給患者本人了解狀況，在治療完成後，請患者再度提供糞便檢體，送去疾管署實驗室覆驗確定核酸陰性，就完成結案。阿米巴治療好以後，血中抗體往往還會持續一段長時間，因此不用像梅毒一樣固定半年抽血追蹤抗體指數。

阿米巴治療好，不會終生免疫，還是可以得第二次、第三次，因此有發生口肛性接觸的對象或伴侶，也應該接受檢查，以免你的病治好了，對方卻還帶原，又從對方再度感染到。此後應避免口肛性接觸，以免再度感染阿米巴，也要注意安全性行為，才不會這次治好了阿米巴，下一次卻感染其他性病。

桿菌性痢疾是什麼？

桿菌性痢疾是一種細菌引起的腸胃炎，這種細菌叫做痢疾桿菌，或叫志賀氏桿菌。經由食物或飲水傳染，進入人體的消化道造成感染，造成拉肚子、水便、肚子痛，特別是有明顯的腹部絞痛。桿菌性痢疾的症狀通常比一般腸胃炎嚴重而且持久，患者通常會感覺到身體明顯不舒服，疲倦無力、胃口很差，還可以合併發高燒、畏寒、大便黏黏或帶血，這些症狀都不算少見，是比較嚴重的疾病。

桿菌性痢疾的傳染途徑

桿菌性痢疾的傳染方式，是由患者糞便排出痢疾桿菌，透過汙染食物或飲水，經口攝入痢疾桿菌而感染，接著細菌在腸道潛伏一到三天後，開始發病。

桿菌性痢疾的傳染力很強，只要吃進非常少量的細菌就足以致病，假如處理食物的餐飲工作者罹患桿菌性痢疾，如廁後沒有徹底洗淨雙手，就可能讓細菌汙染食材，導致大規模傳染。另一個感染來源是魚貝類，水產養殖環境如果被人類

糞便汙染，就可能讓魚貝類帶有痢疾桿菌，在沒有完全煮熟的狀態下，例如生魚片、生蠔、海鮮燒烤等，連同細菌被饕客一起吃下肚，這也是常見的傳染途徑。

性行為當中的口肛接觸，則是年輕人常見的得病方式，可能直接舔肛感染，也可能間接的口肛接觸，例如在愛撫過程把肛門的細菌帶到手上、後來不小心經口攝入，造成感染。

很麻煩的地方是，桿菌性痢疾的患者康復後，仍可能持續從糞便排菌長達一個月，即使接受正確的治療，排菌時間仍可能長達七天。因此在康復後的一段時間內，還是要特別注意個人衛生，如廁後務必用肥皂徹底洗手，暫時不要發生性行為，以免把細菌傳播給其他人。

桿菌性痢疾和 HIV 的關聯

最近十多年，歐美紛紛傳出許多 HIV 感染者罹患桿菌性痢疾，集中在男男間性行為者，研究發現直接或間接的口肛接觸是最主要的原因。因為 HIV 感染者的免疫缺損有利於痢疾桿菌致病，症狀會比較嚴重和持久，排菌時間也會延長，導致 HIV 感染者成為桿菌性痢疾的好發族群。

台灣過去幾乎沒有 HIV 感染者罹患桿菌性痢疾的案例，僅有在 2014 年通報過兩例，其中一位還是從泰國回來後發病的，不算是本土病例。但 2015 年三月到十二月之間，案例數目突然暴增，全國各地已經陸續有 40 多名 HIV 感染者罹患桿菌性痢疾，CD4 有高有低，集中在男男間性行為者，而且細菌具有抗藥性，不是普通的抗生素可以治療好的，需要根據抗藥性鑑定結果來調整藥物，甚至可能需要住院接受靜脈注射的抗菌藥物。因此疾管署已經緊急發出通知，提醒所有 HIV 指定醫院注意此一新的疫情，遇到 HIV 感染者出現腹瀉症狀時，要將桿菌性痢疾列入考慮。

桿菌性痢疾的檢驗和治療

桿菌性痢疾的檢驗，只能靠糞便培養。一般的醫院或檢驗所都可以檢驗，糞便送驗後，通常兩到三天內，會培養出來，確認是否為痢疾桿菌。因為痢疾桿菌的抗藥性很普遍，必須進一步鑑定哪些抗生素已經有抗藥性，以便醫師據報告調

整治療用藥。

　　由於 HIV 感染者罹患桿菌性痢疾，症狀會比較嚴重，因此醫師通常會選擇以口服抗生素治療，來縮短病程、減輕症狀。如果住院甚至會使用靜脈注射抗菌藥物。過去一般使用的抗生素是速博新（Ciprofloxacin）、可樂必妥（Levofloxacin）或撲菌特（TMP/SMX），但現在痢疾桿菌對這幾種藥品的抗藥性比例都已經很高，可能要使用第三代頭孢子素或日舒（Azithromycin）較為適宜，並且按照抗藥性報告調整用藥。

預防桿菌性痢疾的方法

- 避免喝生水、吃生食。魚貝類務必煮熟後再吃。
- 如廁後務必用肥皂或乾洗手液洗手，以清除雙手可能在廁所接觸到的細菌。
- 性行為前用肥皂或乾洗手液洗手，性行為當中避免口肛接觸，性行為後用肥皂清洗雙手、生殖器和肛門周圍。
- 性行為對象如果一個月內有腹瀉症狀，應暫停發生性行為，直到對方腹瀉症狀解除超過一個月。

延伸閱覽

- 愛滋病學會季刊《愛之關懷》第 64 期《男同性性行為者、愛滋病毒感染與痢疾阿米巴原蟲感染》：由台大醫院洪健清醫師撰稿，說明阿米巴感染與性行為和 HIV 的關聯性，以及相關的流行病學與診斷治療議題，內容翔實，對此議題有興趣的讀者不妨一讀。
- 疾病管制署《疫情報導》第 31 卷第 24 期《2015 年我國年輕男性 HIV 感染者合併桿菌性痢疾與急性病毒性 A 型肝炎流行現況》：疾管署郭宏偉等整理 2015 年 HIV 感染者合併桿菌性痢疾和 A 型肝炎的病例統計，這兩種腸道傳染病是 2015 年台灣 HIV 感染者的新興感染症。

─── **常見問題** ───

問：想請問一下前一陣子去澳門玩，有被舔肛，請問這樣感染阿米巴的機率大嗎？只有被舔而已；如果要去抽血自費檢驗，要掛哪科？

答：阿米巴的傳染途徑是由肛門到口。因此，舔你的人才有可能從你身上感染到阿米巴；你被舔，不會因此感染阿米巴。台大醫院匿名篩檢就有免費驗阿米巴的抗體，你如果擔心其他性病，可以去台大做篩檢順便驗阿米巴，不過純就被舔這件事來說，不會讓你感染阿米巴。

HIV 的交叉傳染

HIV 交叉傳染，是指在感染了一種 HIV 後，又被傳染到另一種 HIV。既然已經有了 HIV，會再多得另一種 HIV 嗎？這樣會有影響嗎？相信是許多雙方都是 HIV 感染者的伴侶會疑惑的問題

首先我先解釋一下，HIV 有多少「種」。生物有界門綱目科屬種，可以分類到很細，以下針對 HIV 在病毒學上的分類，會有些容易混淆的概念，所以由大分類開始，逐一解釋，並稍微提一下如何檢測。

HIV-1 和 HIV-2

這是最大的分類，但事實上除了西非少數人有 HIV-2 感染，全世界目前流行的 HIV，可說幾乎全是 HIV-1，為何如此？是因為 HIV-1 的傳染力和致病力都遠超過 HIV-2，結果當然就是 HIV-1 稱霸全球。所以醫界已經習慣用 HIV 代替 HIV-1。

怎麼知道自己是 HIV-1 還是 HIV-2 感染？不管是快篩、匿篩使用的抗體檢驗，都可以同時檢測 HIV-1 和 HIV-2，當抗體陽性時，則無法區分兩者。必須做西方墨點法，才會區分出 HIV-1 和 HIV-2 的蛋白質抗體。到目前為止，台灣還沒有報告過 HIV-2 感染病例，目前全是 HIV-1 感染。所以只要西方墨點法是陽性，醫生又沒有特別說是 HIV-2，就表示感染的是 HIV-1。

HIV 亞型

其實應該叫做「HIV-1 的亞型」。這是 HIV-1 的分類，根據基因序列的相似性，用字母代表，從 A 亞型到 H 亞型，共分為 8 種亞型。龜毛的人還會找到有 J、K、O 和 N 這些型別，因為很少見所以我省略不談。

在歐美、澳洲、東亞，包括台灣，都是以 B 亞型為主，俄國和赤道非洲是

A 亞型比較多，東南非洲、印度、金三角附近則是 C 亞型居多，D 亞型較局限在東非，E 亞型較局限在東南亞（如泰國、印尼），剩下的亞型都不常見，零星分布在南美洲和非洲等地。

所以如果醫生問你 HIV 的感染來源是國外嗎？就可能是想評估感染的亞型。臨床上，偶爾確實會遇到病友自述是在泰國、越南感染，或是在台灣跟外國人發生性關係而感染，這時感染到的就可能不是 B 亞型。

當不同 HIV 亞型在體內相遇，基因片段可能會重組，稱為「重組型」，名字前面加個英文代號 CRF，就代表是重組型，例如 A 和 E 可以重組為 CRF 01_AE，B 和 C 可以重組為 CRF 07_BC，這兩種重組型在台灣都常見。但並不是說兩個不同亞型的人互相傳染後，就一定會產生重組型，事實上，絕大多數的基因重組是失敗組合，只有極少數基因重組產生傳染力優勢的 HIV，才可能在人群當中傳播開。

而且在台灣，亞型的分布跟傳染途徑有很密切的關連。男男間性行為傳染幾乎全是 B 亞型，可能暗示是歐美傳入。異性間性行為傳染以 CRF 01_AE 居多，靜脈藥癮者傳染的以 CRF 07_BC 占絕大多數。其中 CRF 07_BC 被認為和毒品運輸路線有關，自從罌粟供應地由金三角轉移到阿富汗、巴基斯坦後，運毒、製毒、販毒的路線會分兩路經過新疆、雲南，或印度、緬甸，進入中南半島國家和中國南方，這一路上的用毒針具共用，可能導致了東亞的 B 亞型和中亞、南亞的 C 亞型頻繁重組，終於產生出 CRF 07_BC 這樣的重組型，席捲中國、台灣等地的靜脈藥癮感染者。

需要知道自己是哪種 HIV-1 亞型嗎？例行的檢驗，不論是抗體、西方墨點法、PCR、病毒量，都不會去檢驗感染的是哪一種亞型。目前研究最清楚的，當然是歐美主流的 B 亞型，診斷治療基本上都是根據 B 亞型 HIV 感染者的研究，所幸台灣也是 B 亞型為主，即使是另兩種重組型 CRF 01_AE 和 CRF 07_BC，目前也未看到有病程特別凶猛，或是抗藥性特別高的狀況。事實上，CRF 07_BC 反而是台灣抗藥性比率最低的 HIV 型，病毒量偏低、病情發展速度也比較慢。所以，目前而言，病友知不知道自己是哪一種亞型，對診斷、治療都沒有影響。很想知道的話，其實回顧自己的感染史，是否可能在外國感染，或是由外國人感

染？以及自己的傳染途徑為何？應該有很高的比例會猜對正確答案。

HIV 細分株

　　就算雙方都是 HIV-1 的 B 亞型，那雙方的 HIV 就一模一樣嗎？很可能不是。B 亞型稱霸歐美、東亞已經很久，所以病毒早就演化出許多不同的基因序列。根據 HIV 基因定序去做比對，已經報告不少夫妻或伴侶雙方 HIV 序列有明顯差異的案例，從而戳破「從一而終」的謊言。利用基因序列差異，可以進一步將 HIV-1 分成眾多的細分株，科學家可以認真畫出細分株族系，像是聖誕樹的分支般的複雜。

　　這樣精密的檢查，有一些運用的場合。法律案件當然是其中最引人注意的。比如說，原告指控遭 HIV 感染的被告侵害而感染 HIV，鑑定發現兩者的細分株確實相同，於是被告被判有罪。又比如說，過去法律規定，外籍配偶在台灣發現感染 HIV，若能證明為本國籍的配偶傳染，可以免除強制離境的待遇。但是進行 HIV 基因序列比對後，發現配偶雙方的 HIV 細分株差異很大，顯示雙方各有不同感染來源，無法證明是本國籍配偶傳染給外籍配偶，於是還是必須採取強制離境。幸好這樣拆散伴侶的法律條文，已經在 2015 年年初廢止了，成為往事追憶。

　　國外有些研究，則是用細分株來找出傳染原。例如捐血遭感染的病患，回溯血袋找出數名在空窗期捐血的 HIV 感染者，利用細分株可以決定究竟是遭誰傳染。當社區突然爆發許多 HIV 感染個案時，根據細分株可以協助研判是否來自共同傳染原，例如轟趴、遭汙染的毒品稀釋液等，甚至找出「超級傳播者」。不過，由於這種鑑定十分昂貴，目前並未廣泛運用。

　　此外，如果比對出雙方的細分株不同，是可以推翻因果關係。但是，比對出細分株相同時，不代表 A 就是被 B 傳染，因為兩人可以都是被 C 傳染啊。還是要有其他證據，才能決定因果關係。還有，細分株如果 99.999% 相同，只有 0.001% 不同，到底是判定相同還是不同，就會有歧異。畢竟 HIV 進入另一個人的身體後，也可能會有突變發生，所以不能期待雙方的 HIV 基因序列會 100% 一模一樣。

HIV 交叉傳染的機會有多高？多久會發生？

　　這個問題的答案，跟性行為對象人數和性行為頻率都有關係，不同研究有不同的結果。有個研究追蹤 78 位新感染 HIV 且未服藥的患者，發現有四位（5%）在 HIV 感染後半年到一年內，又感染了另一種 HIV。另一個針對 36 位肯亞女性 HIV 感染者的研究，則發現在 HIV 急性感染後的五年內，共有七位（19%）感染了另一種 HIV。這七位交叉傳染的發生時間點，兩位在急性感染期，三位在感染後第一年到第二年之間，兩位在第二年到第五年之間。

交叉傳染的影響

　　就個人而言，交叉傳染對臨床症狀的影響，差異很大，大部分的人沒有影響，但是有些人會出現加速發病，有些人則是感染到抗藥性 HIV。

　　就公共衛生而言，交叉傳染的影響則不明確。交叉傳染可能造成原本地理分布相異的 HIV 亞型，在同一人體內相遇，產生出 HIV 重組型。某些重組型，例如在西非和古巴發現的重組型，有醫學報告指出可能導致病毒變得更加容易傳染，或是致病力變強。在台灣感染 HIV 的靜脈藥癮者發現的重組型 CRF 07_BC，則是似乎對環境的耐受力較強，導致靜脈藥癮者共用針具或稀釋液容易被殘留的病毒感染，但是 CRF 07_BC 致病力較弱，感染後的病情惡化速度較遲緩。但大部分的重組型則沒有對傳染力、致病力有明顯的影響。

　　另外，在服用雞尾酒療法的 HIV 感染者，不太可能出現交叉傳染。因為藥物對不同亞型、重組型、細分株都有效的機會極高，出現交叉傳染則是相當罕見的。但是假如對方的 HIV 病毒帶有抗藥性，就有可能被傳染到對方的 HIV 病毒，並且可能導致原已控制好的 HIV 病毒量開始攀升，出現治療失敗的情況。

預防交叉感染的公共衛生建議

　　目前歐美有大型研究，針對伴侶一方感染 HIV 但病毒量控制良好，研究無套性行為對伴侶另一方罹病的影響，初步研究顯示似乎傳染機率很低，甚至聲稱是零。但在最終結果出爐並獲得學界認可前，暫時還很難說服公共衛生單位能夠

放話說，雙方都是 HIV 感染者發生性行為時，不需要使用保險套。

尤其保險套還可以預防梅毒、淋病、菜花等性病，在公共衛生觀點來看，戴套有如健康的護身符，讓你遠離疾病，好處多多。因此，美國疾病管制中心仍然建議，當伴侶雙方都是 HIV 感染者時，發生交叉傳染可能帶來的影響仍不清楚，在更多研究結果出爐之前，建議 HIV 感染者與 HIV 感染者發生性行為時，還是要使用保險套。

但是也不需要像我過去的一些患者那樣過度緊張到，覺得對方的 HIV 跟自己的 HIV，會在身體裡面怎樣排列組合出超級賽亞人般的科學怪物。有正確的知識和觀念，才是最重要的。HIV 交叉傳染的機率大概 5% 到 20%，服藥之後除非對方病毒有抗藥性，否則不可能發生交叉傳染。即使交叉傳染了，能重組出更強的病毒，是極其罕見的事情，請讀者無須恐慌。

延伸閱覽

- 公視新聞議題中心《煙的重量：一位 **HIV** 教師的故事》（網頁）：記者王祥維針對 2012 年台北市一名教師被起訴蓄意傳染 HIV 的事件，整理各方觀點以及二審判決結果的報導專文。由於該教師 HIV 病毒已測不到，傳染力極低，但不為零，法院認定無套性交仍有傳染風險，即使性行為對象是 HIV 感染者，仍可能交叉傳染不同病毒株，因此判決有罪。讀者可以從這篇報導，思考「傳染力」和「交叉傳染」在社會上和法律上的解讀及其影響。

常見問題

問：HIV 有分為 HIV-1 及 HIV-2，那目前各大醫院的匿篩是二種都會檢驗嗎？還是只有驗 HIV-1 ？

答：各大醫院、衛生單位或民間團體的匿篩，都是可以同時檢驗 HIV-1 和 HIV-2 的。只是篩檢陽性時，不能區分兩者，必須做西方墨點法來區分。

問：想請問目前交叉傳染的研究有甚麼進展嗎？我的男友約七年前感染，已服藥約四年，我感染約 10 個月，尚未服藥。病毒量是一萬。請問目前台灣的 HIV 病毒如果都是 HIV-1，那我和我男友有親密關係，是否還需要使用保險套呢？

答：你跟你男友都是 HIV-1，但是抗藥性可能不同。你男友已經在服藥，如果病毒已經測不到，不致於有抗藥性；如果病毒還是測得到，就要當心男友已經有抗藥性的病毒，可能傳染給你。就你而言，如果還有男友以外的性對象，可能從外面感染到抗藥性的病毒，傳染給你男友，讓你男友的治療受到影響。戴保險套避免交叉感染，主要是這個目的。除此之外，保險套可以預防其他性病，例如淋病、梅毒、菜花、披衣菌、B 肝、C 肝，以免你們感染其他性病、影響健康。

問：我是 HIV 患者，我一直維持不要有性行為 3 年了，但是最後還是不小心發生了無套性行為，我很擔心對方是否也有 HIV 造成交叉傳染。我要做什麼檢查？才會知道我有沒有被交叉傳染？

答：如果你已經在服藥，就看往後幾次抽血的病毒量是否有上升。如果病毒量沒有上升，就表示沒有交叉傳染，或是有交叉傳染但已經被藥物壓制住，那就沒關係。如果病毒量上升，就可能是對方傳染來抗藥性 HIV，那就照抗藥性病毒的處理原則，醫生會調整藥物，仍然可以醫治。

肛門癌——雞尾酒療法時代的新威脅

　　癌症一直是國人主要死因。過去雞尾酒療法不發達的時代，HIV 感染者常要擔心的癌症主要是卡波西肉瘤、淋巴癌、子宮頸癌，這些癌症跟免疫低下有關。在雞尾酒療法普及的時代，HIV 感染者免疫力大幅提升、壽命延長之後，要注意的癌症反而變成跟國人常見癌症類似，例如肝癌、肺癌、大腸癌等等，跟免疫力較不相關，而是和各種癌症自己的危險因子有關，例如有合併 B 型肝炎或 C 型肝炎容易導致肝癌，有抽菸容易導致肺癌，有家族遺傳容易發生大腸癌等等。

　　除了這些報章媒體常報導的癌症之外，HIV 感染者要擔心的癌症裡，還有一個名列前茅的癌症，是肛門癌。近年來台大醫院陸續看到幾位 HIV 男性感染者發生肛門癌，年齡在 30-50 歲之間，是因為肛門疼痛或摸到肛門腫塊，就醫才發現是肛門癌。事實上，根據 2014 年馬偕團隊發表的健保資料庫分析，台灣 HIV 感染者罹患肛門癌的發生率，比一般人高出 19 倍，是 HIV 男性感染者應該注意的健康新威脅。我藉此機會介紹一下這個癌症。

肛門癌大多由人類乳突病毒（HPV）引起

　　肛門是消化系統的出口，包括括約肌和表面覆蓋的黏膜。肛門黏膜如果因為突變或致癌物影響，出現癌細胞，就可能發展成為肛門癌。引起肛門癌的致癌物，最主要是人類乳突病毒（HPV），也就是俗稱的菜花病毒。據統計，95% 的肛門癌跟 HPV 有關。

　　HPV 是透過性行為傳染的病毒。發生肛交時，肛門黏膜如果感染 HPV，其中的第 6 型和第 11 型容易引起菜花，第 16 型、18 型、58 型容易引起肛門癌。這個模式其實跟女性的子宮頸癌很像，女性的子宮頸癌也是跟 HPV 第 16 型、18 型、58 型，高度相關。

肛門癌在 HIV 感染者愈來愈常見

由於肛門癌和 HPV 密切相關，HPV 和 HIV 又都是透過性行為傳播的病毒，因此 HIV 感染者比非感染者更常出現肛門癌。

雞尾酒療法延長了 HIV 感染者的壽命，對於感染者發生子宮頸癌、肛門癌，卻沒有改善。事實上，許多的研究發現，在雞尾酒療法時代，HIV 感染者發生肛門癌的比率反而增加，主要是感染者壽命延長後，讓 HPV 感染進展成癌症的慢性過程，在許多患者有足夠的時間發展完成。

肛門癌的發生率，在 HIV 感染的男同性間性行為者，有逐漸升高的趨勢。舉例來說，在倫敦針對 8,640 位感染 HIV 的男同性間性行為者的研究顯示，肛門癌的發生率，由未有雞尾酒療法時的每十萬人 35 名，升高到雞尾酒療法時代的每十萬人 92 名。在可見的未來，隨著更多感染者步入中年，發生肛門癌的案例將會愈來愈多，因此持續針對感染者進行癌症預防和檢查，在現在與將來會是重要的課題。

哪些人要特別留意肛門癌？

年齡 30 歲以上

非 HIV 感染者滿 50 歲以上才要注意肛門癌，但 HIV 感染者的肛門癌年齡層則較低。台大醫院的研究顯示，HIV 感染者發現肛門癌的平均年齡是 36 歲。建議年滿 30 歲的 HIV 感染者，都應該要留意。

曾有多重性伴侶或罹患菜花

有多重性伴侶、接受型肛交（俗稱的 0 號）的感染者，感染 HPV 的可能性高，會比較容易發生肛門癌。罹患過菜花的人，表示感染過 HPV，發生肛門癌的機率也比較高。

不過要澄清：肛門菜花本身不會直接轉變成肛門癌。前面提過，兩者的 HPV 型別不同。罹患過菜花的人，可能經過性行為感染第 16 型、18 型、58 型，

後來導致肛門癌，而非菜花直接變成肛門癌。

有肛門症狀

經常有肛門紅、腫、痛的症狀，或是有肛門瘻管的人，要留意可能是肛門癌症狀或前兆。

有抽菸

抽菸會增加致癌的機率，肛門癌也不例外，有抽菸的人，得肛門癌的機率較高。

肛門癌的症狀有哪些？

肛門癌早期常沒有症狀，但還是可能出現肛門局部出血、疼痛、觸摸到肛門腫塊等症狀。當然，上述症狀也有可能是痔瘡、菜花，或其他肛門疾病引起的，因此出現上述症狀時，請先就醫讓醫生診斷，不要自己先恐慌亂了陣腳。

肛門癌怎麼檢查？

如果你已經出現前述症狀，則醫生會先做目視診斷，確診則需以肛門鏡進行切片，確認是否有癌細胞。肛門鏡是專門的檢查，會由直腸外科醫師或是腸胃內科醫師執行。

如果你沒有前述症狀，需要的是「肛門癌篩檢」。國外有一些專家建議，針對 HIV 感染者，每年由醫生進行一次直腸觸診以檢查是否有肛門腫塊。另外有些專家則是建議肛門抹片篩檢。

大家都聽過婦產科醫生用子宮頸抹片或陰道鏡，來篩檢女性的子宮頸癌，用同樣的觀念，國外有一些機構提供肛門抹片和肛門鏡，來篩檢男性的肛門癌，特別是針對男性 HIV 感染者。

在台灣，用肛門抹片或肛門鏡來篩檢 HIV 感染者，尚不普及。北台灣的部

立桃園醫院是最有經驗、將感染科與直腸外科整合提供肛門篩檢服務做得最好的醫院。南台灣的成大醫院，則是跟愛之希望協會、陽光酷兒中心等民間團體合作，提供肛門篩檢，已有好幾年的歷史。希望有愈來愈多的醫院會開始提供 HIV 感染者這項服務。

其實肛門抹片或肛門鏡，還沒有被歐美的愛滋治療指引列為例行篩檢項目。肛門抹片或肛門鏡在 HIV 感染者的篩檢效果，目前有許多研究在進行，日後可以告訴我們該怎麼做比較好，現在只能靜候研究結果發表。

肛門癌怎麼治療？

肛門癌的治療有三種基本治療方式：手術切除、放射治療、化學治療。放射加上化學治療，是目前公認最有效的治療方法，可將腫瘤消除掉或是縮小後再次局部切除手術，可達到保留肛門的功能，並且五年存活率達 70% 以上。大部分肛門癌患者不需做人工肛門，但若放射和化學治療無效，就可能要動手術完全切除直腸及肛門，此時就需要做人工肛門。

跟所有癌症一樣，肛門癌是可能致命的，早期診斷、早期治療的效果最好，如果腫瘤已經超過兩公分或是侵犯擴散出去，就會增加治療的失敗率。

HIV 感染者用疫苗預防肛門癌效果待證實

2010 年 12 月，美國 FDA 核准 HPV 四價疫苗（嘉喜）使用於 9 到 26 歲男性和女性以預防 HPV 第 16 型和第 18 型引起的肛門癌。針對非 HIV 感染者，HPV 疫苗對於肛門癌前病變與肛門癌的預防效果是 50%。疫苗的保護效果在男同性間性行為者更顯著，可達到 78%。針對 HIV 感染者用 HPV 疫苗預防肛門癌，目前有好幾項臨床試驗正在進行中，有待研究完成和結果發表，才會知道預防效果如何。

所以,關於肛門癌,你該注意……

- 病友如果出現肛門局部出血、疼痛,或觸摸到腫塊,請迅速就醫檢查肛門癌。
- 醫師可考慮幫病友評估肛門癌危險因子、每年直腸觸診篩檢肛門癌。
- 預防肛門癌,請使用保險套以避免感染 HPV,並且戒菸。
- 接種 HPV 疫苗可以預防肛門癌,在感染者是否適用,有待國外臨床試驗成果,仍值得期待。
- 肛門抹片、肛門鏡的篩檢效果,有待更多研究證實,或許未來會成為例行篩檢項目。

延伸閱覽

- 露德協會《愛滋與肛門癌》(網頁):說明 HIV 感染和肛門癌的關聯和檢查資訊,簡明易懂。

―――――――――――― 常見問題 ――――――――――――

問:HIV 感染者罹患肛門癌的機率會比非 HIV 感染者來得高,會比較高的原因,是因為身上有 HIV 病毒較易感染 HPV?還是因為感染 HIV 的性生活通常較為繁雜,較易造成 HPV 感染而導致肛門癌?

答:主因是 HIV 感染者有 HPV 的機率比非 HIV 感染者高。性行為對象人數、是否做好保護措施,這些當然是決定因子,讓 HIV 感染者在診斷 HIV 前或診斷 HIV 後,透過性行為感染到 HPV。HIV 感染者得到 HPV,比較不容易靠自己的免疫力把 HPV 清除乾淨,以致於 HPV 可以長期存在。HIV 可能也會讓致癌過程,沒有足夠的自身免疫力來克制,讓肛門癌得以形成。這些加總的結果,可能是 HIV 感染者有較高機率罹患肛門癌的原因。

問：肛門癌只要發現好好治療，最多也活差不多 5 年嗎？

答：這終究是個癌症，早期發現還是有治癒的不錯希望，但是還是有不少人發現太晚，治療只能延長時間，或是治好了又復發。五年存活率 70%，是指平均而言，發現滿 5 年時，還有 70% 的患者活著，意思不是說只能活 5 年。

我可以吃生食嗎？健康食品有用嗎？

小威是 HIV 感染者，已經在服藥，最近驗血的 CD4 是 87。這兩天發高燒不退，到醫院掛急診，被醫生詢問是否有吃生食，例如生魚片、生蠔、生魚卵、生雞蛋，或是生菜沙拉？

小威回想，遵照個管師的建議，堅持不碰生食，但是有一頓火鍋的沾醬跟生雞蛋混合了，想說煮熟的東西只是沾一沾，應該不會怎樣。

吃進有生雞蛋的火鍋沾醬，跟他的發燒有關嗎？

醫生跟小威說：「你很可能是吃生雞蛋感染了沙門氏菌。一般人這樣頂多只是拉拉肚子，可是因為你的免疫力弱，沙門氏菌會跑到血管裡，隨著血液在全身跑來跑去，因此引起高燒。這叫做菌血症。」

於是急診護理師幫小威抽血進行血液培養，值班的急診醫生開立了治療沙門氏菌的抗生素，並且安排小威住院繼續治療。治療一晚，隔天小威燒就退了，精神也迅速恢復。三天後，小威的血液培養鑑定結果確定為沙門氏菌。

生食可能感染沙門氏菌

沙門氏菌，屬於革蘭氏陰性細菌，是一種人類和動物都可以感染的細菌。這些動物主要是家禽和家畜，像是雞肉、鴨肉、鵝肉、豬肉和豬內臟，以及雞蛋、鴨蛋、鵝蛋，都常帶有沙門氏菌。沙門氏菌很容易在食物滋生，到東南亞、印度、埃及等地出國旅行的人出現腹瀉，或是吃生食引起腹瀉，往往都是沙門氏菌造成的。

如果被禽肉和豬肉汙染到的砧板、廚具，又用來料理生食，例如生蠔、生魚片或生菜就可能交叉感染。假如汙染到青菜、水果，連吃素的人都可以中獎。另一種常見的汙染發生，是雞蛋殼帶有的沙門氏菌，在打蛋的過程中進入蛋液裡，如果蛋液被生飲，或是沒有煮熟就吃下，就可能感染沙門氏菌。其實，你可能沒

注意到，生活當中常會遇到沒完全煮熟的蛋，例如提拉米蘇、慕斯蛋糕、凱薩沙拉醬、卡士達醬、美乃滋、蛋酒等等，其實都含有沒完全煮熟的蛋液。

HIV 和沙門氏菌

在台灣，沙門氏菌是 HIV 病人很常見的細菌感染，在 HIV 病人出現全身細菌感染的原因當中，沙門氏菌就是排行第一的元兇。生食吃進沙門氏菌後，沙門氏菌可以進入腸壁的血管，隨血液到處流竄。雖然白血球可以把沙門氏菌吞掉，卻往往無法殺死沙門氏菌，必須靠 CD4 細胞和 CD8 細胞，來清除帶有沙門氏菌的吞噬細胞。因此在 CD4 偏低的 HIV 感染者，特別容易發生沙門氏菌進入血液流竄全身，引起高燒、畏寒、倦怠，嚴重可能造成敗血症，引起休克甚至死亡。

沙門氏菌感染的症狀和治療

HIV 感染者，罹患沙門氏菌感染，往往症狀只有發高燒和疲倦，不像一般人會有腹瀉。HIV 病人發燒原因又多如牛毛，如果診治醫生不是感染科醫生，患者若沒腹瀉又沒主動提曾吃生食，常不會在第一時間就想到沙門氏菌，結果就是開立一般抗生素，偏偏一般抗生素，通常對沙門氏菌是無效的，於是發燒就持續、症狀惡化，直到血液培養結果出爐，才恍然大悟，原來是沙門氏菌在作怪。因此，病友自己心中要有譜，發燒時先回想一下自己最近有沒有接觸生食，善意的提醒醫生要注意沙門氏菌。有感染科醫生幫忙評估，則是最好的選擇。

另一種滿常見的狀況，是身體原本健康的年輕人，莫名其妙發燒，到醫院去檢查，結果血液培養鑑定出沙門氏菌。這樣無緣無故的「沙門氏菌菌血症」，代表免疫力有問題，有經驗的內科醫生會聯想到 HIV 感染，跟著就會做諮商、詢問病人感染 HIV 的風險，及是否願意接受 HIV 檢查。在台大醫院，有不少案例，是靠著「沙門氏菌菌血症」，而及時診斷出 HIV 感染，避免了繼續拖延變成 HIV 發病的風險。

沙門氏菌菌血症的治療，一般是先使用第三代頭孢子素靜脈注射，等退燒、身體狀況穩定後，改成口服抗生素繼續治療滿 4 ～ 6 星期。在過去 HIV 治療比較蠻荒的年代，沙門氏菌經常會復發。現在有先進的雞尾酒療法後，只要好好接

受 HIV 藥物治療控制 HIV 病毒，讓 CD4 回升，沙門氏菌復發的機率已經降得很低了。但是痊癒後不會終生免疫，如果再吃生食，則還是可能再感染到沙門氏菌。目前也沒有疫苗可以預防這種感染。

HIV 感染者的飲食建議

在 CD4 < 200 的 HIV 感染者，我們會建議絕對不要碰生食。CD4 若在 200 到 350，也還不算正常，對抗沙門氏菌可能夠用，也可能不夠用，生食還是少碰為妙。

CD4 偏低的 HIV 感染者，為了預防沙門氏菌上身，出外用餐時，有以下建議：

- 生雞蛋、生蠔、生魚片、生魚卵、生菜沙拉，還包括蛋酒、帶有生雞蛋的火鍋沾醬、帶有生魚肉或生魚卵的握壽司等，都請務必列為禁忌。
- 避免食用沙拉醬、美乃滋、提拉米蘇、慕斯蛋糕。這些食物雖然沒標明是「生的」，當中所含的蛋液是沒有完全煮熟的，滅菌不足，都有感染沙門氏菌之虞。
- 蚵仔煎如果沒煎透熟、涮涮鍋若食材未煮全熟、生機飲食若摻有生雞蛋，吃下去也可能感染沙門氏菌，享用前最好多留意一下，免得禍從口入。

提升免疫力的健康食品？

大家都知道感染 HIV 後免疫力會變差，差到一個程度就要開始吃藥。吃藥後，也有人看著 CD4 龜速增加，望眼欲穿，恨鐵不成鋼。許多感染者關心：「怎樣維持免疫力、增強免疫力？坊間有許多標榜『提升免疫』的健康食品。究竟對 HIV 感染者有沒有用呢？」

首先，「健康食品」是法律名詞，受到健康食品管理法的規範，不可以亂用。法律對健康食品的定義是：「具有保健功效，並標示或廣告其具該功效，且須具有實質科學證據，非屬治療、矯正人類疾病之醫療效能為目的之食品。」一

般食品，包括坊間所稱保健食品，如果沒取得衛生署健康食品查驗登記許可證，卻宣稱為「健康食品」，就可以移送法辦。

要成為「健康食品」，必須經過衛生福利部的健康食品查驗登記。目前通過查驗登記，屬於「免疫調節功能」這類的健康食品，共有 38 項，其中包括靈芝、養生液、蜂膠、人蔘膠囊、綠藻、優酪乳等品項，讀者可以到衛福部食品藥物管理署的網站，去查詢衛福部審核通過之健康食品一覽表，就可以看到清單。

健康食品、國家認證？

通過健康食品查驗登記的產品，往往就會打著「國家認證」的旗號，大肆宣傳免疫功效。可是，聰明的你，應該仔細想想，究竟「國家認證」了什麼？

要得到免疫調節健康食品的「國家認證」，要有「實質科學證據」，但是這所謂的科學證據，其實沒有想像中複雜。只要取得至少 10 隻小鼠，做下列任何一項實驗：

一、脾臟或淋巴結細胞增值反應

二、抗體分泌實驗

三、細胞激素分泌實驗

四、分離脾臟細胞及表面標記分析

五、自然殺手細胞活性

六、吞噬細胞活性

七、特異性抗體產生

八、特異性 T 細胞增殖反應

九、特異性細胞激素製造

十、遲發性過敏反應。

上述這些實驗只要有一項好的結果，就可以據此向衛福部食品藥物管理署申請「免疫調節健康食品」的查驗登記。衛福部只做書面審核，不會驗證實驗，究竟老鼠發生什麼事，只能由廠商提供的資料判斷。書面審核通過，就能成為「免疫調節健康食品」。在衛福部的網站上，你會看到產品注記是「產品宣稱功效：有助於抗體生成……」，到了電視廣告，卻變成「國家認證有助於免疫力提

升」，這文字遊戲，就讓觀眾相信吃了會讓免疫力變好。

以暢銷的某靈芝產品為例，從老鼠實驗得到的結果是：「產品宣稱功效：有助於抗體生成、免疫細胞增生能力、調節 T 細胞功能、自然殺手細胞活性、吞噬細胞活性」。雖然效果看起來洋洋灑灑，卻沒有一項是專門針對 CD4 細胞。「免疫力」是個很空泛的字眼，實際包含很多免疫系統的指標，廣告只籠統的說「提升免疫力」，提升的究竟是不是需要提升的免疫指標？還是反而讓好端端的免疫指標飆升，反而有害健康？更何況，老鼠的免疫系統，並不等於人的免疫系統。

保健食品對 HIV 的功效不明，不建議當白老鼠

以 HIV 感染來說，免疫重點指標就是遭破壞的 CD4 細胞，究竟這些健康食品是否能讓 HIV 感染者的 CD4 上升？答案是**「不知道」**。老鼠不會得 HIV，所以不可能找到模仿 HIV 感染的老鼠來做實驗。只靠健康的老鼠做實驗的結果，想套用在複雜的病人身上，相當勉強，很難說服醫師，還是需要做人體試驗才知道。目前的免疫調節健康食品，沒有任何一項是做過人體試驗的，畢竟做人體試驗是昂貴而且冒險的。所以讀者去問醫師「×× 健康食品有沒有效」，醫師必定持保留態度。畢竟我們診治的是人，不是老鼠。

沒有人體試驗，我們不知道吃健康食品對 HIV 感染者是否有益、還是有害。小明很開心食用後 CD4 上升、病毒量降低，但是 CD4 和病毒量就像股市一樣，原本就會震盪波動，小明如果沒食用，CD4 可能也會上升、病毒量會降低，跟健康食品其實無關。就算對小明有效，對小華也不見得有效，對小強甚至可能有害。身為醫師，我不會建議你去花錢對健康下賭注，把自己當成白老鼠玩。

總之，在各位花錢去買宣稱「提升免疫」、「國家認證」的健康食品之前，請先想想，這錢花得值不值得。大家對服藥總是提心吊膽，但是對於證據僅僅只是老鼠實驗的健康食品，其實也該考慮周詳，不要人云亦云、盲從跟隨，花錢當冤大頭。

延伸閱覽

· 愛滋病學會季刊《愛之關懷》第 55 期《沙門氏菌菌血症》：由亞東醫院黃昱瑋醫師撰稿，說明 HIV 感染者合併沙門氏菌感染的流行病學、臨床表徵與診斷、治療、預防等議題，內容精簡扼要。

· 衛生福利部食品藥物管理署《健康食品之免疫調節功能評估方法》《健康食品常見問與答》（網頁）：詳述衛福部關於免疫調節健康食品的規範標準，與民眾針對健康食品常見的問題。

常見問題

問：市面上的台糖蜆精，和國家認證的優酪乳、益生菌對提升免疫力有效果嗎？晚上吃生菜沙拉會不會太冷了？

答：你提到的健康食品，都是像文章中所提，用老鼠實驗「證明」有免疫調節功能，是否據此要相信？看你自己的想法。生菜沙拉晚上吃是很平常的事，歐美都是這樣吃。「冷」可能是中醫的說法，西醫沒有這樣的說法。

問：吃保肝藥可以加強肝臟解毒功能嗎？或者是吃維生素 B 群？

答：套用台灣肝病權威、中研院院士陳定信教授的話：「保肝藥沒有用」。至於維生素 B 群，除非是酒精過量，否則維生素 B 對肝臟是沒有幫助的。

就醫權益——去診所或看牙醫怎麼辦？

那個下午，我來到位於公館的○○牙醫診所，打算拔除為害許久的智齒。然而就在我已經躺在診療椅上，準備要上麻醉了，我主動向醫師提起自身是感染者的身分。誰知道，她對我說：「你們感染者應該要去大醫院看，那裡有專門的手術空間。」

這是事實嗎？我的感染科醫師明確地告訴過我，拔牙這類小手術在坊間診所看即可，只是，看診時須表明身分。我如此反應給牙醫師，她隨即又改口：「我們這種小診所消毒技術不足，請你改掛大醫院的口腔外科。」

這是什麼意思？接著，掛號取消，走出診間，到掛號櫃檯見護士們的竊語。好不真實的感覺。反應慢半拍的我，一直要到稍晚與個管師通過電話後，才明確地知道自己被「拒診」了。不平的情緒湧上來。那句「我們這種小診所消毒技術不足」往後不斷被記起、迴盪、發酵。

——（節錄自權促會《權通訊》第九期海綿寶寶撰寫之
《那個下午我去看牙醫》）

六名感染者就醫就有一名被拒

感染科以外，像前面海綿寶寶去就醫遭拒絕的例子，並不算少見。權促會在 2014 年針對 1,001 名台灣 HIV 感染者，調查兩年內受侵權經驗，結果顯示有 162 人「曾遇過醫院以設備不足、非個人專長等理由，表示無法治療」。也就是每六個 HIV 感染者當中，就有一位像海綿寶寶一樣，曾在醫院或診所就醫告知自己有 HIV，卻碰到軟釘子被拒絕診治。這在各種侵權經驗中，名列前茅。

弔詭的是，根據法律「人類免疫缺乏病毒傳染防治暨感染者權益保障條例」第十二條，HIV 感染者就醫時，應向醫事人員告知感染 HIV 的事實。感染者提供感染事實後，醫事機構及醫事人員不得拒絕提供服務。違反這一條的罰則，不管對感染者或是醫事人員，都是處新台幣 3 萬元以上、15 萬元以下罰鍰；對於

醫事機構，則是處新台幣 30 萬元以上、150 萬元以下罰鍰。

2007 年訂定這個條文的立法理由其實是「醫療機構及醫事人員本有提供醫療服務之義務，且如有醫療機構不能處理時應予以轉診，而非拒絕提供醫療服務。同時，賦予感染者就醫時告知感染事實之義務，亦課予醫療機構及醫事人員提供醫療服務之義務，以符合法之衡平原則。」你誠實告訴我，我認真照顧你，希望創造醫病之間互相信任的醫療環境。

可是實際上的狀況，不管法律條文如何書寫，就像海綿寶寶一樣，感染者主動告知 HIV 之後，仍然可能被醫院或診所以各種理由「婉拒」看診。例如：請你去 HIV 指定醫院看、消毒設備不足、我們醫師對 HIV 專業不足等等，總之意思就是我們不能幫你診治。

很遺憾的是，用來保障患者權益的法律條文，雖然就醫侵權申訴案件時有所聞，卻自 2007 年實施以來從未開罰過，形同虛設。困難點在於舉證醫院或診所拒絕提供服務，是不容易的事情。患者如果沒有錄下當時的對話，醫院或診所很容易在衛生局要求提出說明時，找出專業上的理由來搪塞，例如：「評估患者的身體狀況，建議在專科接受治療。」就可以說自己並非拒絕提供服務，衛生主管單位也無可奈何。

感染者就醫的困境

另一種情形是，醫師勉強接受了掛號，但是在診間全副武裝，戴上有如防毒面具的大型面罩、雙層手套，穿上全身隔離衣。雖然如此戒備，看診時卻絲毫不碰患者，連平時會做的喉嚨檢查、胸部聽診、體溫血壓測量，統統省略，簡單問幾句就請出去領藥，唯恐多待一秒就會增加傳染風險。

患者甚至可能聽到醫療人員的耳語：「有 HIV 好可怕，怎麼跑來我們這裡看？」「他剛剛坐過的沙發、摸過的雜誌，你趕快去消毒一下。」「你說他會不會是同性戀啊？好噁心。」讓患者的自尊心受損，覺得自己是不被接納的洪水猛獸。

如果親身有過這樣的經驗，或是聽說別的感染者告知後遭受不當對待，當然

會讓感染者在醫院或診所不願意透露自己有 HIV 的身分，以免成為下一個海綿寶寶。甚至也會擔心健保卡上是否有註記 HIV，讓醫生讀卡時就會看見自己的感染事實。

這可以從露德協會 2014 年的感染者生活現況調查報告獲得佐證。他們調查了台灣 450 位 HIV 感染者，發現在非 HIV 相關就醫時，有 32.6% 不敢告知醫護人員自己的感染身分，有 38.8% 的人擔心健保卡上 HIV 相關病歷被讀取。

疾管署列出的 HIV 感染就醫權益歧視常見樣態如下：

・醫療院所拒絕提供感染者醫療服務或是要求轉診，卻未能提供正當理由。
・醫療院所未事先取得感染者同意，卻將其感染事實洩漏給親屬、不相干的醫療人員或其他民眾。
・醫療院所把感染者隔離於特殊病床或病房。
・醫療院所強迫感染者出院，未考量其健康狀況。
・醫療人員對感染者施予有不友善的差別待遇，或打探與求診內容無關的個人隱私。

感染者就醫該怎麼辦？

雖然就醫歧視和就醫權益受損案件還是存在，隨著醫學教育的加強，以及社會上對 HIV 感染者和同志議題的接納程度逐漸改善，對 HIV 感染者友善的醫護人員其實是愈來愈多的，尤其是年輕一輩的醫護人員，常常對 HIV 感染有比較正確的認識，比較不會少見多怪。

在台灣醫界能達到對 HIV 感染者更加友善的大同境界前，建議患者還是多跟感染科醫療團隊討論就醫的選擇。各個醫療團隊通常都有些「口袋名單」，像是直腸外科、泌尿科、牙科、婦產科、皮膚科、肝膽腸胃科、整形外科、精神科等科別的合作醫生，會願意接受感染科團隊轉介患者。這些口袋名單不會大舉公布，通常是合作醫生不想高調，也是避免給名單外的醫生貼上不友善的標籤。因此叫做「口袋名單」，如果你問了主治醫師或個管師，他們就會從口袋拿出來告訴你，也會主動安排轉介事宜。

感染者就醫常見疑問整理

看醫生都一定要說我有 HIV 嗎？

這是個很難的問題。如前面所述，依法 HIV 感染者就醫是要向醫師告知 HIV 的，違反可罰三萬元到十五萬元，只是實施以來似乎從未接獲檢舉，因此從來沒有未告知的感染者被罰過。甚至因為告知後有可能遭到醫院或診所婉拒服務或另眼相看，許多民間人士建議如果沒有侵入性的醫療行為，就不用主動提到感染的身分，或是告訴醫生自己有 C 型肝炎，就可以提醒醫生注意血液傳染方面的防護。

基於醫師的身分，我不能勸患者做違法的事情、故意不對醫師告知 HIV。而且大部分的醫師對 HIV 感染者還是平等對待、善盡專業職責的。在診間晤談裡，常有患者看了某一科或診所的醫師、主動告知 HIV 之後，醫師還是平常心診治，讓我的口袋名單又多了一位可以轉介的好醫師。因此我會鼓勵患者還是在就醫時主動告知自己有 HIV，讓醫師更能掌握你的身體狀況，開藥時避免會有藥物交互作用的處方，如果有疑問可以直接跟我聯繫、相互討論。如果醫師對待 HIV 感染者的態度良好，還能讓其他患者也多了被轉介過去的機會。

如果你覺得在告知、不告知、守法、違法之間，難以取捨、天人交戰，請你還是跟感染科醫療團隊討論一下對策和選擇。如果在感染科就醫所在的指定醫院看任何科別，因為病歷上記載的診斷和治療用藥，是所有醫生都看得見的，就不用特別告知自己有 HIV，醫生自己就應該會從病歷掌握到。這也是一些病人選擇的方式，省下天人交戰的告知煩惱。

如果我被醫院診所拒絕就診該怎麼辦？

如果不幸被醫院或診所拒絕，請先跟感染科醫療團隊告知一聲，一方面可以詢問口袋名單，再來要看哪個醫院或診所比較好，以免延誤病情。另一方面是讓感染科醫療團隊提供其他患者參考，避開不友善的地雷，以免更多感染者權益受損。

更重要的是，主動將這樣的情事，打電話告訴權促會詳細的時間、地點和經

過，讓他們能夠收集彙整感染者各自的事件，評估是否構成侵權，並協助處理。感染者權益被侵犯時，依法是可以提出申訴的，如果最終裁定醫療院所違法，就可以開罰。權促會在感染者權益保障方面，是台灣最專精的民間團體，他們會協助感染者提出申訴，陪伴感染者走過申訴的程序，爭取應有的權益和正義。如果有了開罰首例，必定能相當程度地遏止醫療院所拒看 HIV 感染者。

我的健保卡會被註記 HIV 嗎？

　　HIV 不是重大傷病，所以健保卡不會有特殊註記。但是健保卡裡會存有最近六次看病的紀錄，如果這六次的紀錄裡有 HIV 的診斷碼或是 HIV 用藥，那拿到醫院或診所的電腦上讀卡時，就很可能被讀出「最近有 HIV 就醫紀錄」，而被醫院或診所發現患者有 HIV，產生不必要的麻煩。

　　就醫資訊是屬於患者的保密資訊，受到「個人資料保護法」的保護。你有權利不要讓健保卡註記看診的內容。健保的規定從 2005 年開始就已經讓 HIV 感染者可以依個人意願選擇在健保卡登錄或不登錄 HIV 相關醫療紀錄，2010 年和 2011 年更公告不強制健保卡登錄 HIV 診斷碼、用藥和慢性處方箋，各醫院都有收到通知，並且採取相關的電腦程式修改，讓 HIV 感染者的就醫紀錄不在健保卡裡曝光。

　　以台大醫院就診的患者為例，如果不想讓健保卡被註記，醫師或診間人員只要在電腦畫面的「身分確認」的**「此次就醫醫囑不寫入健保卡中」**打個勾就好，不是很麻煩的事情。有做這一步的話，去其他醫院或診所讀健保卡時，就只會讀到有來台大醫院看過診，但看診內容就是空白的，不會看到任何跟 HIV 相關的紀錄。

　　請患者積極表達你的意願，提醒醫師和診間人員多勾這一項，健保卡裡就不會有 HIV 診斷碼或用藥。事實上，在經常看 HIV 的感染科，診間人員通常已經有默契會自動勾選這一項，不等待患者提醒，也會主動做這一步。患者不放心的話，不妨還是可以問一問，提醒一下無妨。

性病友善門診

除了 HIV 之外，性病患者其實也有就醫方面的擔心，怕去看病時被診所人員議論紛紛、被醫師護士另眼相看。所以 2011 年開始疾管署製作了「性病友善門診」名單，各縣市都有，包括皮膚科、泌尿科、家醫科、感染科、小兒科等。這些友善門診醫師都是性病專長、也每年固定要修習相關的教育學分充實專業識能，包括諮商輔導、文化敏感度等。患者去這些門診就醫時，不用擔心多餘的事情，安心看病即可。

這份名單可以在網路搜尋關鍵字「性病友善門診」從疾管署網站找到，也可以直接打 24 小時免付費防疫專線 1922 詢問。

雲端藥歷：新的曝光可能？

健保署為提升民眾用藥安全及品質，於 2013 年 7 月建置以病人為中心的健保雲端藥歷系統，提供特約醫事服務機構醫師於臨床處置、開立處方，及藥師用藥諮詢時即時查詢病人最近 3 個月用藥明細紀錄，為病人用藥把關。主要是為了避免重複用藥和藥物交互衝突，特別在有多重慢性疾病，或是愛逛醫院的患者，可以讓醫師知道患者在其他醫院或診所的用藥，就可以避免開立相同的藥物，或是開立會彼此有交互作用的藥物，除了保護病人的用藥安全，也可以減少藥費支出。

實際的操作上，民眾就醫時透過健保卡，就可請醫師或藥師協助查詢過去 3 個月的用藥紀錄，提供醫師處方開立或藥師藥物諮詢參考。就 HIV 感染者而言，雖然醫院可以不將 HIV 用藥紀錄註記進健保卡，但是雲端藥歷系統仍然有最近 3 個月完整用藥紀錄，包括 HIV 用藥紀錄在內，所以雲端藥歷可能成為 HIV 就醫曝光來源。

因應雲端藥歷，我可以怎麼辦？

針對雲端藥歷可能導致 HIV 身分曝光一事，民間團體和疾管署已經向健保

署反映，健保署的回覆是：

一、為顧及民眾就醫的個別隱私需求，雲端藥歷系統已建置完成密碼設定作業，有需要的民眾，可到各鄉鎮市區公所，或健保署各分區業務組聯合服務中心，申辦「設定健保卡密碼」來限制讀取卡內之資料，以保障個人資料機敏性。如此醫事人員就無法查詢其健保雲端藥歷系統用藥資料。

二、依據「人類免疫缺乏病毒傳染防治及感染者權益保障條例」第 4 條及第 14 條，保障個案之就醫權益，並規範醫事人員因業務知悉感染者病歷資料，不得無故洩漏。因此，若有違反情事，可逕向當地衛生局反映，以違反「人類免疫缺乏病毒傳染防治及感染者權益保障條例」處理。

雖然醫師查了雲端藥歷不一定就是不好的事情，許多 HIV 感染者還是擔心隱私曝光，就依照健保署的建議，已經去公所或健保署分區中心辦了「鎖卡」，也就是設定健保卡密碼，以免被醫師查雲端藥歷，導致 HIV 身分曝光。但是有滿多醫療院所的電腦設定，是需要患者提供健保卡密碼才能完成看診程序。醫師還是會跟患者問「密碼是多少」，否則就沒辦法開藥、開檢查。因此衍生的擔憂是，醫師知道了患者的健保卡密碼，還是可能點進雲端藥歷系統去查詢，而得知 HIV。

目前雲端藥歷對 HIV 感染者隱私的影響、鎖卡能否有效保護隱私，還無法完整評估。對於極度擔憂雲端藥歷會讓身分曝光的 HIV 感染者，甚至有民間人士建議用「未帶健保卡」為理由，先用自費身分就醫結帳，再拿健保卡七天內回櫃台退費用，以避開醫師讀健保卡查雲端藥歷這一步。

如果讀者因為雲端藥歷導致 HIV 曝光，被醫師拒絕服務或不當對待，請比照被醫院或診所拒絕看診的處理，向感染科醫療團隊報告，並打電話告訴權促會，以便醫院和民間團體掌握和彙整，一併向衛生局和健保署提出雲端藥歷侵害感染者權的事證，以保障 HIV 感染者權益。

值得一提的是，雲端藥歷只提供查詢，除非患者同意，否則是不能下載到醫院或診所電腦的。有不少醫院診所最近為了提高雲端藥歷的使用便利性，會印製雲端藥歷下載同意書，請患者填寫。如果同意下載，醫院各科醫師都可以直接在電腦看到過去三個月各醫院診所的用藥紀錄，連讀卡、連線到雲端的程序和時間

都免了，對醫師是方便，對患者的隱私就拆掉更多道防火牆了，簽同意書前務必三思。

延伸閱覽

· 愛滋感染者權益促進會《感染者醫療權益小指南》（網路版小單張）：權促會細心整理感染者關於 HIV 就醫、一般病症、緊急意外的就醫注意事項，也針對健保卡是否登錄 HIV、就醫權益等議題提供說明。內容相當豐富實用。

─────── **常見問題** ───────

問：前幾天去看牙科，醫生建議我要植牙，請問羅醫師我們是不是不能做植牙，因為那是侵入性的醫療行為。即使不是植牙那也是要根管治療，這似乎也不可以。唉，好苦惱喔！有 HIV 真的帶來很多生活的不便。真的有一失足成千古恨的感覺。

答：沒有「不能植牙」這回事，這裡頭的一些議題包括：1.HIV 病人同樣享有接受治療的權利，醫師不得拒絕診療，包括牙醫在內，牙醫自己應該做好防護措施。2. 目前你的 CD4 沒有低到會因為植牙發生細菌感染的程度，所以生理狀況是可以植牙的。

問：最近的雲端藥歷在感染者之間產生一些恐慌，有一些朋友反映，明明健保卡是鎖住的，可是診所的醫護人員強硬要求要打開，不然就不給看診，該怎麼辦呢？

答：確實滿多醫院和診所的電腦系統，遇到健保卡設密碼時，必須要輸入密碼，才能完成看診程序。不過，這個要求密碼的步驟，不一定會連結到雲端藥歷，究竟跟雲端藥歷有沒有相連，要看診所或醫院的電腦系統標準流程是什麼。在這樣的不確定性裡，患者不想冒險的話，只能「換別家看」，或是參

考民間人士的建議，用「未帶健保卡」自費看完，再拿健保卡回來退費。如果給出健保卡密碼，卻遭醫院或診所拒絕服務或不當對待，請將這樣的事件發生時間、地點、經過，通知感染科醫療團隊和權促會，以便彙整和處理。

意外、開刀會不會驗 HIV？

　　到醫院接受手術開刀，一般會先抽血檢驗病患的身體狀況。檢測的項目當中，會不會特別針對 HIV 做檢驗呢？

　　這個題目的正確答案是：「**不會針對 HIV 做檢驗**。法律有規定，如果醫院想幫患者驗 HIV，必須患者本人同意才能抽血，否則是違法的。」

　　筆者十多年前在醫院擔任小醫師時，還時常聽到外科系的醫師在開刀前，會「例行」幫患者抽血檢驗 HIV，從不徵詢患者意願。2007 年 HIV 條例修法，明文禁止醫事人員不可以未經患者同意就檢驗 HIV，此後這樣的鴨霸事件，就很少發生了。不過 2014 年還是有一樁事件發生，成為衛生局依法開罰首例。請看下面的新聞報導：

國內首例：病人未同意，高醫擅驗愛滋挨罰（自由時報 2014 年 6 月 18 日）

　　高雄醫學大學附設醫院未經患者同意逕行做 HIV 篩檢，遭當事人投訴，高市衛生局以違反「人類免疫缺乏病毒傳染防治及感染者權益保障條例」第十五條第四項，裁定三萬元罰鍰，創下我國首例。

　　患者是出櫃同志陳育仁，今年年初首次到高醫求診，欲進行割包皮手術，當時向醫生表明自己是同志，而遭強迫簽下同意書進行 HIV 篩檢，但因不滿醫生態度而轉往他院開刀。而後又因腎結石就診於高醫，醫院卻在未告知情況下就進行 HIV 篩檢。陳育仁指出，如果是基於專業醫療角度進行檢驗，欣然接受，但若是因為「同志」就逕行檢驗，顯然不是一個好理由。

　　高雄市衛生局經訪談、調查結果，裁定高醫附醫違法，並裁罰新台幣三萬元，成為台灣首起因未經當事人同意就篩檢 HIV 的開罰案例。

醫事人員替病患檢驗 HIV，必須先諮詢病患本人同意

上面這則新聞的重點就是：**要經過當事人同意，才可以檢驗 HIV。**

依據「人類免疫缺乏病毒傳染防治及感染者權益保障條例」第十五條第四項規定，醫事人員應該經過當事人同意及諮詢程序，才可以抽取當事人血液進行人類免疫缺乏病毒檢查。違反這一條法律有罰則的，處新台幣三萬元以上、十五萬元以下罰鍰。

如果是未成年人，原本應該要取得法定代理人同意才能檢測 HIV。但法律有規定，針對未滿二十歲之人，如果無法取得法定代理人之即時同意，因醫療之必要性或急迫性，醫事人員只要獲得未成年人本人同意，就可以採集檢體檢測 HIV。

不過，同一部法律的第十一條有規定，以下三種特殊狀況，可以不用經過當事人同意及諮詢程序，就直接抽血檢驗 HIV：

一、採集血液供他人輸用

二、製造血液製劑

三、施行器官、組織、體液或細胞移植

所以民眾捐血、捐骨髓、捐器官時，醫事人員依法不用徵詢當事人同意，就可以直接抽血檢驗 HIV，這符合法律規定的特殊狀況。

醫護警消執行業務時不慎針扎，可以直接對當事人抽血檢驗 HIV

醫療院所工作人員、警察人員或消防人員於執行業務時發生針扎或尖銳器材畫傷等意外暴露事件時，可以透過輔導及說明，請民眾協助配合接受檢驗，並在取得民眾同意後，進行 HIV 檢查。

若無法取得民眾同意，依據 2015 年 2 月修正公告的「人類免疫缺乏病毒傳染防治及感染者權益保障條例」第 15 條之 1 第 1 項第 1 款規定，疑似感染來源有致執行業務人員因執行業務而暴露血液或體液受 HIV 感染之虞者，因醫療之必要性或急迫性，醫事人員得採集檢體進行 HIV 檢測，無需受檢查人或其法定

代理人之同意。

　　簡單說，2015 年修法之後，醫、護、警、消在執行業務時發生針扎或血液暴觸，可以直接對當事人（針扎或血液暴觸來源對象）抽血檢驗 HIV，無須經過當事人同意。

　　在沒有這一條文之前，過去醫、護、警、消發生針扎之後，偶爾會有針扎來源民眾拒絕檢測 HIV 的案例。根據疾管署的說法，這條款是基於警消和醫護人員對於職業安全考量所提出，不可否認是有相關執行業務人員對於 HIV 的恐慌，制訂這一條文的思維，是讓他們能夠放心為民眾提供服務，不要再有對於 HIV 感染者提供醫療服務的排斥。

意識不清無法表達意願，因醫療之必要性或急迫性，也可以直接檢驗 HIV

　　修法後的「人類免疫缺乏病毒傳染防治及感染者權益保障條例」第 15 條之 1 也規定，患者意識不清無法表達意願時，因醫療之必要性或急迫性，醫事人員可以直接檢驗 HIV，無需受檢查人或其法定代理人之同意。

　　因此，假如發生意外或重病，導致意識不清、無法表達意願時，醫生評估有必要或緊急需求要檢驗 HIV，醫療院所是可以依法檢驗 HIV，不用經過當事人同意。但這一條文所寫的「醫療之必要性或急迫性」，定義並不明確，究竟怎樣的狀況算是「醫療之必要性或急迫性」呢？可能眾說紛紜，產生醫病雙方的認知差異。目前衛生主管機關和民間團體正在討論這一條的適用條件，未來需要行政和司法機關的法令解釋來釋疑。

延伸閱覽

· 愛滋病學會季刊《愛之關懷》第 90 期《從防疫及官方角度談人類免疫缺乏病毒傳染防治及感染者權益保障條例：成果及影響》：由疾管署陳昶勳組長撰稿，說明 HIV 條例修法的前因後果，有提及新增的十五條之一關於醫護警消針扎時可不經當事人同意就抽血的條文，說明提案因素與官方立場。

· 愛滋病學會季刊《愛之關懷》第 90 期《從愛滋修法聯盟談人類免疫缺乏病毒傳染防治及感染者權益保障條例：成果及影響》：由權促會林宜慧祕書長撰稿，敘述愛滋修法聯盟對 HIV 條例修法的努力，關於新增的十五條之一，有說明背景因素、民間立場與相關的附帶決議內容。

常見問題

問：HIV 感染者如果因為慢性疾病開刀，譬如說癌症，是不是醫生因為患者有 HIV，多半會選擇儘量不救治？

答：時代不同囉，過去可能醫生會消極處理，可是現在 HIV 已經可控制、壽命延長逼近一般人，維持良好的健康狀況，所以醫師不再能用 HIV 當藉口，一律拖延或拒絕必要的開刀，還是會看實際病情狀況決定該怎麼治療，如果需要開刀、身體狀況也允許，還是會送進手術房，不會因為 HIV 而有大小眼。

問：如果 HIV 感染者需要接受器官移植，是不是往往沒有辦法提出器官需求的申請？

答：沒錯，直到 2015 年 12 月為止，HIV 感染者在等候屍體器官捐贈的名單上，還是被列為禁忌症。這主要是過去 HIV 被視為絕症，所以在器官移植來源稀少的狀況下，不會被排入優先接受器官移植的選擇。最近這樣的看法已經改變，國際上的研究顯示 HIV 感染者接受器官移植仍然有很好的結果，衛福部和器官移植領域的專家學者召開過數次會議，也認同新的趨勢，已經在 2015 年 6 月公告新的器官移植標準草案，HIV 將不再是器官移植的禁忌，只要符合 CD4 高於 200、病毒量測不到等標準，仍然可以跟一般人一樣，列入等候器官移植的名單。這項新措施，可望於 2016 年正式公告上路。

員工體檢要驗 HIV 怎麼辦？

　　員工體檢通常被一般人視為公司的福利，檢查愈多愈好，早期發現、早期治療，好像是天經地義的事情。

　　可是當 HIV 遇上員工體檢，卻常常成為 HIV 感染者不可言說的恐懼和痛苦，每次遇到員工體檢都聞之色變。萬一公司知道我有 HIV 會不會把我趕走？老闆知道結果以後，會不會告訴其他同事？我的員工體檢能不能不要檢查 HIV？

　　我們先看一則報導：

求職難，愛滋感染者最怕員工體檢驗愛滋（中央社 **2009** 年 **3** 月 **29** 日）

　　愛滋感染者權益促進會從去年至今的諮詢案件中發現，「工作權益問題」高居感染者權益問題的榜首，感染者最擔心員工體檢是否檢驗 HIV。權促會從以往眾多案例中發現，部分機關行號的主管或雇主等，會以維護大眾健康利益作為感染者不適任的理由，或利用感染者畏懼曝光的顧慮，要求主動離職，因此員工體檢是否檢驗 HIV，以及可能隨檢查而來的蜚短流長，都使感染者倍感壓力。

　　權促會指出，目前除了民航特考的「飛航管制類科」仍將 HIV 列為體檢不合格項目外，其餘考試的體檢皆未將 HIV 列入；已進入常備軍、士官的職業軍人，服役期間發現感染 HIV，可繼續保有工作，所屬機關不能強制除役。至於飯店餐飲業以及八大行業從業人員，HIV 其實並不屬於應檢驗的體檢項目。

　　最近公職報考大熱門，感染者最常諮詢的問題就是擔心體檢曝光，導致公務員考試失利，權促會建議感染者在求職前或面試通過後，主動了解員工體檢規定，事先詢問人事單位或承包醫院。

　　現行「人類免疫缺乏病毒傳染防治及感染者權益保障條例」第 4 條明文保障感染者的就業權利，衛生署對於感染者所從事的工作，除要求「醫事人員不能執行侵入性醫療行為」以外，也無其他規定，權促會建議感染者被要求離職時，可主動向行政院勞動部申訴，或尋求專業社工協助處理。

公司或雇主不可擅自於新進或一般員工之體檢項目中，增列 HIV 檢查

就像報導中指出的，法律有保障 HIV 感染者的就業權。公司或雇主假如得知員工有 HIV，不可以因此請員工捲鋪蓋走路。但是現實社會狀況是，雖然不乏友善的公司或雇主，許多感染者仍面對不可知的際遇，就算沒被炒魷魚，被長官冷嘲熱諷、找麻煩、不公平對待的案例，仍然層出不窮。退而求其次，為何員工體檢的項目要包括 HIV？難道不能拒絕檢驗嗎？

其實，依據「勞工健康保護規則」第 10 及 11 條規定，勞工應接受之健康檢查項目，不包含 HIV 檢查。如雇主或醫事機構欲增列 HIV 檢查項目，應該經當事人同意才可進行，並由醫事人員提供篩檢前後諮詢，且醫療機構只能將檢查結果告知當事人，不得通知雇主、學校或其他相關單位或人員，雇主亦不得要求員工繳交 HIV 檢驗報告，以保障民眾權益及隱私。

醫療院所不可以將 HIV 檢查結果告知雇主及學校

醫療院所於辦理各類健康檢查時，如包括 HIV 檢驗，其檢查結果應主動告知當事人，不得任意通知雇主、學校或其他相關單位及人員，以保障民眾就學、就醫、就業權益及個人隱私。違反者，依「人類免疫缺乏病毒傳染防治及感染者權益保障條例」第 23 條第 1 項規定，處新台幣 3 萬元以上 15 萬元以下罰鍰。

員工體檢侵權事件尚未消失

透過過去眾多申訴者、民間團體（特別是權促會）和政府單位的努力，許多血淚斑斑的案例，變成不該再犯的教訓。愈來愈多的公司行號、企業團體，以及大型連鎖的健檢中心，都知道員工體檢不能驗 HIV。大環境愈來愈友善健全，不過侵權的案件還是沒完全消失。

以 2015 年來說，權促會就接到民眾反映高雄市中山高級工商職業學校 104 年度教師甄選簡章，要求錄取者繳交 HIV 檢查報告。經過權促會向學校、教育

部和疾管署反映後，學校已經於第二次教師甄選簡章中，刪除該項檢驗。像這樣的侵權案例，難以徹底杜絕，只能透過宣導、申訴和處理，讓類似事件愈來愈少。

面對員工體檢的教戰守則

政府的規定、訓令和公文，不一定所有的公私立機構都會注意，因此求職的感染者要接受員工體檢之前，還是要留意自身權益，我建議做好以下的功課：

- 上權促會的網站：那裡有很多關於員工體檢的案例、處理過程和政府規定可以參考。看完會讓你安心不少，也會學習到很多這方面的知識。建議你到權促會的網站和留言板去收集資料，看自己要應徵的工作單位是否「榜上有名」，曾發生過員工體檢擅自檢查 HIV 的事件。也可以在權促會的網站留言、打電話去詢問，可以比較深入的討論自己的情形。
- 跟醫療團隊討論：要接受員工體檢之前，也可以跟醫生、個管師詢問，他們可以根據過去的經驗給你一些實用的建議，例如事先打電話給健檢中心詢問檢驗項目有哪些、能不能不做其中某幾項、抽掉 HIV 的檢驗單等等。
- 被侵權後申訴：假如已經因為員工體檢，發生工作權受損、不公平對待或歧視的事件，請勇敢地提出申訴、改變現狀，讓類似的事件不要再重演。包括權促會在內的許多民間團體，都可以幫助你進行申訴的程序，讓一己的難過痛苦，能轉變為集體的公平正義。

延伸閱覽

- 權促會《老闆想知道，勞工逃不掉。體檢回報制度亂，感染者只能碰運氣》（新聞稿和網頁）：新聞稿以員工體檢侵權事件為引子，說明國內員工體檢 HIV 的處理方式。網頁也提供了疾管署聲明各類健康體檢均不得強迫檢驗 HIV，並列出勞動部和 HIV 條例的規定與罰則、媒體報導，對於體檢 HIV 議題極具參考價值。

・露德協會《帕斯堤們面對工作體檢的因應策略》（網頁）：HIV 感染者面對工作體檢時，容易擔心會檢驗 HIV 以及不知如何因應公司要求，而有諸多焦慮，露德協會特別整理相關法規及因應方式，提供朋友們參考，內容包括確認體檢項目、確認報告模式、妥善準備因應說明、如何自救等四部分，相當實用。

常見問題

問： 新的年度又要員工體檢了，這一次把 HIV 那張檢驗單拿掉不抽血，結果今天亞東體檢中心的小姐打電話給我，告訴我 HIV 有異常。我告訴她我當初沒驗這個，結果原來是她把其他的血液分去驗 HIV，我整個很驚訝。目前個管師幫我預約明天下午跟亞東醫院的感染科醫師談談，看看是否有其他方法可以不要讓其他人知道。其實我也不確定有驗出 HIV，對院方來說會不會因為這樣而剝奪了我的工作權，加上亞東是 HIV 指定醫院，我希望院內相關的人員會對我們友善。

答： 很遺憾是這樣，不過既然走到這一步，就要勇敢去面對。你其實有很多護身符，問題是對方可能不懂，所以跟對的人討論是必要的，透過管道讓對方知道問題的嚴重性。

根據 HIV 條例第 15 條，經當事人同意及諮詢程序，才能進行 HIV 檢驗，違反可罰 3 萬至 15 萬元，有一些例外狀況例如捐血、器官移植，都跟你無關。

HIV 條例第 4 條，不得拒絕感染者就業，違反者可罰 30 萬到 150 萬元。

HIV 條例第 14 條，醫事機構、醫事人員及其他因業務知悉感染者之姓名及病歷等有關資料者，除依法律規定或基於防治需要者外，對於該項資料，不得洩漏。違反可罰 3 萬至 15 萬元。

所以請留著抽血單，以便萬一不得已需要申訴時當證據。申訴的遊戲規則是依據人類免疫缺乏病毒感染者權益保障辦法，不過你可以請權促會幫你出面，他們的經驗很多。

另一種出櫃：告訴親人我有 HIV

　　HIV 對感染者來說，是不能說的祕密，即使對父母也一樣。以 2011 年的台大醫院愛滋器捐案為例，器官捐贈者的家人是被媒體詢問，才得知已經往生的小孩原來是 HIV 感染者，十分震驚和難過。

　　尤其對男同志朋友而言，同志出櫃和 HIV 出櫃都是巨大的壓力，根據筆者在 2006 年到 2008 年對台大醫院 164 名新診斷 HIV 的男同志感染者的訪談，對任何一位家人出櫃自己是同志的比率，只有 53%，但對任何一位家人出櫃自己有 HIV 的比率則更低，只有 36%，顯示對感染者而言，感染 HIV 是比同志身分更難告訴家人的「櫃中櫃」。

　　父母或家人如果在事後才得知自己的小孩或兄弟姊妹有 HIV，可能會不停的問自己：「為什麼他不肯告訴我真相？」

　　我只能請您設身處地、換成他的角度，試想要告訴最親愛的家人自己感染 HIV 的事實，那該是一件需要多大勇氣的事情。

　　想到父母和家人會多麼傷心、憤怒、擔憂，幾次話到了嘴邊，就怎樣都說不出口，「找個更好的時機說吧！」他可能這樣想著。不是蓄意要瞞您，而是不知如何啟齒，不忍心看到親人得知真相後的表情。這不是存心欺騙，而是善意的隱瞞。一個人守著這樣的祕密，其實比誰都痛苦。

　　到底該不該告訴親人呢？當然是見仁見智的問題。我們希望告知後能獲得家人的支持，但又擔心家人的情緒反應，例如排斥、惱怒、沮喪、難過等表現，會不會對患者帶來負面的影響，所以要看每個家庭的狀況來決定，也要看患者是否極其需要家人的支持。

　　例如未成年人和年長者，往往最需要家人的照顧和協助，這時候就會儘量勸患者把祕密告訴至少一位家人，以免孤立無援。

　　有時候，祕密還是會不小心被公開，或是在某些特殊狀況下，誠實講出來比較好。以下筆者用兩個案例來說明。

狀況一：陰錯陽差的告知

突如其來，個管師接到大東的爸爸來電：「我的小孩是不是有 HIV？」

發生了什麼事？原來，周末狂歡夜的三顆搖頭丸，遇上了雞尾酒療法，交互作用的結果，讓搖頭丸濃度遽增、產生毒性。大東腦子錯亂、情緒失控，回到家就痛哭失聲、胡言亂語。父母驚慌失措，又聽到大東親口說出「同志」、「HIV」這兩件事。

噩夢醒來，祕密已經都攤在陽光下。招架不住，大東交出了醫療團隊的聯絡電話。

對家人是晴天霹靂，但是我們已經不是第一次遇到這樣的事情。講白了是「見怪不怪」，更出乎意料的狀況都處理過。家人慌成一片的時候，就讓醫療團隊來當靠山，我們就是定心丸。

我們邀請大東和父母到醫院商談。不用說也知道雙方核心的情緒焦點：

「為什麼直到現在才說？一直瞞著我們，把父母親當成外人。」

「不是故意要隱瞞，是不想讓父母操心。雖然沒講，可是一直都有去看醫生、好好吃藥。」

這麼簡單易懂的心意，在最親的家人面前，反而怎麼講都不對，因為雙方都在情緒上頭。那就由我們當兩造的代言人，幫忙把這些話講出來。

又講了一些生活相處上要注意的事情，特別是不會透過口水傳染。健康方面，請父母幫忙留意，生冷食物儘量避免，要督促大東規則吃藥。當然要強調HIV 已經不是絕症，預估壽命只比一般人少幾年，不會白髮人送黑髮人，反而是爸媽會擔心比你早走，你一個人孤孤單單的怎麼辦，所以要大東好好賺錢，準備養老之需。

講到這裡，媽媽的淚水已經在眼眶裡打轉，應該是放下心中某塊大石，卻又想起兒子未來要面對的漫漫人生吧，所以說點有趣的：「醫生應該也會比大東先走一步，到時候你要找別的醫生看。」於是大家都笑了。我看到爸爸手上拿著便條紙，工整地寫了好幾行字，趁這個機會，問爸媽有沒有其他問題。

「剛剛講生冷的食物，像是草莓、番茄這些水果，是不是也要煮熟？」

　　沒料到問的這麼細，顯然爸爸已經想了很多。就生冷食物做了些說明，讓爸媽知道沒那麼麻煩。

　　看得出爸爸還在壓抑著什麼。有些話不能憋在心裡，必須講出來，再見招拆招。

　　「這麼辛苦養大的小孩，學業成績都保持很優秀，沒想到喜歡男生、又有HIV，還亂吃危險的藥，心裡實在很難過。」

　　「他也不是自己願意得HIV的，是被別人傳染的。」

　　「對，那個傳染HIV給他的人實在很可惡，我想把他找出來，去跟他拚命。」

　　「那個人不一定知道自己有HIV、不見得是故意傳染給大東的。現在最重要的，還是一起幫助大東，把他的健康照顧好。」

　　「我會好好照顧自己的身體，聽醫生的話，不敢再碰那些藥物了。」

　　「他已經學到教訓了，以前因為不敢告訴爸媽，沒有人可以商量，難免會有情緒低潮，現在因為這件事情，爸媽都了解情況，沒有祕密了，以後就可以跟爸媽好好討論，所以更需要爸媽的支持和鼓勵。」

　　最後，簡單講一下父母常會關心的出國留學、工作體檢、隱私保護等議題，當然還有感情生活：「我們不希望他孤孤單單一輩子，找到所愛的人，當然可以在一起，只要做好保護措施。以後的事情很難說，也許甚至可以結婚。」工作方面，這個病不會影響成就，很多感染者在得病之後重新出發，反而表現更傑出，舉出賺大錢、得大獎的例子，背後都有盡全力支持的家人。

　　這些老生常談，對父母來說，是永遠不嫌多的話題。其實希望並未破滅，反而因為這件事情，收回了小孩的心、讓家人之間的距離拉得更近。關了一扇門，卻又開了一扇窗。

　　家家有本難念的經，我們遇過少數像《孽子》劇情被趕出家門、有家歸不得的小朋友，確實困難，幸好天下父母心，大多數家庭是跟大東的父母類似、跟小孩站在一起，容易處理的案例。只是家人往往想盡心，卻不知道該怎樣幫起。如果由醫療團隊跟家人對話，可以讓正確、正向的訊息統統一次到位，避免誤解、迷思，減少負面情緒；面對面溝通，除了讓父母對醫療照顧放心，更重要的是，

讓父母重新獲得力量，了解可以做些什麼，不會孤單無助地面對，知道城市的另一端，有群專業人士在分擔著他們的擔心。

臨別之時，大東的父母親再三致謝。短短數天裡，這個家庭彷彿經歷大地震，震碎了重重祕密，每個人都受了傷。即使我們伸出援手，重建之路還是要仰賴自己站穩腳跟。祝福這個勇敢的家庭，早日風平浪靜。

狀況二：擔心孩子得了癌症的媽媽

高高瘦瘦的大男生 W 君，因為 HIV 引起的肺囊蟲肺炎住院。住院時的面談，他告訴我：「其實一個月前，我就篩檢出 HIV 陽性，可是不敢告訴任何人。」

「醫生，如果治不好，讓我死了沒關係，但請你千萬不要把我有 HIV 的事告訴我媽媽，她會傷心。」

因此，面對媽媽每日探問病因，我們的答案就是「肺炎」。病人不願說，醫護人員就不能講，這是保密原則。

治療第二個星期快結束，肺炎再度惡化，這回是巨細胞病毒來參一腳。雖然加上治療巨細胞病毒肺炎的特效藥，W 君的呼吸仍然愈來愈急促、臉色慘白、手腳發紫，已經是缺氧呼吸衰竭。值班醫師勸 W 君接受氣管插管，好接上呼吸器改善氧氣狀況，否則會性命不保。W 君用微弱的聲音說著：「我不要插管，讓我死了沒關係。」

在房門外的媽媽，已經慌了手腳，不知道年輕的孩子，怎麼得了肺炎會走到生死交關這一步，又怎麼會毫無求生的意志？

我關上房門，走到 W 君前面。

「你以為只要死了，就一了百了，什麼都結束了嗎？」我刻意用冷冰冰的語氣說著。

「你死了之後，我們再也不能隱瞞，必須在死亡診斷書寫上 HIV，你媽媽拿到了，當場就會知道你的祕密。」

「如果你不想讓媽媽傷心，就給我好好的活下去，自己繼續守住這個祕密，

不要讓白髮人送黑髮人。這個病是救得回來的，不要隨便放棄。」

W君終於簽了氣管插管同意書，但有個條件：

「醫生，拜託你千萬不能告訴我媽媽。請你答應我。」W君用力握著我的手，我點點頭。

走出房門，仍然被蒙在鼓裡的媽媽，走了過來，流著淚向我致謝。

「醫生，謝謝你讓他同意接受插管。我沒有辦法想像會失去他。」媽媽的聲音哽咽著。

心情複雜。我暫時保住了兒子一命，卻對媽媽隱瞞真相，這是不得不背負的十字架嗎？

插管後無法言語的W君，在鎮靜劑的藥效退了之後，逐漸清醒。加護病房每天只有兩次探病時間，W君的媽媽一定準時出現，站在病床旁邊靜靜地揉著W君的手和腳，從W君的眼神、表情、手勢裡，猜測著大男生的想法。

「肺炎有變好嗎？」「免疫力怎麼會這麼差？」這是媽媽每天例行的問題。

除了治療肺囊蟲、巨細胞病毒的藥物外，W君已經開始使用雞尾酒療法，肺炎在好轉。當然，後半部是不能對媽媽講的。

「還是不要告訴媽媽？」我每次看到W君必問，他仍然搖搖頭。

「那我總可以跟媽媽打聽一下她的想法吧？說不定她早就猜到了。」

W君猶豫了一下。媽媽的表情舉止，確實從住院以後有些微妙的轉變，從剛開始每天東問西問，到處打電話求助，唯恐天下不知，現在卻很少說什麼了，訪客幾乎都婉拒。W君也想知道媽媽葫蘆裡在賣什麼膏藥。

在加護病房外的長椅上，我跟媽媽聊著W君的狀況。

「他是個很乖的孩子，從小到大都不用讓我操心，念書、運動，樣樣都行。沒想到這回得肺炎卻這麼嚴重。」

「妳覺得他為什麼會病得這麼嚴重？」

「我朋友說，可能是免疫系統不好。可是我問病房的醫生護士，他們都好像怕洩漏什麼祕密一樣，支支吾吾的，每次只說還在檢查。W君也只是嫌我煩、一直叫我不要問。我那時候猜想，是不是得了癌症，所以他不敢告訴我。他的外公就是得大腸癌過世的，那時候我哭了好幾個星期，可能是這樣子，他怕我難

過，所以得了癌症也不想告訴我。」

「那妳現在覺得呢？」

「他的個性就是這樣，如果不想講，打死了都問不出來。我跟他爸爸很早就離婚了，只有 W 君這個小孩，他一直很乖，也很辛苦，可能是為了照顧我，一直拚命工作賺錢，到現在都還沒有對象、沒結婚。我只是很遺憾，家境不好，沒有能夠讓他有個更好的環境，過著自己想要過的人生。現在都這樣了，既然他不想告訴我，那我就不問。反正能多活幾天，就是幾天，只能珍惜剩下的日子。」

「醫生，我知道你們也很為難。我只想麻煩你告訴我，他是不是已經末期了，究竟還有幾個月？這樣我也好心裡頭有個準備。」

知子莫若母，媽媽猜中了一部分，但顯然搞錯方向了，這倒是個契機。我心裡這樣想著。

「媽媽，妳猜的沒錯，他確實有事情不想告訴妳，我也不方便多說，但是絕對不是癌症。」

「他還有很長的日子可以活，我想一定會活得比妳還要久，這點妳不用擔心。」

「我希望能多告訴妳一些事情，但是必須先跟他討論，希望能獲得他的同意，再跟妳講。」

遊走在告知的邊緣，我選擇在這裡先畫下休止符。媽媽聽完，鬆了一口氣。

「只要他能活下來，天大的事情都沒關係。醫生，請你告訴他，媽媽永遠會跟他站在一起，跟他講，不要怕我擔心。」

成功刺探到「敵情」，我這個雙面間諜回到了加護病房，開始反間遊說 W 君的動作。

「你媽媽知道你有事瞞著她，可是她猜錯了，以為你得了癌症，活不了多久。」

「我沒有說出你的祕密。我只有告訴她，你不是得癌症，以後的日子還長得很。」

「你媽媽要我轉告你，只要你能活下來，天大的事情都沒關係，她永遠會站在你這一邊。」

「我應該說實話嗎？」因插管無法言語的 W 君，拿著紙板和麥克筆，寫下了這幾個字。原本在眼眶裡打轉的淚珠，終於流了下來。

「我知道，你怕她知道了會傷心。但是『不知道』的焦慮和恐懼是更可怕的。明明知道你有心事，明明知道醫生也在幫忙隱瞞著，卻不敢問、不能問，每天擔心你的生命是否走向終點，疑惑不安，對你媽媽來說，是現在最大的折磨。」

「以前，我有個病人，知道自己得了 H 之後，選擇吞藥自殺，幸好獲救。在醫院裡，他起先也不願意讓父母親知道實情，就這樣諜對諜、彼此猜疑了好幾天，雙方都很煎熬。後來在他同意之下，我和社工一起告訴了他父母親，包括出櫃和得 HIV 的事情，他父母親出乎意料的鎮定。」我吞了吞口水，停頓了一下。

「為什麼？」W 君在紙板上寫著。

「他父親說，從過去的點點滴滴，原本就猜到兒子十之八九是同志，只是不知道怎麼說。在猜測自殺的原因時，想了很多很多，做過最壞的打算，甚至擔心是犯罪殺人。如今知道是生病，又知道醫療團隊會盡全力幫助兒子，覺得已經是謝天謝地，至少是能夠處理的問題。」

「他母親則說，想到這些年來，兒子這麼辛苦的隱藏祕密，得了病還不敢告訴家人，卻選擇自殺，就覺得自己是很不稱職的母親，當時怎麼沒有多關心他？怎麼這麼重大的事情，卻要讓他一個人承擔？現在只想告訴他，媽媽在這裡，你不要害怕，你永遠是媽媽的寶貝兒子。」

「晤談結束，我們送父母親走進去房間，他們緊緊擁抱病床上的兒子，用行動說明了一切。」

「真好，我也希望能這樣。」W 君寫下他的感想。這已經是漫長的一日，我讓 W 君休息。

隔天，他在紙板上寫著：「我決定了，請醫生告訴我媽媽真相。」

後續的告知過程，讀者不難想像，這樣堅毅的媽媽，徹底打開心防的 W 君，不用我絮絮叨叨地詳細描述了。

W 君不久拔管，轉到普通病房，幾周後順利出院，多年來持續服用雞尾酒療法，身體好得不得了。在醫院偶爾會看到媽媽的身影，不是媽媽陪 W 君來看

病，而是 W 君帶著年歲漸長的媽媽去家醫科看高血壓。

要不要把感染的事實告訴家人，永遠是個不易抉擇的難題。我只想提醒讀者，在考慮的時候，不要小看了父母和家人的肩膀、低估了親人的韌性。勇敢說出真相的後果，通常不是天崩地裂，往往是彼此一起卸下戴著多年的面具，讓親子關係再度拉近。而我們身為醫護人員，有時候可以扮演催化劑的角色，讓已經隔閡多時的兩顆心，重新串在一起。

案例三：推理高手的姐姐

X 君因為隱球菌腦膜炎住院，被檢驗出 HIV 感染，醫生告訴 X 君檢查結果之後，X 君拜託醫生不要告訴他的家人，因為擔心家人無法接受他有 HIV 的事實。

每天查房時，X 君的媽媽和姐姐都在場。這天，一直不語的姐姐突然開口了：「為什麼好端端的會得到腦膜炎，是不是免疫系統出了什麼問題？」

這個問題像一支利箭直射 X 君的心裡。姐姐怎麼會忽然問這個問題？難道她在懷疑什麼嗎？X 君緊張的注視著主治醫師，希望主治醫師不會說出任何驚人之語。

「這當然不無可能。」主治醫師用平淡的語氣說著。「他的白血球比較低，可能免疫力確實比較差。但是有些免疫力正常的人，也會得到這種隱球菌腦膜炎。我們還需要做進一步檢查，才能評估免疫系統狀況。」就這樣四兩撥千金，回答了姐姐的問題。

結束了查房，出巡隊伍回到護理站時，X 君的姐姐已經在那裡守候多時。「醫師，我還有一些問題想請教，可以耽誤你一些時間嗎？」

主治醫師眼珠轉了轉，跟身邊的大小醫師揮了揮手：「你們先去忙吧，我跟家屬談話。」然後引導姐姐到走廊邊的座椅坐下。

「醫師，請你告訴我，我的弟弟是不是得了 HIV？」姐姐單刀直入地詢問。

面對姐姐的詢問，主治醫師沉默了一會兒，緩緩說出：「妳為什麼會這樣問呢？」

在遇到突如其來的困難問題時，「以問代答」是有用的招數，替自己爭取一點思考的時間，也讓對方有機會陳述問題背後的故事。

果然，姐姐開始滔滔不絕地，解釋起自己的擔心。她說，從朋友那裡側面得知，X 君常去同志酒吧，還交過幾個男友，只是 X 君從來沒有告訴過家人，她不知道該怎麼講這件事。父母親年紀都大了，她雖然擔心 X 君，又怕說出來 X 君會生氣、父母親會難過。可是現在莫名其妙病得這麼嚴重，她很怕 X 君得的是 HIV，所以才想跟醫生討論看看。

主治醫師接著問：「假如妳弟弟得的是 HIV，妳會怎麼辦？」

姐姐回答：「還能怎麼辦，自己的親弟弟，當然是要照顧他、希望他好起來，總不可能放著他生病不管吧。而且現在醫療這麼先進，應該有藥物可以治療吧。」

主治醫師又繼續問：「妳覺得如果是這樣，妳的父母親會怎麼反應？」

姐姐想了想，回答說：「他們大概會很難接受吧，因為 X 君是家裡唯一的兒子。」

主治醫師大致了解姐姐的想法，總算正面回答：「妳所擔心的，也是我們考慮的項目之一，但需要進一步檢驗確認才知道是或不是，現在還沒有報告結果。而且就算報告出來了，只能告訴他本人，要他本人同意才能讓家屬知道。假如是的話，確實有很好的藥物可以控制病情，能讓他回復正常的生活，HIV 現在已經不是絕症，這一點妳不用擔心。」

姐姐聽完，鬆了一口氣的說：「那就拜託醫生了。我一直擔心他得了 HIV，知道醫生你也有在考慮，我就安心很多了。假如報告出來確實是有，可不可以只要告訴 X 君和我，先不要告訴我父母？」

主治醫師說：「我們會再觀察看看，萬一確實這樣，也要跟 X 君本人討論，聽聽他的想法。」

這之後，姐姐便沒再多問什麼，還會幫忙攔著媽媽不讓提問病因的事情。兩星期後，X 君病情穩定下來，主治醫師找 X 君晤談。

「其實你姐姐早就跟我們打聽你是不是得了 HIV。我們要保護你的隱私，當然不能告訴她。可是她透過某些管道，知道你跟幾個男生交往過，所以很擔心。

我們覺得想瞞也瞞不了多久。」

　　X君繃緊了神經、臉色凝重。主治醫師繼續說：「不過，你不要慌。你姐姐有說，爸媽還不知道，她也不會說，她只想幫忙。她還說，萬一真的是 HIV，她不會排斥、不會反感，還是會繼續照顧你、讓你好起來，畢竟是自己的親弟弟，總不可能放著不管。」

　　X君聽到這裡，渾身像是有股電流通過一樣，一半是驚訝、一半是感動。他驚訝地發現自己多年來苦心保守的祕密，其實早就不是祕密，卻感動姐姐的諒解與體貼。有種升高的熱度，在五官之間打轉著。沉重的枷鎖，暫時得以卸下，通體輕鬆。

　　「所以，你願意把這個確定的結果，告訴你姐姐嗎？讓她可以幫你。如果你願意的話，我們可以幫你告訴她，或是你想要自己講也可以。」

　　X君想了一會兒，說：「我自己告訴我姐好了。如果她有問題，我再請她找你，這樣可以嗎？」

　　當晚，X君利用媽媽回家的時間，跟姐姐一起到病房外散步，把所有的故事，一五一十的告訴了姐姐。透過護理站的窗戶，可以看到姐姐緊緊抱住X君，淚流不止。

　　返回病房時，姐姐和X君經過護理站，她告訴醫師：「我們去散步，聊了很多。謝謝醫生的幫忙，如果沒有你，我真的不知道該拿我弟弟怎麼辦。」她拍著X君的頭，相視而笑，一切盡在不言中。

　　醫療團隊從起初「諜對諜」的驚悚，到最後順利的把姐姐拉到自己這一國，變成助力，這不是一句「化險為夷」就能輕輕帶過的。

　　其實不是要逼X君把病情告訴家人。他絕對有權利保留隱私、不告訴世界上任何一個人。但是當家人當中已經有人略為知情、卻互相裝作不知道時，對彼此其實都是滿痛苦的。近年來歐美提倡的是「有條件的分享隱私」。在雙方都有意願、彼此關心的前提下，由醫護人員、社工或輔導員搭起傳話或溝通的橋樑，化解尷尬與武裝，就能締造一個皆大歡喜的局面。

　　有家人的支持，不論在日後的身體照顧、規則追蹤和服藥上，多了一個關心者，對於疾病面對、心理調適，也是正面效應遠大於負面。祕密說出口的同時，

本身就是一種釋放、紓解和療癒。

　　因為 HIV 感染者有如超人和蝙蝠俠般，是不能讓真實身分曝光的人。HIV 是被負面印象深深烙印的疾病，家人往往願意承認和接受，但不知道該怎麼表達關心，要協助感染者和家人溝通，醫療團隊常要扮演橋樑的角色，替兩顆已經有點隔閡、但仍彼此關懷的心靈，重建溝通的橋樑。

延伸閱覽

- 露德協會《露德知音現場精華：給媽媽的一封信》（廣播錄音）：對媽媽，HIV 仍是感染者說不出口的祕密，有好多話想說卻說不出口，2014 年母親節前夕，就讓春美、大米來幫大家說吧，而感染者哈皮也來現場跟大家分享自己心底話。

感染者分享

- **匿名者**

我的父母也經歷過這麼一段故事與時間，三年過去了我們的關係依然不錯，而我也正努力的過好自己的生活。

- **匿名者**

天下間還有甚麼愛可以比得上母親的愛。不過我的選擇是，可以的話，永遠也不會告訴父母，既然深知他們無法接受這個打擊，倒不如讓他們快樂地蒙在鼓裡。再者，我沒有病發，所以沒有這個迫切性要告訴他們，除非有一天我快不行了。

- **這世界沒有如果**

如果我是 × 君，我也希望可以瞞著家人一輩子。雖然是自私了點，但是總比赤裸裸的攤開來得好。隱瞞，只是為了不讓家人擔心難過。

常見問題

問：我在想，萬一家人的態度是負面的話，那會是怎麼樣呢？

答：雖然連續劇一定會把少數家人演成負面的，我卻沒有遇過住院病人遭家人完全排斥的。畢竟是骨肉連心，遇到生死交關之際，先救命再說，其他事情都好談。而且眾多家人裡往往都有像故事中的「姐姐」的角色，已經察覺到些什麼，可以當作我們的暗樁。

我有交往對象，如何跟他說我有 HIV？

　　許多新診斷 HIV 感染的患者，如果已經有穩定交往對象，在得知有 HIV 的
第一時間，最擔心的不是自己的健康，而是「我的伴侶怎麼辦？他會不會也得了
HIV？」患者通常認同「伴侶應該知道我有 HIV，然後趕快去檢查」，但是又擔
心講出來的後果，讓自己和對方無法承受，因此陷入講和不講的兩難。

　　沒經歷過這種兩難的人，往往無法體會這當中的煎熬。究竟其中的心理歷程
是怎樣呢？我先列出常見的伴侶告知八大擔憂如下：

- 我會不會已經傳染給他？
- 會不會是他傳染給我的？
- 感染是在跟他交往之前、之後？有沒有不忠的問題存在？
- 誰來告訴他我有 HIV？我自己、還是醫護人員、還是其他人？
- 他知道我有 HIV 之後，會有什麼反應？會因此分手嗎？
- 如果他也有風險，他要去哪裡做篩檢？空窗期過了嗎？
- 如果他驗出有 HIV，我們的關係會怎樣？
- 如果他驗出沒有 HIV，我們的關係會怎樣？

　　在談如何化解這些擔憂和告知伴侶的技巧之前，我們先了解一下伴侶告知的
基本處理態度。

伴侶告知等於危機處理

　　對於患者來說，自己得到 HIV，想到對伴侶帶來的影響，常立刻會產生罪惡
感和羞恥感。HIV 的出現，對伴侶關係的影響，成為患者生命中重大的危機，能
處理好危機，伴侶關係可能維持下去，甚至更緊密；處理不好危機，恐怕就是伴
侶關係的破裂，並且造成彼此嚴重的傷害。

　　有罪惡感和羞恥感的驅動力，患者會想解決這個危機，以擺脫情緒的包袱，

可是沒有一套標準做法能完美達成目標。因此，上述的這八個問題，確實是需要患者仔細想過一遍，最好還可以跟專業的醫護人員沙盤推演一下，知道可能的答案、自己的真實想法，才能在告知伴侶時，更有信心，並且誠實面對自己的想法，用真誠的態度面對伴侶，把自己最軟弱的一面呈現出來，勇敢攤出自己的底牌，才不會讓對方看破手腳，覺得你虛情假意、只是演戲。

套用一句日劇「危機大神」的台詞：「危機來臨時，你無法保護所有想保護的。要先問問自己，最想保護的，究竟是哪一個？」要保護面子，還是保護對方？如果對方不能接受你有 HIV，那你隱瞞一時、以拖待變，真的有用嗎？所謂「誠實為上策」，該承認錯誤就勇於承認、該道歉就道歉，不要存著可以瞞天過海的僥倖心理，這在我的工作經驗上，通常是最能獲得伴侶認同、化險為夷的告知策略。

告知伴侶的適當時機

當然，對於患者來說，在得知 HIV 的同時，要求患者立即告知伴侶、完成這麼複雜的危機處理，也實在太難為了，因此我們先談一下告知伴侶的適當時機。

學理上，我們會評估患者告知伴侶的「能力」。雖然很多人覺得只是「把真相講出來」這麼簡單，對許多患者來說，卻是不可承受之重。告知伴侶的能力，或者白話來講：「準備好告訴伴侶了沒？」其實跟患者本身對自己得了 HIV 這件事的接受程度很有關係。愈是處在難以接受自己有 HIV 的狀態時，愈難開口告訴伴侶自己有 HIV。這通常在剛知曉自己有 HIV 時最明顯，所以我們通常會請患者不急著立刻告知伴侶，先等個十天半個月，等患者整理好自己的心情、稍稍緩和這整件事情帶來的震撼，再來討論伴侶告知的議題。

雖然不急著立刻講，但是也不適合拖太久，拖久了就變成蓄意隱瞞，不但對方知道了會生氣，自己的罪惡感也會加重。早點講出來，也是讓對方有機會參與你手足無措的危機處理過程，所謂「患難與共」，攜手度過一段只屬於你們兩人的困難，讓你們的伴侶關係有機會更深化、走得更遠。

　　這點特別在男同性伴侶之間常忘記伴侶關係要「互相扶持」，雙方不自覺的堅守著社會賦予男性的傳統角色，不示弱、不說苦，要有肩膀，獨立解決問題、不給對方添麻煩，才算是英雄本色。因此遇到 HIV 時，也是一方獨自苦撐，事後反而讓對方覺得不夠意思、把伴侶扔在一旁當成外人。因此我會勸患者轉個念頭、換個想法，該依靠在對方肩膀就靠上去，不要逞強、獨自一人咬牙硬撐。

　　一般來說，我會建議患者在跟伴侶前一次性行為之後三個月期間，務必完成告知，這樣伴侶在 HIV 空窗期剛過完就可以去檢驗、獲得確認。很重要的是，在還沒告知伴侶的期間，切勿跟伴侶發生無套性行為，否則恰好坐實了蓄意隱瞞還故意不保護對方，跳到黃河也洗不清。

　　此外，一些伴侶告知的小技巧是：

- 不要選在特殊意義的紀念日或節日告知，以免對方附加上一些額外的想像。（例如：你為什麼故意挑在情人節告訴我這件事？）
- 不要挑在吵雜的地方講，以免對方聽不清楚、也因為噪音無法好好整理情緒。最好選在安靜無人的地方講，讓對方可以好好思考，也能無所顧忌的說出自己的真心話。有一個例外是，如果擔心告知後會受到伴侶的暴力，最好選在公開的場合，附近還有人可以協助或求救。
- 電話或手機軟體裡大概只能起個頭，最好面對面溝通，有問有答，還能觀察對方的表情和語氣，這樣是最誠懇的溝通方式。
- 不要選在對方忙碌、時間不夠的時候講，以免其他的事件干擾彼此，容易流於情緒化的反應。

告知伴侶：開場白、態度和後續

　　在合適的時機和環境下，可以先討論最近關於 HIV 的時事，或是從「我最近有一個朋友告訴我他得了 HIV」這樣的故事當開場白，導引對方進入 HIV 的議題，看看對方談到 HIV 議題有什麼反應。接下來會怎麼演變、聊些什麼，沒有一定的標準答案，就看雙方的對話如何進展。前面提到的八大擔憂，每個人的狀況都不同，因此沒有一定的標準答案，建議你最好都先跟專業人員商量過、練

習過，才不會手忙腳亂，被伴侶問到的時候，也能胸有成竹的回答。

你可以誠實的告訴對方說：「為了把這件事情告訴你，我已經準備了好幾個星期，也跟醫生、護士、民間團體的志工討論過，我應該要怎樣和你一起面對這件事情。」這樣顯得出你的用心。另外我要不厭其煩的再次強調，誠實為上策。不要用更多的謊言，來掩飾之前的謊言。按我訪談過的感染者經驗，伴侶關係會破裂，常常都不是因為 HIV，而是因為對方發現「你到現在還在說謊、還在騙我」，因而徹底失望、心灰意冷。

伴侶被告知之後，可能會震驚、害怕、生氣、哭泣，需要一段時間理解這件事，並且整理心情，這是正常的反應，這些情緒反應慢慢會消退的。這段時間，不要一直試圖向對方索取言語上的感情保證，因為時機不恰當。也不要一股腦的提供 HIV 相關資訊，把對方當成小學生在教育。你唯一能做也該做的，就是陪伴和傾聽，如果他願意，陪著他一起去篩檢、陪著他一起看結果，傾聽他的不安，理解他的擔憂，這比再多物質上或言語上的愛情證明都更有用。

如果告知之後，牽涉到背叛和原諒，是需要理由和時間去修補的，他要自己慢慢想出為什麼能夠原諒你，為什麼值得修補這段關係。如果你還想挽回，就要一再道歉、傾聽他的不滿，少訴苦、少辯解。等他願意原諒你了，才能接著討論如何解決問題，一時之間沒辦法太急。

站在醫療團隊和支持團體的立場，我們都願意幫忙感染者和伴侶共同度過難關，所以當伴侶願意來找我們聊聊時，大門一定敞開，不必擔心會麻煩或占用我們的時間。因為感染者如果能獲得伴侶支持，那對於治療的幫助，比我們講破嘴、花再多心力，都更有用一百倍。

如果按照上述的原則告知伴侶，能成功一起走下去的比例其實還滿高的。祝福所有的感染者和伴侶，都能平安過關、共患難更顯真情！

延伸閱覽

• 帕斯堤聯盟《甚麼時候、怎麼開口告訴別人我有 HIV》（臉書網誌）：告知是許多 HIV 感染者一輩子都在經歷的旅程，此篇網誌分享 HIV 感染者如果想告知親朋好友的考量和告知技巧，相當實用。

感染者分享

・毛毛

我在 2009 年發現了自己是感染者，還會有誰會接受感染者？身邊愛慕的對象應該怎麼告知對方？這一些種種而來的問號，一個接著一個，在我感染後第一個交往對象，就在我們互相告白後，我鼓起勇氣說出口我是愛滋感染者，這 7 個字真的在嘴裡含糊好久。因為是第一次，不知道說出來是好還是不好，但在我的想法，如果我隱瞞了感染者的事情，交往了，最終還是會被發現的，如果今天換做是我被隱瞞欺騙這麼久，一定也會非常不諒解，說出口的美德，誠實最為上上策。反倒是交往前表明身分後，大多數都是換來加分效果。感染後的兩任讓我知道對方有選擇權，互相喜歡、相愛，但不能要對方承擔他所害怕的事情。

有朋友問說：你不怕你說了自己的身分，假使對方沒接受你，而到處的去傳你的事情，該怎麼辦？這一點我也怕，因為畢竟在短時間遇見喜歡的人、想要交往，這一切都是在很衝動狀況下，根本還沒熟識對方是什麼樣子的為人，就要跟對方說自己這麼隱私的身分，但是一直到現在交往過兩任，還沒有遇到這樣的事情，我也想過也許是我遇到的都是好人吧？就算遇到，也就只能打死不承認。總之說出口很難，但是因為你的勇氣，對方會感謝你。

哪裡可以找到支持團體？

　　台灣有相當多的民間團體，提供 HIV 感染者和感染者家人、伴侶的社會和心理支持。不論是諮詢 HIV 常識、認識相同處境的朋友、尋求救助或支援、參加團體活動、申訴不公或侵權事件，民間團體提供各式各樣的服務，等著你去探索！書末附表一（第 343 頁）為所知經常服務感染者與家人、伴侶的民間團體列表。

　　有關各個民間團體的簡介，可以參考筆者第 65 頁的描述和第 343 頁的列表，這裡不再重複。特別補充的是露德協會線上廣播「露德知音」，每周二晚上九點到十點在空中直播，由資深廣播人大米每周訪問不同領域的朋友，包括感染者本身和關心感染者的工作者，用聲音和音樂陪伴和支持感染者，還可以透過即時留言跟聽眾互動，是筆者非常推薦的節目喔！進到露德協會的網頁就可以看到廣播連結。

　　除了實體的民間團體之外，網路社群媒體愈來愈發達，例如臉書、LINE、噗浪的 HIV 祕密社團或祕密群組，也成為 HIV 感染者互相打氣加油、認識朋友的新天地，許多祕密社團還會有聯誼活動，一起聚餐或出遊。甚至有藥物互助的功能，遇到緊急狀況（例如逢年過節忘記帶藥返鄉）可以透過社團跟其他團員借藥。祕密社團功能五花八門，特別受到年輕朋友的歡迎。

　　新朋友想要參加，常常是要透過社團或群組中的「老鳥」介紹、版主審核身分（例如驗證全國醫療服務卡）之後才能正式加入。想要知道這方面的祕密社群資訊，可以先在網路搜尋一個公開論壇「HIV 互助會」，就可以找到很多相關的入口管道。

　　參加這類祕密社團的公約常常是「禁止暴露他人隱私」「傷害他人的任何行為」。因為你可以在社團中看到其他人的個人資訊、隱私，甚至大頭照，別人也可以看到你的。如果有人把這些資訊散布到外界，不論是白目還是惡意，隱私曝光後都可能導致難以預料的後果，甚至被有心人利用作為網路霸凌的工具。

　　所以新朋友想要參加前，先要考慮自己是否願意承擔身分曝光的風險、要公開哪些個人資料、是否要放上自己的真實姓名和照片。參加祕密社團之後，務必遵守隱私保護的美德，才能讓這樣的祕密社團能真正成為大家安心交流、彼此取暖的空間。同時也要尊重版主或社團管理員，他們常常是無償的提供服務，半夜還在為大家的事情忙碌著，因此要將心比心，不要把他們當成僕人般任意使喚、予取予求喔！

延伸閱覽

- **家庭醫學與基層醫療第三十卷第四期《從愛滋實務經驗談資源轉介與連結》（專文）**：由權促會社工師范順淵、愛滋病護理學會個管師林家新共同撰寫的專文，介紹 HIV 感染者各種擔心的面向與議題，以及醫院個管師、公衛個管師、民間團體各自扮演的角色與資源連結。
- **疾病管制署《愛人愛己，同舟共濟：愛滋防治專書》（書籍）**：這本 2014 年出版的專書，第四章訪問了許多愛滋防治工作的民間伙伴，第六章的附錄也有國內愛滋民間組織的列表，值得參考。

出國學問大：海外旅遊準備

阿全開始服用雞尾酒療法已經半年，身體狀況不錯。最近老闆通知他，因為工作需要，要派阿全去美國紐約出差兩個月。阿全開始擔心出國引發的種種問題：我適合出國嗎？每次領藥只能領一個月怎麼辦？美國有時差，要怎麼調整吃藥的時間？

我適合出國嗎？

適不適合出國因人而異，很難一概而論。醫生通常會考慮以下兩點：

- CD4 多高？假如 CD4 低於 200，通常都不建議出國，以免在國外感染病菌影響健康，或是在國外發病難以處理。假如 CD4 在 200 到 350，而且沒服藥，出國又會超過一年，最好先開始服藥，以確保在國外期間身體狀況不會走下坡。除上述情形外，出國一般不會有什麼顧忌。

- 剛開始服藥嗎？不管 CD4 多少，剛開始服藥的前三個月，容易有些副作用、藥物過敏的問題需要及時處理，最好不要在這時候出國，以免在國外出狀況手忙腳亂。

特別強調，上述這些並不是「禁令」。每個人出國的地點、時間長短、目的、必要性，統統不一樣，真的必須逐案考慮。比如說老闆派你去東南亞長駐，違抗命令會丟工作，即使你 CD4 只有 90、才剛開始服藥一星期，醫生應該還是會儘量想辦法幫助你順利出國，遠距離遙控你的服藥狀況和健康情形。或者你只是去香港兩天一夜購物遊，不會上山下海、不會亂吃路邊攤，就算 CD4 低於 200，只要身體狀況還算穩定，醫生大概也沒理由叫你不要去。

手上只剩半個月的藥，出國期間藥就會吃光，該怎麼辦？

遊戲規則：出國前憑電子機票及連續處方箋，可以一次最多領三個月的藥。

假如你出國前剛好要回診，就帶著列印出來的電子機票去看醫生，這樣一次就可以領到兩個月或三個月的藥，視回程日期而定。

假如你出國前沒有要回診，而只要使用連續處方箋去醫院領藥，通常是帶著連續處方箋和電子機票去批價櫃台，告知要出國，讓批價人員登錄在電腦系統，就可以領到兩個月或三個月的藥。不過各醫院做法可能會有點差異，所以最好先打電話去詢問門診服務台或個管師，確定處理流程。

如果出國超過三個月，領藥該怎麼處理？

在台灣健保的遊戲規則下，你看診一次最多就只能領到三個月的藥（憑電子機票及連續處方箋），一起帶出國。超過三個月就沒轍了，因為你人在國外、無法親自就診，就不能使用健保在台灣拿藥，醫生如果放水會違反健保規定，健保署還可能勾稽出入境資料，發現你就診時還沒回國，就據此核刪這筆費用，害醫生被扣薪水。你可以選擇用自費身分，讓家人幫你看診拿藥，可是一個月的藥費兩萬到三萬，三個月就是六萬到九萬，可能比國際線的來回機票還貴，很多人乾脆請假回台灣看診，還比較省錢。

聽起來很麻煩，我要長期出國，該怎麼辦？可以乾脆停藥嗎？

有長期出國的計畫，務必先跟主治醫生討論對策，商量怎麼領藥、寄藥或送藥，多久該返台回診、抽血，把前述那些自費藥價、機票錢的事情，好好計算一遍，還有在國外發生問題時，如何跟國內的個管師或醫師聯絡諮詢。

如果真的不方便定期回台灣，逼不得已時，也是有醫生決定讓患者在出國期間停藥，前提是 CD4 要夠高（比如說 500 以上），然後要定期追蹤 CD4，比如說每半年或一年在台灣或國外檢驗 CD4，以免在國外出現發病的情形。

假如要停藥，必須聽從醫生指示。為了避免抗藥性產生，先停哪一種、後停哪一種，或是兩種一起停，都是有學問的，務必由醫生決定，切勿自己任意停藥，才不會發生抗藥性、後悔莫及。

目的地跟台灣有時差，服藥該怎麼辦？

這是很實際的問題。比如說，阿全每天晚上 11 點各吃一顆克為滋和希寧，到美國紐約有 12 小時左右的時差，假如繼續維持台北時間服藥，會變成美東時間早上 11 點各吃一顆克為滋和希寧，整個下午暈頭轉向可能會影響工作。但是，假如阿全原本是早晚各吃一次卡貝滋＋快利佳，因為兩地時差剛好是 12 小時，繼續維持台北時間服藥，在紐約還是早晚同樣時間各吃一次就好，不需要做改變。

從上述的例子，你會看到，決定因素在於：每天吃幾次、時差幾小時。因此，即使是同樣的處方，仍會因為目的地是美國、歐洲、澳洲，隨時差不同，處理方法也不一樣。以下提供幾個參考原則：

- 短期出國，儘量照台北時間繼續吃，以免回來後又要調整。
- 長期出國，儘量調到當地時間吃，才會可長可久。
- 假如要調整，可以往前或往後移，每天最多平移 3 小時。如果每天服用兩次以上，要維持每天內的服藥間隔不變。比如說 12 小時一次的，還是維持 12 小時一次，隔天才能整個平移 3 小時。出國前就可以開始調整。

舉例來說，阿全要坐台北時間星期六晚上的飛機出發，預計美東時間星期日的早上抵達紐約。他想把克為滋和希寧調整到美東時間晚上 11 點吃，可以如下這樣移：

星期四──正常在台北時間晚上 11 點吃

星期五──移到台北時間晚上 8 點吃

星期六──移到台北時間下午 5 點吃

星期日──移到台北時間下午 2 點在飛機上吃（＝美東時間星期日凌晨 2 點）

星期日（美東時間）──移到美東時間晚上 11 點吃

這種「3 小時平移法」，是常用並且安全的快速調整法。不見得一定要 3 小時，前後移動 30 分鐘、1 小時、2 小時都可以，只要每天平移不超過 3 小時就好。要使用「3 小時平移法」，務必先沙盤推演一番，預想每天會在何時何地吃藥、做好準備，免得讓自己落到半夜爬起來吃藥，或是要在飛機上吃藥卻發現藥在托運行李裡的窘境；而且要做小抄隨身攜帶，否則很容易被時差搞糊塗，最後

還是吃錯時間或漏吃劑量。

吃藥沒有假期，出國仍要乖乖吃藥

我曾有一位患者跟男友去東京玩了七天七夜，期間自行停藥，一顆藥都沒吃。他的理由是：「玩得很累，行程很多，怕吃藥會讓自己沒有精神和體力去玩。」我聽完火冒三丈，還必須克制怒氣跟他解釋任意停藥的嚴重性。他的男友原先不知情，以為他有乖乖服藥，知道真相後則是深感歉疚，唯恐東京之行鑄成大錯。

根據英國的一項小規模研究，到美國旅遊的 HIV 感染者當中，有 5% 未經醫生指示、自行停藥，其中有人因此產生抗藥性。出國旅遊有太多藉口可以不按時吃藥：玩得太高興了忘記吃藥、玩得太晚太累忘記吃藥、藥放在旅館裡忘了帶出門、在遊覽車上吃藥怕被其他乘客發現、認識了新朋友無法脫身去吃藥，不勝枚舉。

任意停藥、忘記服藥的藉口千萬種，只是最後要承擔後果的，還是你自己。因此，提醒要出國的感染者，務必記得「吃藥沒有放暑假這回事」，把「按時吃藥」列入必玩清單，最好還可以請知情的同行親友幫忙提醒。

假如因為玩樂，誤了時間或忘記是否吃過，記得「寧可多吃，不要少吃或漏吃」，多吃一個劑量、或兩個劑量時間很接近，都不至於出現什麼嚴重副作用或毒性；反而是少吃或漏吃一個劑量，就有可能讓病毒乘隙產生出抗藥性。

另外，最好把 HIV 藥物放在隨身行李，不要全部放在托運行李，以免托運行李被航空公司延遲或寄丟，陷入無藥可吃的局面。另外，世界上還有極少數國家不准許 HIV 感染者入境，萬一在海關檢查行李時發現有 HIV 藥物，可能會被這些國家的移民單位遣送出境。大件的托運行李容易被查，這也是為何建議把藥放在隨身行李。

哪些國家對 HIV 感染者有入境的限制？

HIVTravel 網站（http：//www.hivtravel.org/）有最完整的 HIV 感染者入境各國須知，而且經常會有更新。HIVTravel 網站建議 HIV 感染者出國旅行時，要考

慮或注意以下事項：

- 盡可能把藥物放在手提行李裡。托運行李可能會遺失或延誤。
- 多準備數天份額外的藥物，以免行程延長、班機延誤、轉機未銜接等無法預期事件發生時，還有足夠的藥量。要在國外買藥會很麻煩、昂貴，而且不見得買得到。
- 先查詢入境國家海關對於攜入個人藥物的相關規定。絕大多數的情形，攜入個人使用的藥物應該不會被禁止，但是最好附上處方箋或寫有開立醫師與病患姓名的藥袋，以便證明這是由醫師開立給自己服用的藥物，以免被當成走私。處方箋或藥袋上最好不要出現 HIV 的字樣，以免在某些有入境限制的國家被認出、遭遇困難。
- 要帶著藥物的原本包裝，例如醫院發的藥瓶、藥盒，好讓海關抽查時能「驗明正身」，確認攜入的藥物是處方藥，而非違禁藥品。假如藥物全部散裝，沒有藥瓶、藥盒可對照，容易讓海關人員猜疑。
- 除非移民官員、海關人員主動詢問，否則不需要主動告知自己有 HIV。

根據 HIVTravel 網站，目前仍禁止 HIV 感染者入境的國家共十三國：汶萊、赤道幾內亞、伊朗、伊拉克、約旦、巴布亞新幾內亞、卡達、俄國、新加坡、所羅門群島、蘇丹、阿拉伯聯合大公國、葉門。

其他國家有的毫無任何限制，有的則對長期簽證有做出限制。在對外籍旅客或外籍人士的限制上，每個國家有每個國家的做法，很難一概而論。書末附表三（第 347 頁）是針對幾個台灣人常旅遊的國家或地區，稍微介紹一下相關規定。

上述資訊純屬參考，實際規定可能會隨時間更改，還是請上 HIVTravel 網站取得最新資訊。

出國的預防保健

出門在外，看似愉快的異國美食、壯麗山川，甚至浪漫邂逅，可能都暗藏生病的危機。怎樣玩得開心又不生病呢？以下是你該注意的事情：

吃得安全，切勿生食

　　食物中毒引起的急性腸胃炎，是排名首位的旅遊疾病，尤其是到東南亞、中國、印度、非洲等衛生可能較落後的地方，品嘗不乾淨的路邊小吃後，常會引起上吐下瀉。在 HIV 感染者更要小心，因為食物中毒的常客「沙門氏菌」，特別容易在 HIV 感染者造成疾病，甚至蔓延到腸胃道以外，引起菌血症之類的嚴重問題。

　　出國旅遊時，面對美食當前的誘惑，切記「生食生水不能入口」。水果最好削皮再吃，以免吃下果皮上的細菌。生菜、冷盤、生魚片、沒烤熟的肉或青菜，不碰為妙。路邊的冰品、加冰的飲料，可能使用自來水或地下水做成的冰塊，大腸桿菌常常就這樣被吃進去。

　　農場鮮擠的牛奶或羊奶，必須問清楚是否經過巴斯德滅菌的標準處理，否則喝下去可能感染到細菌。超市、賣場、便利商店賣的非真空包裝的即食商品，假如運送、保存過程沒有管控好，或是置放太久，內容物就容易腐敗長菌。就算不是吃東西，也可能禍從口入。在河川、湖泊、池塘、泳池游泳，或是泡溫泉時，切勿把進入口鼻的水吞下肚。

瘧疾預防

　　瘧疾是一種寄生蟲傳染病，可以引起嚴重的貧血、腎衰竭、腦水腫等健康問題，在 CD4 偏低的 HIV 感染者，瘧疾症狀通常會比較厲害。瘧疾是透過蚊子叮咬傳染的，台灣已經早就根除瘧疾了，但是世界上還有很多地方存在瘧疾，例如東南亞、非洲、大洋洲、中南美洲。

　　假如你要去瘧疾的疫區，必須做好以下兩件事：服用瘧疾預防用藥、避免被蚊子叮咬。瘧疾的預防用藥有好幾種，視地區、國家的流行抗藥性，會有不同選擇。有的藥必須在出發前 2 ～ 3 周就開始吃，有的出發前 1 ～ 2 天開始吃就好。這些細節在此不贅述，請洽詢你的感染科主治醫師，或是各地的旅遊醫學門診。上網就可搜尋到提供瘧疾預防用藥的旅遊醫學合約醫院，或是打 1922 免費防疫專線查詢。

　　大部分服用雞尾酒療法的感染者，都可以安心服用瘧疾的預防性投藥。只有

使用快利佳或諾億亞的人需要注意，因為這兩種藥跟美爾奎寧、Malarone 會有交互作用，美爾奎寧可能會降低快利佳和諾億亞的濃度，Malarone 則可能需要增加劑量。為了避免交互作用，在使用快利佳或諾億亞的人，可能就寧願選擇其他瘧疾預防用藥。

即使服用瘧疾預防藥物，還是要避免被蚊子叮咬，以免感染到抗藥性的瘧疾，或是罹患其他蚊子傳播的傳染病，例如登革熱。在戶外活動時，穿著淺色長袖、長褲，裸露部位擦防蚊藥膏或噴防蚊液，可以減少被蚊子叮咬的機率。住宿要選擇有紗門、紗窗的房間，睡覺時使用蚊帳，並檢查蚊帳是否有破洞、蚊帳內是否有蚊子。利用外出時，請旅館在房內噴殺蟲劑、點蚊香，以驅趕蚊子。

到瘧疾疫區旅遊期間或旅遊後，如果出現發燒、發冷或類感冒症狀，請趕快看醫生，檢查瘧疾，以免延誤治療。

疫苗接種

一般人出國旅遊，如果是到衛生條件比較落後的國家，醫生會建議接種一些疫苗，以預防特殊傳染病。不過，「活性減毒疫苗」在 CD4 小於 200 的感染者，接種可能有致病風險，通常不建議接種。這類疫苗包括：麻疹／德國麻疹／腮腺炎三合一疫苗、口服小兒麻痺疫苗、口服傷寒疫苗、水痘疫苗、黃熱病疫苗、卡介苗，在 CD4 小於 200 時不宜接種。CD4 超過 200 的人，可以接種大部分的「活性減毒疫苗」，但是口服小兒麻痺疫苗、口服傷寒疫苗，仍然不宜接種，要用注射型的小兒麻痺疫苗、傷寒疫苗代替，因為注射型的就是「死疫苗」，不會致病。

除了上述的疫苗之外，其他疫苗都是「死疫苗」，HIV 感染者不論 CD4 高低，都可以安心接種，CD4 愈高，接種效果會愈好。這些疫苗包括：A 型肝炎疫苗、B 型肝炎疫苗、流感疫苗、日本腦炎疫苗、流行性腦脊髓膜炎疫苗、肺炎鏈球菌疫苗、注射型小兒麻痺疫苗、狂犬病疫苗、注射型傷寒疫苗、HPV 疫苗、破傷風或白喉疫苗等。去哪個國家該接種什麼疫苗，請參考疾管署的國際旅遊資訊網站，並洽詢感染科主治醫師，或是各地的旅遊醫學門診。

接種疫苗後假如去驗血，通常會看到 HIV 病毒量稍微升高，這是正常的反應，在疫苗接種 4 ～ 6 周後，就會下降回復到原先範圍。

性病預防

　　研究顯示，出國旅遊時，性行為的頻率和對象都會增加。HIV 感染者如果在國外一夜風流，可能感染到梅毒、淋病、B 型肝炎、C 型肝炎、阿米巴痢疾等疾病，也可能傳染到國外特殊的 HIV 亞型，或是抗藥性的 HIV，影響治療效果。因此，出國旅遊時，還是要注意安全性行為。

高山症

　　一般人如果快速登高，海拔差距超過 2,500 公尺，很容易因為氧氣稀薄，出現缺氧的「高山症」。主要症狀是頭痛、噁心、嘔吐、疲倦、厭食、頭暈、失眠。高山症可以服藥預防，常用藥物是丹木斯，需要醫生開立處方。由於丹木斯屬於磺胺類藥物，跟肺囊蟲肺炎藥物撲菌特結構類似，HIV 感染者如果對磺胺類藥物或撲菌特曾發生過敏或副作用，服用丹木斯要特別小心，可能出現類似的過敏或副作用。

延伸閱覽

・權促會《各國旅遊與停居留之愛滋相關規定》（網路文件）：權促會在 2007 年整理的各國對於 HIV 感染者入境和居留相關規定，按國家列表，是網路上最詳盡的中文資料。有關 2007 年後是否各國有新規定，則仍要參考 HIVTravel 網站的更新。

感染者分享

・**拓荒者**

我 2011 年初在大陸申請工作簽證時，按規定前往健康檢查才檢驗出感染。當時非常的恐慌，因為深怕被驅逐。但檢驗中心的醫生非常的熱心，並讓我看一些相關的規定，所以我了解到，在 2010 年後，已開放並允許感染人員繼續在

大陸工作及定居。如果要申請工作證者，由於健康報告書中的檢驗結果會標示陽性，所以建議自行前往簽證處辦理簽證，不要托公司人員辦理才不會有公司的人知道你的身體狀況。目前我個人尚未前往辦理工作證，因為還是無法突破心理的壓力。因為是我自己的公司，我是持一年多次出入的簽證，不需要提供任何的健康檢查報告，只是不能工作。建議大家選擇比較先進一點的城市工作。

常見問題

問：有關出國攜帶 HIV 藥物的問題，如果藥量較多時，放在隨身包不是也很明顯，通過 X 光機時會不會更容易被看出來？之前看過露德、權促會，和紅絲帶的網站，都有建議分開放置，例如「建議你隨身攜帶上飛機的藥物，是一天或者兩天的分量即可，其他的放在行李箱托運」。不知是否是因為藥量多寡，而建議不同的攜帶方式？

答：我建議放在隨身行李，是因為托運行李偶爾會被寄丟或延遲，要確保身上有足夠的藥量可以撐到托運行李寄到。行李被檢查的部分，絕大部分的國家都沒有問題，就算檢查到帶著 HIV 藥物也不會對你怎麼樣，要注意的是少數對 HIV 有嚴格入境限制的國家。但有的國家扒手盛行（比如說義大利），隨身包反而更容易被偷，那全部帶在身上反而又不好。依這樣的原則去考慮，看出門時間長短，要分開放、全部放，都有道理。

HIV 學名藥——你該知道的常識

　　2012 年 12 月，台灣的 HIV 治療藥物品項，首次出現了學名藥，結束了原廠藥獨大的時代。台灣以外，我們鄰近的中國大陸、東南亞，和幾乎所有其他開發中國家，為了節省 HIV 治療藥費支出，都已普遍使用學名藥。但學名藥安全嗎？效果會不會因為價格便宜而打折扣呢？

學名藥是什麼？

　　我們知道新藥品的誕生是昂貴而且困難的。法律保障新藥品的專利權，讓擁有專利的藥廠可以在專利權期限內，獨家生產這種新藥，俗稱為「原廠藥」。專利權過期後，其他合格藥廠就可以生產相同成分的藥品，通稱為「學名藥」。

　　在 HIV 藥物方面，葛蘭素藥廠的原廠藥「卡貝滋」，專利於 2012 年 5 月屆滿，百靈佳藥廠的原廠藥「衛滋」的專利期已在 2010 年屆滿，默沙東藥廠「希寧」的專利期已於 2013 年屆滿，藥商都可以合法進口或生產這些藥品的學名藥，角逐台灣市場。

　　最早看到這一塊市場的台灣藥品代理商「微確」，在 2012 年就從印度藥廠 CIPLA 引進兩種學名藥：「倍歐滅」與「倍歐滅 -N」。倍歐滅成分和卡貝滋相同，倍歐滅 -N 則是等於卡貝滋合併衛滋的成分。

學名藥有什麼優勢？

　　在醫療費用高漲的時代，學名藥最具競爭力的優勢，就是價格較便宜。例如 2012 年引進時，倍歐滅 -N 的健保價是原廠藥 7 折。如果從原廠藥更換為「倍歐滅 -N」，每人每月藥費會減少 4,644 元，一年就可節省 55,728 元。

　　此外，引進學名藥後，通常會導致原廠藥主動降價，以利市場競爭，讓學名藥和原廠藥能共存，各自占有一席之地。倍歐滅在台灣上市時，健保價是 116

元，是原廠藥卡貝滋的八折左右。為了和倍歐滅競爭市場，葛蘭素藥廠讓卡貝滋的價格流血下殺每顆不到 40 元，搶下了 2014 年疾管署的採購標案，這新低價格持續生效，國庫因此每年節省將近一億元的藥費支出，效益非常驚人。

台灣 HIV 感染者人數逐年成長，HIV 公務預算愈來愈吃緊。如果使用較便宜的學名藥、也促使原廠藥主動降價，有助於政府降低 HIV 醫療費用的成長，讓公務預算能多分配一點給預防計畫。因此 HIV 學名藥進入台灣市場，對捉襟見肘的公務預算是好消息。而且從民眾的角度來看，近年來，自費使用 HIV 藥物的需求逐漸增加，例如在高風險性行為後做預防性投藥 28 天，目前費用直逼兩萬元，現在和未來就會有愈來愈多較便宜的學名藥可以選擇。

學名藥的藥效，跟原廠藥一樣嗎？

從藥品審核的角度來看，衛生主管機關要確定學名藥的成分、作用、品質、安全性，都跟原廠藥相同，才能核准學名藥上市，然後還要經過各醫院的藥事委員會審查藥品相關資料、同意購入，才能成為醫院處方選擇，程序上會經過層層把關。

雖然理論上藥效相當，但從使用者的角度來看，立足市場多年的原廠藥，往往已有一定口碑，突然要改變習慣，去使用上市不久的學名藥，可能會引起醫師和民眾質疑。尤其學名藥通常不是由歐美先進國家的大藥廠製造，更容易落入品質優劣的刻板印象，就像衣服是中國製造或日本製造，衛生紙是知名品牌還是自有品牌，數位相機要買原廠電池還是副廠電池，孰好孰壞，其實是見仁見智的問題。有的醫師可能選擇價廉物美的學名藥，有的則堅持用口碑悠久的原廠藥，觀點不同，這是自由市場的常態。

學名藥來自印度藥廠，好奇怪？

國內有 HIV 學名藥上市，卻是來自印度藥廠，讀者難免會覺得奇怪。其實印度藥廠 CIPLA，在國際上是赫赫有名的。1996 年雞尾酒療法誕生，為 HIV 感染者帶來福音，但昂貴的藥價讓許多貧窮國家無力負擔，轉而向對藥品專利規範寬鬆的印度，尋求生機。過去的十餘年，印度藥廠 CIPLA 生產各種 HIV 學名

藥，獲得世界衛生組織認可，以低價提供亞洲和非洲國家廣泛用於治療計畫，成為全球銷售量最大的 HIV 藥廠。甚至美國政府也為了有效運用援外經費，決定犧牲大藥廠利益，從 2006 年起核准多種 CIPLA 的學名藥在美國上市，用於國際人道救援計畫。

不過，印度藥廠並非毫無缺失。2004 年世界衛生組織曾經查到 CIPLA 違反藥品臨床試驗管理規範，動搖了國際對印度藥廠的信心，南非更決定將 CIPLA 的兩種學名藥暫時下架。在此之後，CIPLA 並未再有類似事件傳出。現在除了 CIPLA，國際上知名的 HIV 學名藥藥廠還有 MYLAN 和 MICRO LABS 等，在市場上互相競爭，而且有後來居上的趨勢。

台灣的新藥上市，政府規定有 5 年的監視期，以掌握上市後藥品安全性。以學名藥倍歐滅、倍歐滅 -N 為例，在國際上已廣泛使用 10 年以上，並非新面孔，國際上除了前述 2004 年的 CIPLA 風波，也沒有其他安全疑慮。但是因為過去在台灣缺乏使用經驗，大部分台灣的醫院和醫師仍在觀望，有些醫院為了避免藥品品項過多、難以管理，根本不採購 HIV 學名藥。有些醫院則是採購了 HIV 學名藥，但醫生接受度不高、開立情形有限。以台大醫院為例，直到 2015 年才開始提供倍歐滅 -N，讓原本使用卡貝滋合併衛滋的患者，可以更方便的服用，目前有少數患者已經使用，服藥經驗還算良好，但仍有待更長時間的觀察。

延伸閱覽

- 露德協會《台灣愛滋治療學名藥時代來臨，你準備好了嗎？》（網頁）：深入淺出的介紹 HIV 學名藥的常識與相關時事議題，有正反兩面意見併陳，可讀性很高。
- 露德知音深度訪談／ **074 愛滋學名藥上路前停看聽**（錄音）：針對疾管署在 2013 年提出即將在 2014 年以標案方式採購 HIV 藥物，學名藥恐將取代原廠藥，資深感染者丁文老師以二十年來親身用藥經驗，說出感染者們對於 HIV 治療政策最深層的恐懼。

常見問題

問：對於 CD4 高於 350 的感染者來說，請問倍歐滅 -N 會不會引發肝炎？因為我問個管師說衛滋會，但新藥也會嗎？

答：倍歐滅 -N 的成分等於是卡貝滋合併衛滋，因此卡貝滋和衛滋各自的副作用，在倍歐滅 -N，同樣有可能發生。主要還是過敏（12%）、噁心嘔吐（20～30%）、肝功能異常（5～10%），貧血（1%）。括弧裡的是發生機率的估計值。根據國外的研究，首次服藥的患者，如果男生服藥之前的 CD4 高於 400、女生服藥之前的 CD4 高於 250，服用衛滋會比較容易引發肝炎。這樣的副作用，在服用倍歐滅 -N 的人，同樣會有。

問：如果我已經是原先服用卡貝滋和衛滋半年以上者，可以更換成倍歐滅 -N 嗎？他們成分是相同的嗎？（顆數好像比較少）

答：當然可以，顆數會比較少，每天只要早晚各一顆。也可以替國家省點藥費。

寧靜的喝采——感謝有你

看到電視上播出 ×× 醫院舉辦記者會，歡慶患者出院、重獲新生，我就想：走我們這一行的醫生，鬼門關前總救了不少人吧，卻不知道哪天才會有這種好事，掛個紅布條，大張旗鼓地跟病人切蛋糕一起慶祝。

其實，值得慶祝的事情，還滿多的。A 君業績長紅，最近在公司升官。B 君錄取名校，上個月出國留學。C 君再度得獎，媒體大幅報導。還有：D 君重返舞台，E 出版新作品，F 君運動奪冠，G 君參與製作的電影大賣、H 君助人為善樂在其中……不勝枚舉。

曾經低潮、失落、恐懼、無助的那張臉孔，現在充滿自信、發光發熱。我想放鞭炮慶祝。

「要記得低調。」戒急用忍的聲音在耳邊響起。於是只能在心中放串無聲的鞭炮，代替熱鬧的喝采。

我們都躲在隱身斗篷裡

哈利波特的故事裡，只要穿上隱身斗篷，別人就看不見你，你可以自由進出鬧市，不用擔心被任何人認出。我班級上一個個哈利波特，跟眾多隱身在社會裡的眾多感染者一樣，每天躲在隱身斗篷下，沒有蛋糕、沒有紅布條，安安靜靜的做好自己該做的事。

二十一世紀初，還有很多人把感染者視為洪水猛獸、牛鬼蛇神。有一天，他們會忽然發現，各行各業中，原來有那麼多人帶著病毒，表現卻完全不輸給「自以為健康的人」，甚至更努力、更優秀。

因為曾經受過傷，你比別人更珍惜生命、學會照顧好身體。跌倒後再爬起，你沒有讓病毒奪走接力棒，而是只准病毒站在跑道邊當個旁觀者，看你奮力追趕，因為這場人生的馬拉松還長得很，輸贏未定、全靠自己的決心和毅力。

讓 HIV 像近視一樣，可以簡單對待

我有嚴重的近視。從國小三年級，我開始戴眼鏡，成為班上的話題。

「書念太多」、「閱讀姿勢不正確」、「電動打太多」、「書呆子」、「四眼田雞」等等，隨大家愛怎麼起鬨，任意賦予我得近視的原因，我只能自嘲自解、默默承受。

連老師都來參一腳，把我當成引以為鑑的教案：「小朋友下課要多看綠色喔，才不會變成像羅一鈞要戴眼鏡。」如果當時隱形眼鏡已經普及，我大概會哀求爸媽去幫我買吧，避免被認出有近視。

後來隨著升學，班上愈來愈多眼鏡族，無人再把戴眼鏡當成話題。大學時代，眼鏡族成為主流，沒戴眼鏡的人反而被捉弄不夠用功，連病人都覺得戴眼鏡的醫生應該比較聰明。曾幾何時，近視鹹魚翻身，甚至變成時尚潮流的一部分。社會對近視患者不再特殊對待。小朋友如果罹患近視，不致於垂頭喪氣，因為他們知道，在眼鏡的輔助下，他們長大以後可以跟社會上其他人一樣，發揮才能和價值。

回過頭來，談談 HIV。

雞尾酒療法時代，吃藥可以讓 HIV 感染者活得很久、活得很好。每天吞幾顆藥，就可以把病情控制得好好的，只是不能停藥，就像得了近視只好認命戴眼鏡一樣。HIV 感染者只要好好服藥控制病毒，完全不影響求學、就業的表現。

可惜，事情沒有這麼簡單。就像當年我戴眼鏡被同學嘲弄，祈求用隱形眼鏡「隱身」，HIV 感染者雖然外觀無法被辨認，卻擔心「吃藥」會變成洩漏身分的狐狸尾巴。因此把藥罐、藥袋藏在哪裡，在哪裡吃藥不會被發現，怎樣編理由去請假看診，成為全台灣兩萬多名服藥感染者共通的煩惱。稀少的周末門診或夜間門診格外熱門，不僅僅是為了方便，而是很多 HIV 感染者每三個月請假看診，已經被老闆盯上，真的需要能兼顧工作、安心就醫的環境。

感染者，感謝有你

即使在這麼困難的環境下，眾多的 HIV 感染者，仍然兢兢業業，努力工作著。國外有很多知名感染者，例如 NBA 球星、奧運選手、百老匯演員、音樂家等等。在台灣，有幾位公開現身的感染者，像是亞輝、光哥、瓢蟲，讓社會看見感染者的面貌和生命歷程。

更多的感染者隱身於社會。但他們做出的貢獻，其實早已深植在你我生活裡，只是你沒發現而已。從食衣住行到育樂，無論士農工商軍公教，文學藝術建築新聞服務金融業，律師、醫師、會計師，各行各業都有帕斯堤，在各自的舞台上，賣力工作，為社會服務。就像我現在翻閱的這本知名雜誌專刊，一期又一期，引導著讀者深入這片土地每個不同角落，讚歎各地孕育出特殊的人文和自然，大部分的文字就出自一位感染者之手，只是你不知道。

你的感染、我的近視，都是慢性疾病，醫學發明彌補了失能，讓我們能夠發揮所長、貢獻社會，不再只是拖油瓶，有了活下去的價值和勇氣。現今人們已經不再醜化近視，期待有一天，為數眾多的 HIV 感染者，也能享有眼鏡族的待遇，雲淡風輕地公開自己的慢性疾病、正大光明地吃藥，在各行各業的貢獻，能公平無懼地為世人所知，贏得應有的掌聲。

讓日子過得更輕鬆

我想起一首兒歌：「蝸牛背著那重重的殼呀，一步一步地往上爬。」

每個感染者，都背了重重的殼。來自四面八方的，關心或管理，同情或歧視，弱勢或傳染原，每樣都是包袱，還嫌你扛得不夠重，不分青紅皂白的扔過來，你被迫接收。沒有人應該被這樣對待的。

期待有一天，我們能卸下重重的殼。拋下你不想背負的包袱。

或許 20 年、30 年後有解藥發明，大家都領結業證書，各奔東西？

或者有一天，治療變成三個月打一針，你不再需要擔心藥瓶擺在房間裡會被室友或家人發現。

　　或者有一天，醫生都變虛擬，用臉書和視訊看診，從 ibon 印抽血單在 7-11 抽血，不再需要在候診區苦苦守候，擔心被別人認出來。

　　在那些更多更多的、難以預測的可能到來之前，不要放棄。

　　如果能找到你愛、也愛你的人，當然很好。如果單身，也可以很快樂。

　　平安、健康、輕鬆過日子。這是我對所有感染者，最想說的一句話。

　　武俠小說裡的醫生，多半沉潛孤隱，只有俠客傷重命危之際，才關鍵性的出手相救，旋即消失在故事裡，讓主角閃亮地繼續那奇幻的際遇。我已奉上靈藥、退居幕後，且看你如何重起爐灶、獨步武林。值得慶祝的那一刻，你不會看見隱身暗處的我，但會聽見寧靜的掌聲。

　　加油！

告知教戰守則

感染者在告知前的各種思緒

對於感染者來說，在一段關係中時常需要思考：**說還是不說？**

不說，似乎暫時不用面臨告知的張力，及告知後可能有的各種結果。不說或許是因為害怕對方無法承受、不說或是害怕被拒絕，但是不說，卻同時將所有壓力壓在感染者自己身上，綿密的、偶然的，在每次做愛後、在一次套子不小心破掉後、在一起看到愛滋報導時，都再次提醒自己「我還有一件很重要的事情沒有讓你知道……」，並且時常擔心著，會不會有天被伴侶發現自己的感染身分。另外，人類免疫缺乏病毒及感染者權益保障條例（簡稱愛滋條例）規定，若感染者知道自己的感染身分，並隱瞞與他人進行危險性行為，不論對方是否感染，感染者皆需面臨刑罰。這種心情上的焦慮與法律上的責難，在未告知前，都沉甸地壓在感染者身上。

面對這些壓力，有些人選擇等待，等待對方察覺異狀主動探詢；有些人選擇迴避，一旦發生有感染風險的性行為，便斷絕聯絡以免挨告；有些人則選擇在告知前不要有性；也有些人選擇主動創造告知環境與情景，嘗試控制告知的衝擊。

似乎，長久發展下去，終究有一天無可避免地將面對告知。

告知前的評估

即便告知是長久發展感情下的必然過程，但由於告知仍有其風險，包含對方離開自己、對方洩漏隱私、對方威脅自己不可以分手等等，因此告知的時機與形式確實需要評估，以下是你可以參考評估的方向，並藉此釐清自己進行告知的動機。

人

1. 你自己對愛滋了解嗎？你怎麼看待自己的愛滋身分？

如果你自己還沒有走過對疾病的害怕與擔心，那麼告知失敗可能將會更打擊你，因此我建議盡可能等到自己較穩定後再告知；另外，愛滋知識將成為你在告知時幫助對方減輕害怕與擔心的工具，或許你可以列一個你想知道的知識清單，趁去醫院回診時問問你的醫生或個管師。

2. 你對對方的了解有多少？他對愛滋理解嗎？接受程度如何？聽到後可能有什麼反應？

我建議你可以在談話中旁敲側擊，這將可以協助你了解對方對於愛滋的態度；如果狀況許可，你也可以協助對方進行心情上的預備，例如不時討論相關話題、分享感染者心情故事等。另外，或對方是個情緒反應較激烈，甚至有暴力傾向的人，建議你在告知時有人陪同。

事

有沒有壓力事件讓你面臨巨大的告知張力？這個張力是否一定要以告知來處理？

感染者可能碰上的壓力事件像是：剛得知感染的當下、決定發展性關係前後、意外的傷口接觸、匿名篩檢、保險套破掉等等，也有些感染者在沒有告知的情況下發生性行為會不斷產生愧疚感。壓力事件下告知的議題將會浮現，但不代表你一定得要選擇告知，你可以選擇延後壓力事件，或是其他做法。

然而有些壓力事件確實特別適合以告知來處理，例如當非感染方因為突發事件面臨感染的可能時：感染者尚未開始服藥，在安全性行為後才驚覺發現套子破掉並形同內射，那麼盡快的告知，將可以協助非感染方在黃金時間最遲 72 小時內，進行事後預防性投藥，以避免感染。

時

你預計在關係進展到哪個時點告知？在一起前或後？性關係之前或之後？

有些人認為成為情人後再告知，比較可能因為愛而選擇繼續在一起；也有些

人認為，要讓非感染者在知道感染身分後評估是否在一起。這些答案沒有對錯，不論選擇哪一項都有其可能遇到的難題。

選擇事前告知的人，你必須要知道，不夠了解一個人的為人即告知，或許是將自身一個可被攻擊的特質交給他人；也有可能，對方基於不了解或害怕，而失去了在一起的機會。因此你需要協助非感染方能夠對愛滋有更多認識、嘗試軟化非感染者可能有的對感染者的排斥感，更重要的，你需要旁敲側擊了解他的為人以保護自己，但是請你也要了解，即便你認為對方可以信任，卻不代表對方就真的不會洩漏隱私。

同樣的，當你選擇之後才告知，對方可能在知情後有被欺騙的感受，或認為自己沒有選擇權。另外，感染者也可能面臨「持續感受到未告知的壓力，卻又不知何時是告知的好時機」之情況。若您選擇進入關係後告知，那在告知前，感染者需要有能力處理非感染方的情緒張力。另外，如果是在一段關係中，由關係外的人傳染得到愛滋，告知感染身分的同時也將面臨同時揭露自己出現超越約定以外的性關係。

最後，基於愛滋條例第 21 條的限制，我建議感染者在危險性行為前告知，以免去相關法律責任。

評估之後

上述的思考與評估沒有一個比較好的答案與做法，感染者必須要自己決定怎麼樣是自己比較能接受的做法。如果需要，你不妨與愛滋相關機構的社工、信任的好朋友，或者感染者前輩討論，以協助你評估及釐清。

如果你沒有感染者朋友但是想要多結交些這類朋友的話，你可以到拓網的社團「我愛感染者」去認識感染者或者對愛滋議題友善的人士；另外也有由感染者自身發起的 LINE 群組與臉書祕密社團，該群組與社團內，除了有感染者前輩外，亦有社工、醫療人員等專業人士，你可以直接寄信到以下信箱詢問加入的相關事宜：imperialcrown456@gmail.com。

決定告知與告知時的注意事項

請您在告知前，要思考各種最壞的可能：告知失敗無法在一起、對方要提告未告知下的危險性行為、對方用洩漏愛滋身分進行各種威脅，不論是情感或錢財、對方洩漏感染身分等等。這些將視你與對方的關係，以及對方的為人而定。請你了解，我們都希望告知後能一切順利，但是事情不一定會如我們所願，即便不如願，請您不要挫敗，不要喪志，大多時候可能不是你的問題，而是對方還沒準備好。

決定告知的朋友，以下有幾點做法可供各位參考：

選定告知的形式與日子

由於這是一件重要的事情，建議不要使用電話或簡訊進行告知，而選擇以面對面的方式告知，並且在一個安靜且可放心談話的空間進行告知，有些人會尋求協助，請人陪同一起告知以紓解張力；另外，建議你不要挑選特定的日期告知，以免告知不順利，未來在特定日期傷心。

告知前創造認真看待的氛圍與環境

請你務必讓對方知道，這是一件重要的事情，並且你重視彼此的關係，所以決定讓對方知道這件事情。

事先準備與練習

由於告知對感染者來說可能是一件緊張的事情，建議你可以事前反覆練習要怎麼進行告知，以及要提供的資訊有哪些。你也可以先準備好相關的資料或非營利組織的聯繫資訊。另外，非感染者在聽到消息時，可能會有許多的震驚與疑問，常見的疑問包含怎麼感染的／我會不會有事／你為什麼現在說／為什麼騙我等等，針對這些問題，你可以先想過要怎麼回應。

照顧情緒勝過知識給予

在告知階段，不僅感染者需面對自己對於告知的複雜情緒，非感染方剛知情此事，可能會有震驚、否認、憤怒、腦中一片空白等情緒，請您了解並多陪伴他度過這些情緒，關心他的狀態勝過在此時給予過多的知識及為自己辯解。

很重要的，告知後給予對方思考的時間。

告知時可能有的實際狀況

我們可以知道，即便有了完整的練習，仍然有可能當下說不出口，或者告知形式與預想的不同，無法照本宣科實在不用太緊張，記得，事先你能做的預備都做足了，當下只要誠懇的說出自己想說的話即可。事實上，或許你即將告知的對象早就在你先前的提示中有了心理準備。

我的建議是，當下不一定要急著說太多自己想說的，而是聽聽非感染者的想法，陪伴非感染者，針對其提出的疑問盡可能的回應；若是有些非預期的問題不知如何回答，不妨緩緩，等思考後或與信任的感染者前輩、醫療人員、社工討論後再回應。

告知對彼此關係的影響

向伴侶告知感染身分後，不代表一切海闊天空，相反的，告知伴侶後，雖然免去了感染者單方承受責任以及擔心被發現的壓力，但愛滋自此後或淺或深的進入彼此關係。愛滋對關係的影響不一定在告知後馬上出現，可能是過了好一陣子、可能是在篩檢前後、可能是在偶然的危險性行為後、可能是在發現其中一方出軌時、可能在某次吵架。

對於非感染方來說，他成為了愛滋關係人後，他將需要面對愛滋相關的議題。包含：

・愛滋對伴侶的影響，例如伴侶的身體狀況、服藥副作用等；

- 本身對愛滋的恐懼與擔心，例如自己會不會成為感染者、每三個月一次的抽血變得更加緊張等，對疾病的擔心則可能帶來彼此的性關係的轉變；
- 除此之外，更會在關係中思考愛滋，例如：非感染者為了保護感染者，多了一個需要永久守密的祕密無人可談，也會出現非感染者擔心自己是否會在無意間言行中傷害到感染者。

對於感染者來說，除了面對本身的疾病狀況外，則可能出現：

- 認為自己虧欠對方，例如讓對方入櫃、讓對方有需要額外承擔的壓力如性行為模式、匿名篩檢等，而出現彌補的心態與行為；
- 或者認為自己配不上對方而自我控訴，並在關係中委屈忍讓或因此希望對方離開關係，或者對於對方的言行變得更加敏感；
- 此外，感染者還可能擔心對方是否洩漏隱私給他人知道，或者分手後非感染方以愛滋威脅。

決定的最後

面對包羅萬象的狀況，實在難以逐一說明，對於感染者的建議是，請您先照顧好自己的身心健康，並且了解在告知後，對方仍選擇進入或者維持關係，代表其中涉及了對方的意願，與感染者交往並不是你個人應承擔所有的責任，另外也請您評估與設定關係中的底線，而非一再忍讓，不少感染朋友最後與情人分開並非因為感染狀態相異，而是彼此性格不合、理念不合等，倘若對方因為你的愛滋身分而選擇離去，請了解，那不是你的錯，而是他還沒準備好自己。

告知後的一些生活建議

建立談論愛滋的互動模式

透過談論愛滋，將可以使你們更加了解愛滋對各自及對關係的影響，免去猜測將可以釋放非感染方擔心講錯話的壓力，也幫助感染者在感受到自己在關係中受到貶抑時，可以重新確認對方的意思。

建立可提供支持與資訊的信任圈

　　由於愛滋的汙名特性，使得愛滋關係人並不容易能夠自在的談論愛滋，這個需求轉向不需要跟人直接接觸到的管道，例如網路。這種情況有可能會接觸到各類不見得正確的資訊，而讓愛滋關係人更加緊張。另外，非感染方有可能基於害怕感染者受傷，或是自己對愛滋的擔心恐懼，而不敢跟感染者討論許多愛滋的敏感議題。

　　因此建立起擁有足夠知識、能協助討論，並給予支持、懂得守密的信任圈，是十分重要的，有助於幫助你們不只是關起門來獨自面對，更重要的是讓原本無人可談的祕密有了出口宣洩。

　　你們可以想想，是否有彼此都足夠信任的朋友能邀請進入你們的信任圈，或者尋求他人協助也是不錯的方式，例如心理諮商師、愛滋個管師、愛滋相關機構的社工等等。

　　在此特別提醒，由於愛滋醫學發展、法規變化等日新月異，網路上充斥許多過時、似是而非的資訊，若考慮自行上網蒐集資訊，請務必選擇各民間愛滋服務機構之網頁、疾病管制署網頁，或者是羅一鈞醫師的心之谷網頁作為參考資訊的資料來源，以免獲得不正確的資訊而產生恐慌。

必要的時候尋求法律諮詢之專業協助

　　當感染者權益受損，例如他人以洩漏感染身分為手段，脅迫持續關係、金錢提供等，感染者請務必尋求專業協助，建議您與服務感染者多年的「愛滋感染者權益促進會」聯繫，或也可以與「法律扶助基金會」聯繫。若在關係中，受到肢體、精神、性暴力，可以利用「同志伴侶衝突暴力諮詢網站」（http://lgbt.38.org.tw）與社工聯繫。

（本篇為羅醫師的患者 JJ 提供）

第三卷

給擔心成為
感染者的你

　　在經過一些不安全的行為之後，你可能心中充滿了憂慮，擔心自己會不
會就此中標。羅醫生在這一卷中將會仔細分析各種情況，並提出解決方式，
譬如事後投藥或者事前投藥，但，羅醫生也會請你自我審視：你的擔心是不
是出於對自己的罪惡感呢？

我好擔心自己是不是得了 HIV？

　　阿光在沒有使用保險套的網路一夜情之後，深深懊悔。他一方面後悔自己對伴侶不忠，又擔心感染性病，特別是 HIV，因此每天心事重重。七天後他發生一次腹瀉，懷疑自己是不是生病，於是急切的在網上搜尋，零星拼湊的資料顯示「HIV 感染的症狀包括腹瀉」、「急性 HIV 感染的症狀通常在 2～3 周時出現」。從網站列出的 HIV 感染症狀裡，他認為自己有頭痛、食欲不振、倦怠感。阿光擔心自己是不是感染了 HIV？

　　靠症狀亂猜自己有沒有得 HIV 是沒有用的。如果你有高風險行為，不管有沒有症狀，請在滿 12 周後去做 HIV 檢驗。有持續症狀應該找醫生看診，而不是自己當醫生下診斷，也不是找檢驗所取代醫生做診斷。

　　我這樣講你還是會不滿意，想要知道有沒有祕訣可以參考，有沒有辦法用症狀來算命。1980 年代發現愛滋病和 HIV 病毒之初，臨床醫師就已經知道有許多新感染 HIV 的人曾出現急性症狀。二十多年來，不管是人時地和病毒株怎麼變，急性 HIV 感染還是老樣子，可以無症狀，也可以有症狀，假如有症狀的話，特徵都是以下這樣：

　　從感染 HIV 的時間點算起，可以在滿一周到滿六周之間出現症狀，最常見是在第三周附近發生。假如出現症狀的話，最主要是發燒、盜汗、肌肉痠痛、食欲不振、噁心、腹瀉、喉嚨發炎。許多病人表示有頭痛、畏光、頸部僵硬。三分之二的病患有淡淡的皮膚紅疹或類蕁麻疹。這些症狀通常在十到十五天內會自然好轉。

　　常見症狀或臨床特徵，出現頻率列表如下：

發燒：96%

淋巴結腫：74%

喉嚨發炎：70%

皮疹：70%

肌肉痠痛：54%

血小板低下：45%

白血球低下：38%

腹瀉：32%

頭痛：32%

噁心嘔吐：27%

肝功能異常：21%

肝脾腫大：14%

口腔白斑：12%

神經病變：6%

腦病變：6%

有任何上述症狀的人，不宜自行認定感染了 HIV。每一項上述的症狀都可以由其他疾病引起。確定你是否感染 HIV 的唯一方法，就是接受檢驗。

請注意急性 HIV 感染者上述的症狀通常是合併至少 3 ～ 4 項一起出現的，請不要因為出現 1 ～ 2 項就對號入座、開始認定自己得了 HIV。另外絕大多數的急性 HIV 感染者有症狀的話，會包括發燒，如果你有不安全性行為又有發燒加上其他 2 ～ 3 項症狀，擔心 HIV 是合理的，如果沒有發燒、又沒有其他常見症狀例如淋巴結腫、喉嚨發炎、皮疹，會是 HIV 的機會就比較低了。

弔詭的地方是，你的症狀可能是擔心出來的，也就是心理影響身體。特別是頭痛、腹瀉、噁心、倦怠感、食欲不振等，這些都跟自主神經系統有關。另外假如你每天疑神疑鬼的觀察自己身體，可能發現皮膚多了一處紅點（其實是被蟲咬）、頸部摸到了一顆東西（其實是頸部血管），就自己認定符合上述症狀，不找醫生客觀評估，或是不相信醫生評估，有的人做了 HIV 篩檢、又質疑篩檢結果，這樣的心魔就自己愈種愈深，好像 HIV 非我莫屬一樣。

阿光的腹瀉僅持續了一天，因此他沒有去看醫生。但為了這份感染 HIV 的擔心，他荷包失血，三個月內去檢驗所自費做了三次 HIV PCR 檢驗，也換不同

地點做了三次免費匿名篩檢去驗 HIV 抗體,最後得到的結果全是 HIV 陰性。

這麼瘋狂的上網查資料和頻繁驗血,究竟所為何來?就是圖個安心罷了,想得到一張「安全過關」的證明書。但是冷靜想想,其實滿三個月去做免費匿名篩檢,驗陰性不就一次了結嗎?

如果你是像阿光一樣,四處瘋狂看網站或檢驗所買安心的人,希望這篇文章讓你獲得了一些些安心。再次強調,靠症狀亂猜自己有沒有得 HIV 是沒有用的。如果你有高風險行為,不管有沒有症狀,請在滿十二周後去做 HIV 檢驗。有持續症狀應該找醫生看診,而不是自己當醫生下診斷,也不是找檢驗所取代醫生做診斷。

在阿光的案例,還有一些關鍵字:「後悔」、「不忠」、「懷疑」、「網上搜尋」等,需要剖析,或許能幫助類似阿光的人,了解自身狀況的癥結。

所謂「類似阿光的人」,是指有以下一種或多種情形:

- 雖然被評估為低風險或無風險,還是擔心有 HIV,無法接受自己是低風險或無風險。
- 雖然滿三個月以上檢驗 HIV 陰性,還是擔心有 HIV,無法接受自己檢驗陰性。常短期內重複做 HIV 檢驗,因此荷包失血;常質疑檢驗流程或準確性;常擔心自己得了變種 HIV。
- 雖然被評估為低風險或無風險,或是檢驗陰性,還是認為自己的每項症狀都跟 HIV 有關。
- 很擔心有 HIV,即使被評估為低風險或無風險,還是不眠不休在網路查詢 HIV 相關資訊。
- 常打電話到 HIV 諮詢專線,重複詢問同樣的問題。
- 對於 HIV 的擔心程度已經足以影響日常生活,包括人際關係、工作、家庭、學業等。

我不是精神科醫生,但從心之谷開版以來,類似阿光的讀者很多,從留言描述中,我觀察到幾個重點,提出來跟各位分享。

罪惡、羞愧：潛意識的心理防衛啟動

人的心理是很奧妙的，遇到難以面對的狀況時，所謂的心理防衛機轉就會在潛意識裡啟動。導火線其實都是類似的：罪惡感、羞愧感。電影中，目睹慘劇的主角，為了無法阻止慘劇發生，而背負沉重的罪惡感，瞬間失憶成為解脫之道。

凡人世界裡，不需要這麼戲劇化的理由，就足以啟動心理防衛。例如：對伴侶不忠。

不少心之谷的留言都會提到：「我知道我做錯事了」、「我犯下了不可饒恕的罪」這類悔不當初、甚至請求醫生原諒的文字，曾經讓我百思不解。這是匿名的園地，版主是醫生而非牧師或法官，無所謂善惡之分，為什麼要在網路上請求饒恕？慢慢了解多了之後，我才恍然大悟，其實這份罪惡感或羞愧感，可能是所有問題的根源。

不論是有意、無意間發生的性行為，甚至只是單純身體接觸，對類似阿光的讀者來說，顯然不能簡單一筆勾銷，反而引發了強烈的罪惡感或羞愧感。可能來自道德上的，覺得玷汙了操守名聲，或是對伴侶不忠，違背結婚誓言。可能是宗教上的，例如基督徒出軌違反了聖經戒律，將面對審判。可能是性別認同的，譬如對自己的性傾向感到羞恥。更重要的是：「萬一被伴侶或家人知道了該怎麼辦？」這些問題，在事件發生後，紛紛浮現腦中，該坦白還是隱瞞？成為下一個關鍵。

性病：欲加之罪，何患無詞

這樣的困境裡，若是想到性病，就會有更多考慮。首先，性病會影響健康，若是 HIV 更可能危及生命。此外，有些性病萬一發病，例如梅毒和菜花，有可能被伴侶或家人從外觀變化就發現，想隱瞞都隱瞞不了。還有，性病會傳染，萬一傳染給伴侶甚至小孩，就罪上加罪了。而且性病萬一曝光，會影響自己和周遭人，名譽、工作、家庭都可能不保。

對方是素昧平生的人，甚至可能是性工作者，帶有性病的可能性不低。「萬

一得了性病該怎麼辦？」這個念頭浮現，第二重的罪惡感和羞愧感，跟著襲上心頭。性病尚未發生，還有挽救的機會，如果能避免掉性病，要隱瞞性行為事件似乎就容易的多了，而且能保障伴侶或家人的健康，有種「救贖罪惡」的印象。這在心理防衛上來說，也是正面的。

於是，下一個關鍵，從「坦白還是隱瞞？」，轉變成似乎更急迫的「怎麼躲掉性病？」。前者是天人交戰的道德問題，沒人能給出標準答案的。後者雖然是難以啟齒的醫學問題，但是在網路的年代，不用露臉具名就可以查到一籮筐資料。兩相比較，醫學問題比道德問題好對付，於是心力聚焦到性病上，暫時可以轉移注意力。

麻煩的是，性病並沒有想像中簡單。網路資訊、檢驗準確性、醫生態度等種種問題，才要上演。

網路充斥錯誤、混亂、帶有偏見的資訊

網路的特色是：匿名、免費、無時間和地點限制。與性病和 HIV 相關的網路資訊多到不行，在搜尋過程中，讀者常會得到下列感想：

- 性病是可怕的：從頭到腳每個部位、每吋皮膚，甚至頭髮、指甲好像都可以被性病影響到。網路常見的圖片從恐怖的生殖器變化，到不成人形的 HIV 末期病徵，似乎得性病就會變得這麼慘。
- 性病是可恥的：網路上關於性病的描述，常跟道德觀、公共衛生，甚至犯罪、天譴等綁在一起。媒體報導「某藝人疑似罹患 ×× 疾病」，假如 ×× 疾病是癌症，大眾反應是獻上祝福，假如 ×× 疾病是性病，則輿論幾乎都是抱持看好戲的心態。

這些感想讓搜尋者加深恐懼感與罪惡感，卻也讓必須解套的決心更強烈。從眾多的資訊要挑出對自己有用的，有如大海撈針，頗花時間，但是搜尋者會願意犧牲個人時間，不眠不休的查詢和閱讀，因為這樣的努力和犧牲，有助於減輕情緒不安。

搜尋者研讀網路資訊，想找出讓性病解套的方法，應該會歸結到下面三個重

點：風險、症狀、檢驗。這些是評估性病的診斷工具，但是網路上混亂、矛盾、錯誤的資訊，加上閱讀時產生的誤解或一知半解，讓搜尋者挑燈夜戰後，通常變得更加迷惑。

低風險、零風險，各人理解大不同

當初發生的性行為是高風險或低風險？科學家其實已經提供了很好的數字當證據，區分出哪些性行為才是高風險，哪些是低風險。然而對於不想冒險的讀者來說，低風險仍然是風險，想看到的是「零風險」。當查詢結果說「口交會感染 HIV 的風險很低，不需要太擔心」，這些讀者的理解卻是「口交可能會感染 HIV，我有發生口交，可能感染 HIV，所以我還是需要擔心」。

至於不算傳染途徑的接觸，例如接吻、微小傷口接觸、莫名其妙碰到血或黏液、理髮被弄傷、共用馬桶蓋等等，搜尋結果是「從未有案例報告」。但在某些讀者的想像中，病毒像是卡通影片裡會長腳的邪惡細菌，會在原地等著好時機撲上人體。實情是 HIV 並不會長出手腳移動，在環境當中極難存活。可是「極難」兩字卻又會被理解為「不是不可以」，「從未有案例報告」會被理解為「我可能是全球首例」，於是開始計較起脫離人體幾分鐘、血液乾了沒，這些無法倒轉時空、回去蒐證的事情，最後千方百計仍得不出「零風險」這個答案，在不敢冒險的思維下，讀者可能會選擇「寧可信其有，不可信其無」，當作有風險繼續擔心下去。

症狀千百種，勿對號入座

網路資訊充斥著關於性病症狀的描述，讓人不想注意都很難。描述的句型常是這樣的：「HIV 感染的症狀包括發燒、淋巴結腫、腹瀉、皮疹等，如果你出現上述症狀，有可能是感染 HIV。」

這樣的邏輯是有問題的。會有發燒、淋巴結腫、腹瀉、皮疹的疾病，有幾百種，HIV 感染只是其中一項，用任何一項、兩項、三項症狀來預測 HIV，都是

非常不準確的。遺憾的是，很多讀者花費可觀的時間做這樣的白工。讀者檢視著症狀表，回想自己是否最近有這些症狀，額頭溫熱可能是發燒、脖子摸到一粒可能是淋巴結腫、某晚排便變稀符合腹瀉，任何一吋皮膚若是出現紅點就認為是疹子，硬要對號入座。至於食欲不振、疲倦、體重減輕，這些其實是緊張焦慮所引起的症狀，也剛好可以推給 HIV。

讀者可能會試圖用網路問答澄清自己的症狀是不是 HIV 引起的。弔詭的是，當丟出的問題是：「我的某某症狀可能是 HIV 引起的嗎？」不管某某症狀是手腳麻、掉頭髮、皮膚脫皮、指甲龜裂，網路的答案幾乎都會是：「有可能是 HIV 引起的。」

這樣的答案不夠完整。HIV 是跟著感染者活一輩子的，人的一生可能出現千百種症狀，HIV 就可以跟千百種症狀扯上關係。HIV 發病末期未治療可以手腳麻、掉頭髮、皮膚脫皮、指甲龜裂，但是不適用於這位才剛剛發生性行為沒幾天的讀者。而引起手腳麻、掉頭髮、皮膚脫皮或指甲龜裂的其他一托拉庫常見原因，全部在回答中被省略。假如問題改成：「我的某某症狀是 HIV 引起的機率高嗎？」那麼答案一定都是：「不，機率很低。」

檢驗又是陰性，還要再驗嗎？

針對性病相關的問題，網友的建議經常是「要檢驗才知道」。問題是關於檢驗方法、檢驗時機和檢驗準確度的網路資訊，相當混亂矛盾。以 HIV 來說，可以找到抗體、快篩、PCR 等檢驗方法，檢驗時機的網路說法，PCR 從一周到三周不等，抗體和快篩的說法則從六周到六個月不等。檢驗準確度，又需要考慮空窗期長短，視檢驗方法和檢驗時機而異。眾說紛紜，莫過於此。

網路資訊內容沒人把關。不過，就因為網路資訊不一致，針對檢驗的網路留言，反而討論最熱烈。讀者願意分享個人的檢驗經驗，推薦去哪家檢驗所速度快、找哪位檢驗師態度佳，在這樣的過程中，「小眾團體」的形象浮現，讀者得知別人類似的心路歷程，從一路上的孤軍奮戰裡，首次獲得被在乎、被關懷的溫馨感覺。

公共衛生單位建議滿三個月再去檢驗抗體。可是讀者往往急著想要知道自己有沒有 HIV，光等幾天就夠煎熬了，何況是幾周或幾個月。會急著花錢去驗 PCR 可以理解。得出了 PCR 陰性結果，暫時鬆了一口氣，沒多久又擔心起 PCR 的準確度。去驗抗體或快篩還太早，所以就又去驗了 PCR，或者連抗體一起驗，都是陰性，又暫時鬆了一口氣，但沒多久又再度擔心起 PCR 和抗體的準確度，就這樣惡性循環，有人在三個月後能夠釋懷接受結果，有些人則是到六個月、十二個月，甚至已經兩年過去了，還在懷疑檢驗結果、反覆檢驗。

值得注意的是，早期就脫離這種惡性循環的人，很少回到網路的小眾團體去分享自己的經驗，也許是覺得不堪回首、不想再提。只有一直陷在惡性循環裡的人，仍在網路上徘徊求助。文獻上空窗期超長的罕見個案，令他們難以安心，認為公共衛生的建議太鬆散，不夠精確，為此開始懷疑起自己是否免疫系統異常、或是有 C 型肝炎、或是得了變種 HIV、吃了什麼藥讓檢驗不準確。要是此時又因為感冒過敏或焦慮等因素出現任何症狀，就更深化對空窗期超長的憂慮。只是，怎麼去檢驗都還是陰性，檢驗單位和網友的反應也常是冷淡負面的，例如回應：「就已經檢驗陰性了，幹嘛還要一直驗，浪費資源。」

走到六個月後還不能掙脫苦海的人，能依據的科學論證愈益薄弱，漸漸意識到自己其實有個放不開的執念，但是自己無法控制對 HIV 的焦慮，為了減輕焦慮還是會繼續去做明知不必要的檢驗。不少人到了這一步，已經弄不清楚自己到底在擔心什麼，到底想要檢驗陽性還是陰性。他們希望擺脫的，其實早就不是性病和 HIV，而是這份擔心得病的憂慮。有些人會去看精神科，接受心理治療或服用抗焦慮藥物。其他人是怎麼走出幽谷的，則不得而知。

網路的感性角色

網路扮演的角色不僅是提供資訊。「坦白或是隱瞞」這個多數人不願面對的最大難題，透過網路能夠自由討論、獲得傾聽諒解，而不用擔心身分暴露和異樣眼光，其實可能是深層心理更大的渴求。有的過來人甚至扮演起輔導員的角色，在網路分享經驗，幫助有類似問題的讀者。

作為圖書館、避風港、告解室、小眾團體天地，網路有安全而便捷的優點。但是遇到有症狀上或檢驗上的需求，還是需要走出網路堡壘，去找醫生尋求專業意見。雖然醫生應該是最適當的資訊來源，但無可諱言的，許多人抱著很高的期望勇敢就醫，最後卻落得不愉快的經驗，躲回網路堡壘去自行療傷。

為什麼醫生的態度會這樣？

走進診間：雙方預期的落差

要在陌生醫師的面前公開自己隱私，需要很大的勇氣，因此對求診的結果會有較高的期待。求診者選擇看診醫生，常常不是隨機或隨興的。從網路上可以查到醫院和醫生的口碑經歷等，也可能從親友得知對醫生的印象。終於決定掛號對象後，最大的期待通常是：「我會遇到一個好醫生。」

怎樣算是好醫生？因為諸多擔心而就醫的人，期待一位有耐心愛心，願意傾聽諒解和詳細說明的醫生。求診者期待，醫生在聽完自己的侃侃而談之後，能不帶異樣眼光的表示了解和接受，然後提出合理的解釋和說明，做出進一步指示。

可是在至少四十到五十人候診的門診場合，每人平均只能分配到五分鐘左右，醫生可能沒等患者講完就打斷或插話、沒聽完患者全部描述就急著做結論、在患者講到一半時轉身接電話或處理其他事情、話語太過急促或簡短讓患者覺得醫生不耐煩、沒仔細檢查患者擔心的身體部位、檢查隱私部位時沒有支開不相干人士等，林林總總，走進診間，往往就是「好醫師」印象扣分的開始。

上述這些事情，求診者大概還可以用「醫生很忙、時間不多」的理由說服自己勉強接受。如果以下狀況發生，就可能導致信任感的崩解：

- 言詞或表情露出嫌惡：例如「既然敢偷腥，就要承擔後果」這類的話，或是沒講話但是搖頭或皺眉頭。
- 充滿負面情緒的冷言冷語：例如「你是醫生，還是我是醫生？」、「我已經告訴你沒病，你又不相信，還來看我幹什麼？我沒什麼能幫助你的。」
- 準備趕人：例如「跟你多講也沒用，外面還有很多病人在等，請把機會讓給這些更需要的人。」「反正怎麼講你都不相信，請找別的醫生吧。」

　　遇到這些狀況的求診者，心裡當然不好受。共同的疑問可能是：「為什麼醫生這麼嫌棄我、不相信我？」

慮病族：挫折的醫病關係

　　精神醫學上有種病症叫做「慮病症」，有研究顯示 3% 的一般門診病患其實是慮病症患者，在此簡稱為「慮病族」。

　　慮病族極度擔心自己可能罹患某種嚴重疾病，例如癌症和 HIV 感染。慮病族會主動監視自己身體的變化，即使出現微小的變化也當做「症狀」，認為是嚴重疾病的警訊，藉著自己認定的「症狀」推論已經得到這項嚴重疾病了。雖然醫生評估後一再保證患者沒有所擔心的嚴重疾病，慮病症通常還是會持續，慮病族可能換醫生求診，希望有醫生能夠證明自己的擔心是正確的。

　　容易被當成「症狀」的身體變化，包括腸胃不適、頭痛頭暈、疲勞倦怠、食欲不振、手腳發麻等，這些症狀，其實是本身的憂慮影響到自主神經而引起的，可是因為癌症和 HIV 的千百種症狀裡包含上述這些症狀，慮病族就緊盯著癌症或 HIV 開始長期擔心，無法擺脫憂慮，可以長達六個月以上，明顯影響到日常生活。

　　慮病族擔心身體症狀是重病徵兆，心思幾乎全放在身體上，會經常檢查自己身體每個細節，試圖收集資訊做出自我診斷。憂慮 HIV 的慮病症患者，經常照鏡子觀察口腔和舌頭有沒有白點白斑白毛破洞等（擔心有念珠菌）、摸遍身體尋找腫大的淋巴結、觀察每吋皮膚尋找紅點紅線，一旦有所發現就極度擔心，會因此去就醫。

　　但就醫時，許多慮病族又會質疑醫生的診斷，認為醫生所說的「沒病」證據不充分、無法採信。雖然如此，慮病族仍需要頻繁的向醫生或親友尋求保證「自己沒病」，以減輕焦慮，這樣的舉動很容易讓慮病族被周遭人視為「麻煩」，講不聽、勸不通、想不開，讓彼此關係陷入困境，慮病族本身則常認為自己承受的痛苦折磨沒人重視和相信，在經歷多次挫折後，不再信任醫生和親友。

　　慮病族常在腸胃科、神經科、感染科等處反覆求診，其實最需要的是精神科

醫生提供心理和藥物方面的治療。但是慮病族無法接受這是心理問題。假如各科醫生沒有一套具說服力的說法，就貿然建議轉介精神科，患者會認為醫生把自己當成瘋子，在傷心或憤怒的情緒下，轉往下一個各科醫生，可能要很多位醫生都異口同聲說看精神科，或是遇到能讓慮病族信服的醫生，才會願意接受去找精神科醫師。最後只有少數慮病族到精神科接受治療，其他人就繼續遊走於醫院，在自己的「有病」和醫生宣稱的「沒病」之間拔河。

幾年前被渲染的中國「恐愛瘟疫」和「陰滋病」，其實都是慮病症。

醫生的困境

我們再回頭看看文章開始所描述的不愉快場景，就會比較容易了解醫生在想什麼。

當擔心得到性病的求診者，走進診間時，醫生其實透過患者描述的性行為、症狀和檢驗結果等資料，很快就可以區分出哪些人是真的需要擔心性病和 HIV，哪些人其實是慮病族。假如是慮病族，醫生心中想的是：「如何能讓患者覺察到自己是心理問題，藉此轉介到精神科？」

從這一刻起，求診者和醫生的天線頻率就在不同頻道了。醫生開始打斷話頭，說著：「你太緊張了，其實身體沒有問題，可能來自心理因素」，患者的理解卻是醫生沒聽懂自己擔心的身體問題，於是繼續補充身體如何不適。這像是一場「身體對上心理」的不公平辯論賽，醫生有專業知識但是沒有足夠時間，患者努力為自己辯護卻得不到認同，雙方雞同鴨講、各說各話，最後醫生的火氣上升，不理性的話脫口而出，落得不歡而散。

如果時間極度充裕，醫生對於慮病症也有所認識，最好的處理方法是從事件的源頭開始回顧患者一路辛苦的經過，表示理解和接受，然後把慮病症的來龍去脈，慢慢的解釋給患者聽，讓患者知道這樣的情形已經有很多人經歷過，光把焦點聚集在身體症狀或屢次檢驗的結果，而不去解決罪惡感和羞愧感引發的心理反應，那就無法真正獲得解決，只會一直有猜不完的症狀、懷疑不盡的檢驗結果，還有逛不夠的各科醫生。

即使這樣苦口婆心，患者仍不見得就會接受。何況如果這樣聊下來，門外候診的患者都要等到跳腳、去投訴院長了。我在門診看過幾位慮病族，今天花了將近一小時解釋，下星期又回來問我同樣的問題：「手上長了一粒紅點會不會是HIV？」怎不令人氣結？難道又要再花一小時從頭解釋嗎，要是每個星期都來怎麼辦？

沒辦法，慮病族需要頻繁的向醫生或親友尋求保證「自己沒病」，以減輕焦慮。醫生必須持續的投資極為可觀的時間和耐心，才能建立互信，在目前的門診制度下，醫生就算再有耐心，也不能不考慮到其他候診病患。口氣不佳、言語冷淡，不是暗示醫生嫌惡求診者，而是投射出醫生自身的無助和無奈。成功不必在我，「請放我一馬吧，我救不了你，要精神科才行」。其實醫生是想這樣說的。

心之谷的經驗整理

在心之谷答客問運作的五年裡，回答了逾萬則留言吧，估計至少七成來自慮病族。我要感謝這些留言，讓我有機會從許許多多個片段裡，拼湊出一個個讀者沒講清楚的故事。乍看之下只是關於醫學常識的問題，其實隱藏在文字背後那些憂慮，才是重點。心之谷版主是網路上的醫生，答客問會有快速的回覆，可以讓慮病族一再尋求保證，真是再好不過了。因此讀者蜂擁而至，許多人一而再、再而三的留言，永無止盡，讓版主回覆到手軟，最後必須關閉答客問。

從五年來這麼多留言，可以歸納出以下幾點觀察心得：

- 這麼多讀者拿著放大鏡觀察自己症狀，如此擔心 HIV，可是從未有留言說，真的驗出 HIV 陽性。
- 這麼多讀者不惜血本反覆做各種檢驗，如此擔心 HIV，可是從未有留言說，真的驗出 HIV 陽性。
- 這麼多讀者為了自覺症狀遍訪群醫，如此擔心 HIV，可是從未有留言說，真的驗出 HIV 陽性。

這麼多年來，心之谷有些讀者分享了過來人經驗，勸告後進不要再重蹈覆轍了。他們的建議是：

- 相信心之谷的資訊，不要再東查西查，受困於矛盾的網路資訊中。
- 滿 12 周檢驗陰性，就此打住，不要再質疑檢驗準確性，否則永遠沒完沒了。
- 找精神科醫生聊聊，面對自己焦慮的源頭。

希望這篇文章能讓憂心忡忡、擔心自己得了 HIV 的讀者，了解自己複雜的心理狀況。醫生在診間沒辦法跟你好好聊的事情，在這裡你可以透過閱讀，回首來時路，如何走到今天，然後思考自己的下一步。

我常覺得，這些朋友是無奈地搭上了一輛失控的列車，一路急駛、煞不住車。再多的網路查詢、知識辯證、反覆檢驗，都像是火上加油，暫時獲得燃燒的快感，列車只會更難煞住。癥結不在於身體的症狀，在於害怕、焦慮、質疑、擔心，放大甚至創造了這些症狀，讓你又可以對號入座去猜 HIV。反正任何症狀你都可以去聯想 HIV，任何檢驗你都可以認為不夠準確，任何醫生的說法你都可以找到不同說法去質疑。 只是，請想想看，究竟要怎樣，你才能接受事實，接受自己沒有 HIV？為什麼不能接受沒事的自己？

請不要再上網瘋狂查 HIV 相關資料。請不要再用放大鏡看自己每一吋的皮膚。請勇敢面對心理深處的罪惡感或羞愧感。旁人不易了解你的痛苦，找精神科醫生會是正確的一步。你需要的已經不是醫學知識，而是能讓你好好生活下去的智慧。

這樣會得 HIV 嗎？這時篩檢準嗎？

心之谷的答客問，回答過無數擔心自己感染 HIV 的朋友，擔心的狀況千奇百怪，從「飲料店的店員會不會摻病毒進飲料？」到「匿名篩檢的抽血用具會不會傳染病毒？」看得出民眾對於 HIV 的恐懼和誤解，實在是超展開、無下限。筆者將常見的問題類別，以及共同解答，整理如下：

環境不會傳播 HIV

HIV 離開人體、接觸空氣後，在環境中無法生存，很快就失去傳染力、很快就死亡了。所謂的「環境」，是指無生命的物體。像是桌面、門把、馬桶蓋、衛生紙、籃球、雨滴、吸管、衣服、自來水、公車座椅、捷運扶手等等，不論是被怎樣的人用過、摸過、碰過，沾到什麼樣的液體，只要這些是「環境」，都不會傳染 HIV。

唯一需要注意的例外，是明顯帶血的針具，以及明顯帶有生殖器分泌物的保險套或性玩具（例如假陽具），這些物體的材質和條件適合 HIV 殘存一小段時間，在很短的時間內如果被重複使用了、殘留的血液或體液又帶有 HIV，是可能造成傳染的。

尤其是共用針具，傳染可能性較高，因此在 HIV 的傳染途徑，包括「共用針具」、「醫療行為當中的針扎」。至於共用保險套、共用性玩具，有傳染 HIV 的零星案例，雖然傳染機率不高，還是避免為宜。

手不會傳播 HIV

和環境類似，人的皮膚其實也不適合 HIV 生存。尤其在手指和手掌，皮膚角質層很厚，HIV 離開人體、接觸空氣後，是無法殘存在這種皮膚表面的。手上

即使有傷口，只要已經止血、不是正在流血，都不會讓 HIV 有辦法感染。只是透過手帶著體液、而非直接性器官對性器官的接觸，從未有這樣可導致 HIV 傳染的案例報告，因此實質上只要經過「手」，就可視為不具傳染 HIV 的風險。

因此，不管你的手摸到了什麼血液、體液，或髒東西，或是別人幫你手淫、指交，你幫別人手淫、指交，你再怎樣毛毛的，覺得上面帶有 HIV，都不可能真的傳染到 HIV，也從未有這樣的感染案例發生，這樣是完全沒有風險的。

飲食不會傳染 HIV

飲食、餐具，也都屬於環境的一部分，HIV 無法生存在飲料、食物當中，也無法殘存在餐具之上。因此就算驚悚劇情上演，真的有人把含有 HIV 的血液摻進飲料裡，喝下去也不會傳染到 HIV，因為病毒在飲料裡早就死掉了，你喝下去的只是病毒的屍體而已。

這樣的劇情還真的在大銀幕出現過，日本電影「告白」當中，女老師為了復仇，將帶有 HIV 的血液摻進牛奶讓學生喝下。此外，也曾有網路謠言說百事可樂的工作人員在製作可樂的過程中，加入了帶有 HIV 的血液；或是泰國的水果罐頭遭帶有 HIV 血液汙染。無論多麼驚悚，請記得飲食屬於環境，HIV 無法生存在飲食當中，如果真的拿這些牛奶、可樂、罐頭給我吃，我是願意大口吃喝，完全不會擔心的。

我在性接觸後第一天到第七天發生症狀，是不是得了 HIV？

答案是「不可能是 HIV 引起的」。很多人在無套性行為後，發現身體有不舒服，就開始擔心自己被傳染 HIV。其實 HIV 屬於慢性病毒，前七天還不會有症狀發作。這七天當中的身體不舒服，也許是剛好感冒，也許是感染疱疹，也很可能只是心理作用，無論如何，反正不可能是 HIV 感染引起的，因為時間還沒到，最快要有 HIV 引起的急性症狀，也是第二個星期才會開始。

就算第二周或第三周開始出現了症狀，仍然有可能是剛好感冒，或是心理作

用。應該就醫檢查原因,而不是先入為主覺得自己中獎了,因為依筆者的經驗,如果沒有發燒,其他的症狀大多是烏龍一場。有感染 HIV 而且出現急性症狀的人當中,絕大部分(96%)會有發燒,而且是真的發燒,體溫超過 38 度,不是坊間流傳的低熱或低燒。不管你身體症狀再怎麼多,假如沒有發燒,會是 HIV 引起的機率就很低,苦苦的擔心在我看來就是多餘的。假如有發燒,也不表示你就中獎,可能是流感或其他病毒、細菌來亂,先看醫生、找出病因最重要。

我用的某種藥,或從事的某種行為,是否會影響 HIV 檢驗準確度?

答案很簡單,只有服用 HIV 治療藥物、B 肝治療藥物(肝安能和惠立妥,不包括保肝丸)、器官移植後的抗免疫排斥劑(不包括類固醇),有可能影響 HIV 檢驗。否則,不管你吃醫院各科開的,或藥局買的西藥或中藥,或是抽菸、喝酒、打牌、熬夜、手術、拔牙、打疫苗、打針治療梅毒、接受菜花冷凍治療,或是自覺身體虛弱、免疫力差,都對 HIV 檢驗沒有任何影響。這裡的 HIV 檢驗包括抗體檢驗、快篩、PCR 都算,不會受到一般藥物和行為的影響。

滿 12 周之前檢驗抗體陰性,我有 HIV 的機率高嗎?

筆者依照全球公共衛生界的共識,建議要「滿 12 周抗體檢驗陰性」才能排除 HIV 感染,此處的檢驗是抗體檢驗,包括 ELISA、PA、血液快篩、唾液快篩都算。愈靠近 12 周篩檢陰性,還會翻盤變陽性的機率就愈渺小。站在成本效益的考量,滿 12 周去做抗體檢驗,一翻兩瞪眼,是最經濟的方式。如果你擔心過度、終日惶惶不知所措,提前去做 HIV 檢驗可能有助於早期發現感染(假如陽性)或暫時安心(假如陰性),但是版主建議滿 12 周還是要去做抗體檢驗,確保一勞永逸。

滿 12 周之前檢驗 PCR 陰性，我有 HIV 的機率高嗎？

　　PCR 陰性，會真的還有 HIV 的機率很低，但不是零。這是因為所有 HIV 感染者中，有很小一群遺傳基因或體質特殊的人（不到 1%），感染後不用吃藥，少則幾個月，多則數年，可以控制病毒量在測不到的範圍，被稱為「非凡控制者」。這些人的病毒並不是消失，而是病毒量很低，低到機器測不出來，PCR 報告會發「陰性」，但是 HIV 抗體其實是陽性。如果只做 PCR 檢驗，沒有做抗體篩檢，就會誤以為沒感染 HIV。因此 PCR 陰性，必須搭配滿 12 周的 HIV 抗體一併判讀，才不會因為是罕見的「非凡控制者」而踢到鐵板。

　　病毒量的測定方法就是定量 PCR。病毒量測不到，只是「血漿」的病毒量低於 PCR 儀器的偵測下限。台灣目前最靈敏的儀器，偵測下限是 20 copies/ml。更高級的儀器甚至能檢測到 10 copies/ml、5 copies/ml，或是白血球細胞中的 HIV 病毒 DNA，不過在台灣都還沒有這些昂貴的儀器，否則就可以驗出「非凡控制者」超低的病毒量。在這種時候，我們只能靠抗體檢驗。只要有 HIV 抗體、經西方墨點法確認陽性，就是 HIV 感染者，病毒量只是因為太低而讓儀器測不到，HIV 還是躲在身體當中的。

　　PCR 不是 100% 準確，也非 100% 不準確，絕大部分人都不會踢到鐵板，所以 PCR 仍是一個不錯的檢驗，但是有一丁點可能踢到那不到 1% 的「非凡控制者」鐵板。PCR 可供參考用，想完全放心，請在滿 12 周後去檢驗 HIV 抗體。

延伸閱覽

・**露德知音 2015 Live 精華／羅一鈞心之谷答客問（錄音）**：你常常擔心感染嗎？你心中總有小劇場默默上演著？關於 HIV 感染我們常有哪些疑問？透過輕鬆的露德知音廣播劇，讓羅一鈞醫師為大家一一解惑！

讀者分享

- **恐愛中毒**

我是恐愛的一員，分享一下這十個半月來的心路歷程。我是去年發生了有風險的行為，之後三個月內跑去驗了 PCR、N 次的抗體篩檢、其他性病的檢驗，還有去精神科諮商，花了大把的銀子。當然每一次做篩檢陰性的結果，都能幫助自己的恐懼又小了一點，只是內心還是毛毛的，原本三個月的檢驗後應該就放鬆了，但還是每隔一到兩個月就跑去驗一次。不過我覺得以上都沒有很徹底的根治我的恐懼。

去精神科診所，醫生也沒有很想聽，只問了幾句就開藥。不過經濟允許可以找諮商師，我覺得有一定的效果，沒錢的話可以打張老師等專線，有人可以傾訴，而且絕對保密，是個不錯的選擇。有一次晚上焦慮發作，打免費的諮商專線大哭一場，感覺頓時好很多。

但是真正幫我走出來的，卻是自己內心的力量。事隔約六個月後吧，跑去參加佛家的禪修，真正面對自己的矛盾，並且有法師正確的知見，協助自己面對這人生上的疑慮，當然這過程很難受，不過結束後忽然覺得內心的恐懼，已不像以前深深藏在心裡。最後就在前幾天，路過檢驗所，原本是不想去驗的，不過就抱著該為了這件事情畫下休止符的心態，最後結果也是正常。走出恐懼了嗎？或許有、也或許沒有，也不是那麼重要了。

最後是我的一點點小心得：

- 用講的都很容易，但唯有當事人才能知道這種恐懼的苦，當然每個人恐懼的程度都不同，請各位多多包涵比較容易擔憂的人，以寬容與紓解的文字安慰恐愛的人，而不是硬叫他不要恐懼。

- 可以的話，尋求專業的心理專家幫助吧！像我就是從佛家的知見中得到解決，當然也可以從基督教或是其他宗派求助，若是有口皆碑正統的宗教，或許都能從中找到脫離恐懼的方法，畢竟宗教的本意不僅是向善，而是解決人

類心靈上的問題。

· 感謝羅醫師的部落格，在這裡真的能得到很正確的知識，網路與媒體上一堆錯誤的見解，只會徒增恐懼與誤解。

───────────── 常見問題 ─────────────

問：共用刮鬍刀為什麼能傳染 HIV？因為它是銳利物嗎？因為有微量血液的接觸嗎？但不是離開人體、接觸空氣後的血液已算是環境嗎？

答：「很快接著用刮鬍刀或牙刷，能傳染 HIV」，雖然學理上講得通，卻從來沒有任何案例真的是靠這樣傳染的。愈來愈多的專家認為這是「城市神話」，我想有朝一日這條應該會被拿掉。目前因為權威機構（例如美國疾控中心）還是這樣建議，我們不會故意反對，反正共用刮鬍刀和牙刷也不是件衛生的事情，但實際上應該是不用害怕的事情。

問：我想請問服用艾來錠（Allegra）是否會延長 HIV 抗體產生的空窗期？

答：能影響 HIV 空窗期的，就只有 HIV 治療藥物、B 肝治療藥物（肝安能和惠立妥），和抗排斥藥物。感冒藥、腸胃藥、過敏藥，包含你問的艾來錠，或是心肺肝腎胃神經等各科藥物，統統都不會影響空窗期。

問：我個人一直從小以來，比較常感冒或喉嚨痛，會不會因為我的個人免疫力較差，所以影響到我三個月的抗體空窗期、導致空窗期拉長呢？

答：只有嚴重先天免疫缺陷，才可能影響空窗期。那種先天疾病，小時候應該就會反覆出現嚴重的細菌病毒感染需要一再住院治療。常感冒，民間常說免疫力不好，其實通常應該是生活或工作環境擁擠、常接觸人群，所以容易被別人傳染感冒，跟免疫力關係不大，不會影響空窗期。

問：今天走在街上，被大樓上不知從何而來的髒水滴到左手臂上，我用右手去揉了揉它，接著又用右手挖了鼻孔。請問要是我的右手有殘留的髒水，而這個髒水是 HIV 感染者的精液或陰道分泌物，會不會透過鼻黏膜進入我的體內造成感染呢？

答：就算髒水是 HIV 感染者的精液或陰道分泌物，從身體採集出來、由天上滴下來、滴到你身上、被你手摸到、再由手摸到鼻腔，是需要時間的，而這樣繁複的過程中，已接觸環境、空氣，裡面的 HIV 已經早就活不成了。結論：毫無感染風險。

問：假如我嘴破又同吃一塊薯餅，而他先咬了一口、我隔了一些時間才咬下一口，這樣是否會藉由唾液傳染？因為我也不確定他是否有嘴破，如果他也有傷口的話，那是否也會經由唾液傳染？

答：唾液當中其實含有可以殺死 HIV 的物質，所以唾液是絕對不會傳染 HIV。另外，飲食不會傳染 HIV，跟 HIV 感染者共同進食也不會被傳染 HIV，都請放一萬個心。

我得 HIV 的機會高嗎？口交會嗎？

小明昨晚跟手機交友軟體上認識的網友，在沒使用保險套的情形下發生了生平第一次性行為。小明回家後想傳簡訊給那位網友，卻發現已被封鎖，驚覺自己被玩弄了。小明擔心對方經常有一夜情，會不會已經感染 HIV 又傳染給自己？

像這類的事件，站在醫護人員的角度，常常會很快進入感染風險評估、緊急處理的程序，忘了先停下來了解一下小明的心情。這一節稍後會談風險評估，但談傳染病不能忽略人性層面，雖然無套性行為可能感染 HIV 及性病，但健康考量之外，也要注意自尊心受傷、羞恥感、罪惡感、恐懼感、遭受背叛等等複雜情緒。

醫心為重

不論年紀大小，我們經常遇到的情境是自責、沮喪、放大風險。常見對話包括：

- 是我自己不好，是我做錯事，不值得同情。
- 萬一真的得病，我怎麼見人？
- 如果得病，是老天對我的懲罰，是應該的。
- 我現在身體很累，是不是已經得 HIV 了？

如果你是小明，現在有以上這些情緒反應是正常的，希望你先知道這樣的事件沒有對錯之分。老天也不會用 HIV 當作懲惡揚善的工具。萬一得病，有很好的治療可以讓你維持健康的人生，醫療人員也會為你保密，不會告訴其他人。

傳染風險評估

在擔心導致 HIV 感染的接觸事件發生後，大家常問的是「會」或「不會」。可惜答案往往不是這樣非黑即白的是非題，我們只能估算風險的高低。如果證實或假設對方真的是 HIV 感染者，而且未服藥控制病毒，以下是個有用的參考表格：

暴露情境 （若來源對象為 HIV 感染者且病毒量未控制）	每次事件傳染 HIV 的風險估計值
輸血	90%
共用針頭注射靜脈藥物	0.67%（千分之六點七）
接受型無套肛交	0.5%（千分之五）
針扎	0.3%（千分之三）
接受型無套陰道交	0.1%（千分之一）
插入型無套肛交	0.065%（萬分之六點五）
插入型無套陰道交	0.05%（萬分之五）
接受型無套口交	0.01%（萬分之一）
插入型無套口交	0.005%（十萬分之五）

上表算是公共衛生單位常用，而且比較不嚇人的資料。不過，這些數值並非絕對，最主要看對方的 HIV 病毒量高或低、是否有合併性病、每次性行為的時間長短與黏膜損傷情形，都會影響被傳染 HIV 的機率。

在不同的研究情境，也有統計出跟 HIV 感染者發生性行為，每次性接觸感染 HIV 的風險，遠高於上表的數值：接受型無套肛交的傳染風險每次 1～30%，插入型無套肛交與接受型無套陰道交的傳染風險差不多，每次 0.1～10%；插入型無套陰道交的傳染風險每次是 0.1～1%。數值高低，受到性行為情境的多重因素影響，病毒量愈高、合併性病、有黏膜損傷或出血，傳染風險就會偏向高的數值。

其實，就個人而言，最後就是「有感染」和「沒感染」兩種結果而已，但在預測風險時，只有無套肛交或無套陰道交，會被認為是高風險性行為，無套口交則被認為是中度或低度風險的性行為。

無套口交沒風險？

無套口交被認為是風險低很多的接觸，有估計如上表是萬分之一或更低，也有估計值是千分之二的說法，但都不是零風險。雖然風險算是中度或低度，醫學文獻上確實有案例報告，是純因無套口交而感染 HIV，而病毒量高、牙周病、口腔潰瘍、口腔接觸到精液或前列腺液，被認為是無套口交會容易感染 HIV 的危險因子，有這些因素就可能讓事件風險值往較高的（千分之二）那端偏移。所以雖然執行上挑戰很大、不方便又會減少性愉悅，為了減少 HIV 傳染，公共衛生單位還是會逆著民眾的想法和做法，堅持建議口交要戴套。

病毒量測不到，風險大幅降低

如果接觸來源對象為 HIV 陽性，但已服藥將病毒控制良好、血中病毒量測不到，傳染風險會大幅下降，以異性間性行為為例，傳染風險估計可下降 96%，也就是成為原本傳染風險估計值的 4%。針對同性間性行為的 HIV 感染者，服藥控制病毒量、降低傳染風險的研究正在進行中，初步看起來傳染機率也是降得很低，可能跟異性間性行為的研究結果類似。

因此，如果你發現跟你發生無套性行為的對象是 HIV 感染者，但他已經服用藥物治療 HIV，請不要更加驚慌。其實這樣是對你有利的因素，讓你被傳染 HIV 的風險，可以降低成原來數值的 4%。例如，性行為風險最高的接受型無套肛交，如果對方的 HIV 病毒量測不到，傳染風險就從「千分之五」降低 96%，變成「萬分之二」，跟無套口交的傳染風險接近了，由高風險下降變成中度風險。

其他體液不用害怕

如果擔心被傳染 HIV 的事件裡，接觸來源是尿液、鼻腔分泌物、口水、眼淚、汗水等體液，只要眼睛所見沒有明顯帶有血液，不管對方有沒有 HIV、自己被接觸的部位是黏膜或傷口，都可以當作零傳染風險或可忽略，連篩檢都不需要。

高風險、中度風險，72 小時內評估事後預防投藥

如果 HIV 傳染風險評估的結果，屬於高風險，應該儘快在事件發生後的 72 小時內，到全國 HIV 指定醫院的急診或感染科，請醫師評估事後預防投藥，降低傳染風險。

如果屬於中度風險，例如無套口交，或是無套肛交、陰道交但對方 HIV 病毒量測不到，則還是可以在 72 小時內到全國 HIV 指定醫院的感染科，請醫師評估實際情境狀況，有沒有會更加提高風險的因素，由醫師和你討論服藥的利與弊，按個人情況決定是否接受事後預防投藥。

如果屬於低風險、零風險或可忽略風險，則不會建議事後預防投藥。下一篇針對事後預防投藥會有更完整的介紹。

延伸閱覽

- 露德協會《擔心感染──認識 HIV 與 AIDS》（網頁）：介紹 HIV 病毒和傳染途徑基本常識，針對不同性行為情境是否會感染 HIV，有詳細的說明。

常見問題

問：想問如果在口交時吞了對方精液，如果那個精液是有 HIV 的，精液是直接被吞進肚子，但是我的嘴巴沒有任何傷口。想問這樣的話，會有感染風險嗎？還是這些 HIV 病毒會在被吞入肚子的時候被殺死？

答：無套口交就有感染 HIV 的風險，吞精與否都有風險，風險在於他的生殖器與前列腺液、精液跟你口腔黏膜的接觸，而不是精液吞下去之後發生的事。黏膜不需要破損就可以被感染 HIV，有破損感染風險會增加，沒破損感染風險還是存在，不是零風險。

問：我前二天和一個男同志網友見面，有裸體擁抱，但中間他突然用嘴對我進行無套口交，大約三秒鐘而已。我立即推開他，我的龜頭並無傷口。並無其他任何性行為。請問我這樣十二周後需要去做檢驗嗎？

答：無套口交只有三秒鐘，感染風險是趨近於零、可以忽略的，不做篩檢也沒關係。

問：我與酒店小姐發生了無套陰道交，過程大概是口交 2 分鐘，實際進入身體 20 到 30 秒即結束。酒醒後，非常後悔，我立刻打電話給這位小姐詢問她有無任何性病，她說沒有。我已經開始在吃預防投藥了，目前吃了第一天，一直都好想吐，整個人好難過，我看診的醫師跟我說，因為我曾暴露於風險中，他也不知會不會得，但有吃預防性投藥就他的經驗來說，幾乎是不會有驗出 HIV 的可能，我好猶豫，我真的非常不想再吃了，我能否僅只吃一個禮拜的預防投藥，或是否僅只吃兩個禮拜就好？

答：就傳染 HIV 高風險來分，無套口交是中度或低度風險，傳染 HIV 的機率不高，無套陰道交僅 20 到 30 秒也不算真的高風險，既然你吃藥的副作用很明顯，不吃事後預防投藥是可以接受的。

事後預防投藥——和 72 小時賽跑

上一節介紹傳染風險評估，筆者提到在高風險、中度風險的事件後，要在72 小時之內到全國 HIV 指定醫院的感染科或急診室，請醫師評估是否要開始給預防投藥。

這種用藥物來預防 HIV 的做法，醫學上叫做「暴露後預防性投藥」，還可以依照是工作上或是生活中發生的事件，分為「職業性暴露後預防性投藥」和「非職業性暴露後預防性投藥」，像醫護人員工作發生針扎事件需要預防投藥，就算前者；民眾發生無套性行為後需要預防投藥，就算後者。

但我一直覺得這些名詞太拗口，不如統稱叫做「事後預防投藥」，有點比照避孕手段的「事後丸」，讓讀者容易了解。

黃金時間和預防效果

HIV 事後預防投藥，是利用 HIV 還沒嵌入人體細胞遺傳物質（DNA）前，用藥物阻止 HIV「落腳」，就可阻絕接著會發生的感染與複製。此機會只有在 HIV 進入體內的 48 至 72 小時之內，如果能在此時間內投藥、並服用滿 28 天，可降低感染機率至少 80%，也就是成為原本傳染風險估計值的 20%。因此有所謂的「黃金時間 72 小時」，若事件發生後已超過 72 小時，則一般不建議預防性投藥。

實際上，80% 的估計值，是在雞尾酒療法早期年代的研究，當時藥物選擇少而且副作用多，所以只能選擇一種或兩種成分使用。投藥會無法百分之百預防 HIV 感染，主要是因為病毒原本就有抗藥性、沒有配合醫囑服用、又有新的不安全性行為發生，這幾種因素之一。

隨著雞尾酒療法的改良，現在的事後預防投藥，都是使用三種成分，副作用也少很多，預期投藥的預防效果應該會更高。實際上，不管是美國或台灣，十多

年來已經沒有發生事後預防投藥失敗的案例。其他國家有零星預防投藥後，還是 HIV 陽性的案例報告，但是追溯原因，其實是投藥期滿之後，又發生新的無套性行為而感染 HIV，並不是預防投藥失敗。所以在醫學專家的眼中，只要在黃金時間內開始、之後好好配合，事後預防投藥幾乎可以百分之百預防 HIV 感染，非常有效。

此外，雖然黃金時間訂為 72 小時，其實 HIV 落腳的時間可能短到 36 到 48 小時，因此學理上能愈早投藥，效果會愈好。紐約市衛生部甚至把黃金時間訂為 36 小時，希望提醒民眾能早點開始預防投藥就早點開始，不用拖到 72 小時才吃藥。

事後預防投藥的藥物

事後預防投藥的藥物，都是醫師才能開立的處方藥，選用三種藥物組合，視藥物種類每天服用一次或兩次，完整療程為 28 天。由於屬於個人預防性質，目前健保不給付，需自費，服用 28 天費用約兩萬元至兩萬五千元不等，視藥物種類而定。以台大醫院為例，常用的事後預防投藥處方及費用如下表：

事後預防投藥處方	28 天自費費用	服用次數
惠立妥＋速汰滋＋宜昇瑞	26,740	一天兩次
惠立妥＋速汰滋＋普利他＋諾億亞	26,516	一天一次
惠立妥＋速汰滋＋瑞塔滋＋諾億亞	26,516	一天一次
惠立妥＋速汰滋＋快利佳	25,900	一天一次
惠立妥＋速汰滋＋希寧	14,952	一天一次
卡貝滋＋宜昇瑞	14,952	一天兩次
卡貝滋＋普利他＋諾億亞	14,728	一天兩次
卡貝滋＋瑞塔滋	14,728	一天兩次
卡貝滋＋快利佳	14,112	一天兩次
卡貝滋＋希寧	5,964	一天兩次

　　表格當中的處方，雖然價錢差異很大，但預防效果沒有誰好誰壞，主要是老藥或新藥、副作用種類的差異。如果費用不是主要考量，筆者比較喜歡「惠立妥＋速汰滋＋宜昇瑞」這個組合，因為這組的副作用最不常發生，幾乎很少遇到，即使發生也很輕微。

　　除了上表所列的藥物之外，也可以用複方的舒發泰或克為滋，取代惠立妥＋速汰滋，減少每天服藥的顆粒數，但是每月費用分別會增加 1,764 元（舒發泰）和 1,456 元（克為滋），在費用考量下，我們通常使用較省錢但一樣有效的處方。

藥物副作用和處理

　　服用事後預防投藥，可能會產生副作用，雖然並非一定會出現，但筆者的經驗，因為接受預防投藥的同時，處在焦慮擔心的狀態下，副作用比較常發生，很少有人說完全沒有副作用，多多少少都會有點症狀，特別是噁心、嘔吐、食欲不振。其他例如：脹氣、腹瀉、頭暈、紅疹等，則視藥物種類而定。

　　如果想知道上表所列各種藥物的用法、注意事項和副作用，可以參考第 140 頁和第 145 頁。要特別提醒的是，如果副作用難以忍受，可以向醫師反映，換成其他藥物，副作用會解除，也不會影響預防效果。或醫師可以採取症狀治療，例如止吐、止暈，以減輕症狀。

　　假如吃藥很痛苦，覺得撐不完 28 天，有些專家認為至少吃滿 14 天是可接受的做法。國內曾統計過只吃 14 天的事後預防投藥，並未有人後來感染 HIV，表示預防效果也許可以。不過，這樣的人數太少，代表性不強，大部分的專家則還是認為要儘量吃完 28 天，以免踢到鐵板。

　　附帶說明，在預防投藥的期間，因為 HIV 被壓制住，是不會有 HIV 的急性症狀的，如果在吃藥的期間出現身體的不舒服，最可能是藥物副作用，也可能是剛好感冒、吃壞肚子，或者是心理作用的關係。不管是什麼原因引起，反正不需要在預防投藥的 28 天當中，擔心身體的症狀是 HIV 引起的，然後驚慌失措的說「藥物沒效」、「我的病毒有抗藥性」。因為，就算是抗藥性的病毒，要出現急性症狀，最快也是停藥之後兩周才會開始，所以預防投藥期間的症狀，絕對不是

HIV 引起的。

哪裡可以事後預防投藥

全國有 30 多家 HIV 指定醫療院所可提供 HIV 事後預防投藥，最新名單可以參考疾管署網站的「提供非職業暴露愛滋病毒後預防性投藥之醫院名單」，有分為急診或門診服務，平日可至這些醫院的感染科門診掛號由醫師評估開立，夜間或假日無感染科看診時段，可至這些醫院的急診掛號，由急診醫師評估開立數天藥物後，再至感染科門診延續處方。

不是每一家 HIV 指定醫院都有提供事後預防投藥，有提供急診服務的更少，請先查詢疾管署網站的名單，或是打 1922 防疫專線查詢，確認有提供服務的時段，以免白跑一趟。另外，急診服務往往還是要諮詢感染科值班醫師意見，除非已經快要過 72 小時了，否則請儘量不要半夜跑去急診，有可能因為黃金時間還很多，會被當成「不夠緊急」，請你白天再來醫院掛感染科門診。

檢驗和追蹤

在取得事後預防投藥之前，醫師會請你抽血檢驗 HIV，以免你早就有 HIV 而不自知，讓我們的「預防」投藥變成治療用藥。如果檢驗結果是陰性，就等預防投藥期滿之後，再安排後續的抽血檢驗，已確認是否沒有感染 HIV。

由於預防投藥使用的都是 HIV 治療藥物，可能延緩 HIV 抗體生成、延長檢驗空窗期，曾有國外的個案服用事後預防投藥，到事件後的第五個月才轉為陽性。因此必須依醫師指示持續追蹤，到事件發生後滿六個月仍檢驗 HIV 抗體陰性，才可完全排除感染 HIV。

對於較心急、很想早點被判定有沒有感染的朋友，紐約市衛生部建議可以使用 HIV 抗原和抗體合併檢驗的第四代篩檢工具（俗稱 Combo），在事件後滿四個月 Combo 陰性就可以排除 HIV 感染，宣布畢業。不過美國疾控中心和其他公共衛生單位還沒有跟進，仍然維持滿六個月陰性才算數。在現行的做法下，醫師

會建議你還是等滿六個月檢驗陰性，才宣告沒事。不過，台灣其實大部分的醫院都已經使用 Combo 檢驗 HIV 抗原和抗體，你可以跟醫院確認檢驗是不是第四代，事件後滿四個月如果 Combo 陰性，基本上可以安心，不用擔心六個月後會翻盤。

事後預防投藥小叮嚀

特別強調一點，評估風險、開立處方，是醫師的權限，請不要因為擔心，就對醫師苦苦相逼，非要開出處方不可。筆者常遇到的情形是，其實風險評估起來是很低或者零風險，根本不需要吃預防投藥，但求診的民眾堅持一定要吃，否則就不願離開。拗不過給了預防投藥，過了幾天又反悔，覺得不想吃了，就陷入兩難，有點貴的藥都買了，到底要吃完？還是不要吃完？

此外，吃過預防投藥，即使中斷、沒吃完 28 天，學理上一樣可能延長空窗期，需要追蹤到事件後滿六個月才行。假如當初沒有因為心急、吃下預防投藥，其實 12 周就可以畢業了，現在反而要承受多等三個月的煎熬。因此，還是冷靜一點，相信醫師的判斷，才不會金錢、心情，兩頭挫折。

事後預防投藥後，藥效頂多維持一星期就退了，如果停藥後又發生無套性行為，照樣可能被傳染 HIV，沒有優待。如果還要事後預防投藥，必須從頭來過一遍再自費吃 28 天，才有預防效果。如果經常會有無套性行為、三不五時接受事後預防投藥，不如改採「事前預防投藥」，更能防患於未然，筆者在下一節會詳細介紹。

延伸閱覽

· **疾管署《非職業暴露愛滋病毒後預防性投藥處理原則》（網路文件）**：由國內 HIV 醫療專家合力撰寫，介紹 HIV 事後預防投藥的原理、風險評估、注意事項，內容相當詳細完整，還包括 HIV 以外的性病和肝炎的篩檢，非常值得一讀。

· **露德知音 Live 精華《吳冠陞醫師妙解預防性投藥》（錄音）**：吳冠陞醫師接受露德知音的採訪，以生動的口吻解釋事後預防投藥的常見問題，例如怎麼吃？會不會有副作用？會不會影響篩檢結果？

──────────── **常見問題** ────────────

問：請問預防性投藥一定要 28 天嗎？我實在受夠卡貝滋＋希寧的副作用了，感染科醫生說，服用 14 天就有 99％的預防成效，這是正確的嗎？

答：28 天內，吃愈久愈有保障。我沒聽過服用 14 天有 99％的預防成效這種說法，一般的觀察，只有 70 ～ 80％ 的人能堅持服藥 28 天，那 20 ～ 30％ 沒堅持的人，也不是就會得 HIV，而是風險比較高一點。確實有專家認為滿 14 天停藥可以接受，但大部分的專家還是建議吃滿 28 天。這是取捨的問題，看你覺得眼下的副作用比較要緊，還是停藥的風險比較要緊，可以跟開給你預防投藥的主治醫師討論。

問：我目前開始使用預防性投藥，14 天後可以進行 PCR 檢測嗎？畢竟還是希望可以早一點知道是否感染。

答：你已開始使用預防性投藥，就算真的感染 HIV，在吃藥期間，病毒受藥物壓制，不會在血液中有足夠量讓 PCR 驗得出來，PCR 檢測會是徒勞無功。請在停藥之後，再依醫師的安排去抽血檢驗。

事前預防投藥——預防 HIV 新方法

除了事後的預防投藥,最近很夯的議題是「事前預防投藥」(正式的醫學名稱是「暴露前預防投藥」),也就是由沒感染 HIV 的一方,在發生性行為之前先吃藥,用來預防將要發生的性行為不會被感染 HIV。這樣的事前預防投藥,英文叫做 PrEP,念起來像是「準備」的英文,其實也寓含著事前準備的意義。

吃藥築防火牆,對抗 HIV 入侵

事前預防投藥的原理,是利用藥物在身體形成一道防火牆,讓身體的生殖器、肛門黏膜或是血液,接觸到 HIV 時,可以讓 HIV 無法感染成功,達到預防 HIV 感染的效果。

事前預防投藥,有點像避孕藥的感覺,事前吃藥做準備,以免發生不想要的結果。在傳染病的領域,做事前預防投藥其實已經行之有年,特別就是瘧疾,前往瘧疾疫區旅遊之前,可以開始吃抗瘧疾藥預作準備,一直吃到離開疫區之後一段時間,才可以停藥。只要有好好吃抗瘧預防藥,即使在疫區被瘧蚊叮咬了,都可以幾乎不用擔心感染瘧疾,除非遇上抗藥性瘧疾才可能失敗。

在 HIV 的世界,事前預防投藥在過去很長一段時間,只有用來做母子垂直感染的預防,也就是讓感染 HIV 的孕婦在分娩之前吃藥、寶寶出生後再吃一段時間的藥,可以有效的降低母子垂直感染 HIV 的機率。

事前預防投藥用在預防性行為傳染 HIV,是最近幾年才成為國際上熱門的研究主題。這方面的研究進展快速、成果驚人,不管是針對男男間性行為、異性間性行為,男性、女性都可以用事前預防投藥,大幅降低感染 HIV 的機會。因此事前預防投藥,已經迅速被世界衛生組織和美國疾控中心接納,成為有效預防性行為傳染 HIV 的新手段。

目前國際上建議的事前預防投藥方式,是每天吃一顆舒發泰。舒發泰其實就

是治療 HIV 的藥物之一，也可以用於事後預防投藥，用於治療 HIV 或事後預防投藥時，需要再搭配一種其他的 HIV 治療藥物才夠。但用於事前預防投藥時，就只要舒發泰一種、每天一顆，就足夠了，不需要再加上別種藥物。美國食品藥物管理局已經於 2012 年核准舒發泰可以被用於事前預防投藥，世衛也在 2015 年 9 月最新版的指引，將舒發泰用於事前預防投藥，列為預防 HIV 的有效方法之一。

事前預防投藥，有效嗎？

答案是：「好好吃藥的話，預防效果非常好。」

早先的研究，針對男男間性行為者每天吃一顆舒發泰，和沒吃藥的對照組相比，每天吃藥可以降低 44% 的感染 HIV 機率。針對異性間性行為者的類似研究，則顯示每天吃藥可以降低 62% 到 75% 的感染機率。

最近歐美幾個針對男男間性行為者的研究，則發現事後預防投藥的效果比之前更好，讓被感染的機會可以下降 86%。但有另一個針對女性的研究，則發現事前預防投藥沒辦法預防 HIV 感染。這些研究的結果差異有些大，主要看研究對象是否有好好配合吃藥。以針對女性而且失敗的事前預防投藥研究來說，後來發現，有好好配合吃藥的女性，竟然不到一半。就像吃避孕藥的人，可能會不想吃、忘記吃、沒按時吃，要沒生病的人每天吃藥，確實不是每個人都可以照做，如果沒好好吃藥，防火牆變弱或消失了，當然 HIV 就可以入侵成功。

事前預防投藥的研究顯示，如果研究對象大致上有配合吃藥、血中測得到藥物濃度，預防感染 HIV 的效果可以達到 90% 以上。如果血中藥物濃度不僅測得到，而且都很足夠對抗 HIV，表示研究對象確實有好好配合吃藥，那預防效果甚至高達 100%。也就是說，如果能每天按時吃藥、持續不中斷停藥、沒忘記吃藥或漏藥，幾乎不會被傳染 HIV。因此「遵從服藥」是事前預防投藥成功或失敗的關鍵。

誰該吃事前預防投藥？

簡單說，自己沒有 HIV，但有高風險或中度風險被感染 HIV 的人，可以透過事前預防投藥，有效降低感染 HIV 的機會。這些人包括：

- HIV 相異伴侶：自己沒有 HIV，但伴侶有 HIV（特別是還未服藥控制病毒量到測不到），打算持續和伴侶發生無套性行為，或是持續和伴侶發生戴套性行為但擔心保險套破裂或脫落等意外情形。
- 性伴侶風險高：自己沒有 HIV，有性關係的對象不只一位，很可能和自己發生無套性行為，對方的 HIV 狀況不清楚；或是性關係對象只有一位，很可能和自己發生無套性行為，但對方的性關係對象不只一位。

這樣的舉例無法涵蓋全部，而且風險的高低除了 HIV 有無，還包括對方病毒量的控制情形、是否使用保險套等等。另外，事前預防投藥是自費項目，健保不給付，每天的藥費是 480 元左右，並不便宜。目前台灣愛滋病學會受疾管署委託，已研擬國內的事前預防投藥指引，等指引通過審查公布後，針對誰應該吃事前預防投藥，會有更明確的建議。

事前預防投藥的舒發泰是處方藥，必須到醫院由醫師開立。現階段台灣還沒有指定的事前預防投藥機構。讀者如果想詢問或取得事前預防投藥，建議到全國的愛滋指定醫院感染科去詢問醫師，醫師會評估你感染 HIV 的風險，提供是否需要事前預防投藥的建議。

事前預防投藥一定要每天吃嗎？

每天吃藥，最能確保藥物濃度穩定、防火牆堅不可摧。但對許多人來說，每天吃藥是生活上和經濟上的負擔。對於平日裡不是經常發生性行為、可能只有周末才會有性生活的人，每天吃藥預防也有點奇怪。因此，最近有研究試圖尋找「每天吃藥」以外的選擇。例如每周挑四天吃藥、其他三天不吃；要發生性行為之前和性行為之後才吃、其他天不吃。

這些研究的初步結果看起來是似乎可行的，例如法國針對男男間性行為的研

究顯示，在性行為前兩小時到 24 小時之內，吃兩顆舒發泰，性行為結束之後再吃一顆舒發泰，也能有效的預防 HIV 感染。雖然正式結果還需要一段時間追蹤才能發表，但這樣兼顧人性的研究主題，如果最終結果證實有效，很可能會讓事前預防投藥的接受度更高，也可以為使用者節省一些藥費。

事前預防投藥的副作用和注意事項

舒發泰算是安全的藥物，副作用不常見，連噁心、反胃都很少見，但長期服用要注意骨質流失和腎功能，最好定期回診追蹤。另外，B 型肝炎帶原者如果服用舒發泰，可以一併控制 B 肝病毒，但停藥可能導致 B 肝發作，也需要醫生評估服藥方式（可能不適合間斷的服藥）和注意停藥後果。

因此，一般在事前預防投藥開始前，醫生至少要檢查你的腎功能、B 肝帶原狀況，也要檢查 HIV 感染狀況，並評估是否已經過完 HIV 空窗期，才不會在已經感染 HIV 的狀況下使用舒發泰。因為單獨用舒發泰對付身體已感染的 HIV，容易導致抗藥性，要確定沒有 HIV 感染，才能開立舒發泰作為事前預防投藥。女性還要評估是否懷孕、餵母乳。

開始服用事前預防投藥之後，最好定期回診檢查 HIV、腎功能、骨密度等，確保預防有效、沒有出現藥物副作用。這方面的醫療建議，在 2015 年底愛滋病學會已經研擬完成事前預防投藥中文指引，提供疾管署在 2016 年公布，會有清楚完整的說明。

同儕和社會接受度

事前預防投藥，在歐美已經使用一段時間，在同儕和社會間引起了一些正反聲音，也開始有汙名化的情形發生。例如服用事前預防投藥的人，被誤會為感染 HIV 在吃藥，因為舒發泰也可以用來治療 HIV，所以似是而非的謠言容易流傳，例如：「他一定有 HIV，只是用 PrEP 來當假的理由。」有時怎麼解釋跳到黃河也洗不清。還有服用事前預防投藥的人，被貼上「淫亂」、「想要無套」的標

籤，甚至有「舒發泰淫蟲」這樣的稱呼，在社群當中被汙名化、歧視和排斥。

這些誤解和壓力，其實容易讓事前預防投藥的服用者心意動搖，必須小心翼翼、不能讓朋友發現自己在吃藥，可能就決定不吃，或是容易漏吃。偏偏遵從服藥是預防成敗最重要的關鍵，反而很需要同儕和社會的支持，才有意願好好配合吃藥。

國外已經有許多社群成立事前預防投藥的支持團體，除了幫助這群朋友獲得預防服務和取得藥物的管道，也彼此鼓勵、一同抵禦汙名，讓大家能夠在關懷支持的環境下，為預防 HIV 齊心努力。

台灣因為很少使用事前預防投藥，還沒有看到這方面的汙名化。但未來事前預防投藥必定會慢慢增加，如何記取歐美教訓，建立友善的環境、避免服用者被周遭誤解歧視，將會是重要的課題。

延伸閱覽

- 愛之關懷《愛滋病毒暴露前預防性投藥指引及成效》（專文）：亞東醫院蔡茂松醫師整理 HIV 事後預防投藥的文獻和國外指引，內容詳細，非常值得一讀。
- 露德協會《男同志社群暴露前預防性投藥之爭論》（網頁）：露德協會整理 HIV 事前預防投藥在國外引發的爭議，例如是不是會更容易不戴套？更容易得到其他性病？凸顯出吃藥在同儕和社會的接受度議題，仍然沒有一致共識，內容精采。

靠近愛滋，靠近你我的心

在就讀醫學院時，我從未想過自己會進入感染科、投入 HIV 的醫療照顧。一切都是因緣際會。2001 年 11 月到 2003 年 6 月之間，我參加外交替代役，在馬拉威北部的姆祖祖中央醫院服務，這段非洲經驗，讓我後來決定選擇感染科、從事 HIV 醫療工作。

當時的姆祖祖，雖然成人HIV帶原率高達20%，門診病房充斥著HIV病患，卻跟非洲大部分地區一樣，沒有任何 HIV 藥物可提供病人治療，就算首都有自費藥，病人也無力負擔交通費和昂貴的藥費，我只能看著眼前的病人接二連三的死去。

同一時間，在歐美先進國家，以及台灣，雞尾酒療法都已經很普及，治療藥物許多種，也有專業的醫護團隊，提供 HIV 感染者疾病治療和心靈照顧，HIV感染者的壽命大幅延長，生活品質不輸一般人。

同一個地球上，馬拉威和台灣，竟然如此天壤之別，讓我深深體悟人命關天的資源分配，在國際衛生上竟是如此不平等。但我只能長吁短嘆、怨天尤人嗎？

「醫生啊，我知道沒藥可醫，你也很難過，但是人都會死，請你不必為我惋惜。我感謝你找出了我生病的原因，讓我不用再四處看病、無所適從，可以把時間留給我的家人。」

「最重要的是，我感謝你沒有放棄我，願意花時間，跟我解釋這麼多，好好對待我。」

十年前，姆祖祖的病人用他們的生命，給我上了一堂又一堂課。醫生就算沒藥可開，還是能夠幫助病人。

沒藥，怎麼幫助病人？很簡單，誠懇地把我們知道的事情，以淺顯的話語向病人解釋。願意花時間聆聽、花時間說明，專業的說法叫做「諮商」。

「你被別人傳染了，就像瘧疾會傳染一樣。你身體的變化是生病，不是被鬼神作祟、也不是遭天譴，就是生病而已。」

　　然後替他考慮自己和家人的未來。減輕痛苦、適時安慰。我們的陪伴和諮商，在那樣艱困的環境，對病人來說，就是最重要的支持。

　　外交替代役結束前，我申請到醫療團一筆小小的經費，邀請講師、準備教材，幫醫院訓練了三十幾位HIV諮商師，主要是各部門的護理長或資深護理師，也有醫檢師和臨床醫療員。現在他們都已是姆祖祖醫院的中堅份子，扮演重要的角色，服務著成千上萬的HIV感染者。

　　不過，諮商輔導畢竟沒辦法起死回生。當時我曾悲觀認為，雞尾酒療法再不進來，身邊感染HIV的朋友就要一個個倒下。何曾想到，後來馬拉威真的有治療藥物了。十年來，在國際緊急援助之下，整個非洲的HIV治療從無到有，堪稱二十一世紀畫時代的壯舉。

　　我在退役十年後回到了熟悉的姆祖祖，拜訪當年的老朋友們。見面的第一句問候是「醫生，真高興見到你，真高興你還活著。」

　　是的，僅僅是活著能見到面，就已經讓我們興高采烈。這十年當中，很多好朋友往生了：醫療團的廚師、女傭；醫院的院長、院長祕書、內科實習生、外科實習生、臨床醫療員。算一算，十隻手指竟快要用完。年齡都跟我差不多，卻已經天人永隔。

　　大部分的人是因為HIV走了，而且走得很坎坷。雖然2004年開始，在台灣醫療團的協助下，姆祖祖開始提供免費的雞尾酒療法藥物，照理說HIV感染者應該能好好的控制病情，可是實情並非如此。許多人恐懼HIV慣了、不敢做篩檢，特別是醫療工作者、高知識份子，怕得知感染事實後無法面對、被歧視誤解，就選擇拖下去，直到很末期、嚴重發病了，才被診斷，那時接受雞尾酒療法已經來不及扭轉局勢。

　　「藥物沒辦法解決所有問題。汙名化還是會讓很多人不敢篩檢、不敢就醫。」倖存下來的「玫瑰」這樣告訴我。

　　玫瑰，當年是醫療團的女傭，2009年台馬斷交後，她仍在台灣朋友的家裡幫傭。身材高大魁梧的她，完全看不出來有HIV感染。當年她丈夫先發病，跟著自己也被篩檢出來，也曾心情沉到谷底，幸而在醫療團同仁的輔導協助下，她接受雞尾酒療法，至今仍健健康康的活著。

「我先生因為 HIV 過世了，但我們還有小女兒，就算為了她，我也要堅強地活下去。我還不能死。」玫瑰在廚房裡做著菜，用平靜卻堅毅的語氣說著。我擁抱著她，感謝老天讓我們有機會重聚。

玫瑰烹調的料理，仍然有著熟悉的台灣味，喚醒我當年服役的記憶。在「沒藥可醫」的 HIV 困境下，當年唯一的治療，就是「諮商輔導」。

因為那樣的啟發，我回到台大醫院擔任住院醫師之後，遇到 HIV 住院病人，總是會拉著他們到走廊一角，坐下來好好聊聊。因為，遇上 HIV，光開藥是不夠的，自我認同、家庭、感情、權益，有太多的事情，不是藥物能夠解決的。

但是醫療場域太繁忙、太擁擠，於是，有了心之谷的誕生，我們走出醫院去聊、到網路上去聊，讓我看診以外的時間，甚至赴美進修期間，HIV 諮商輔導都不中斷。

醫病，也要醫心。這是一個台灣小醫生，當年從無數馬拉威 HIV 病患身上學到的道理。謝謝你讀完這本書，我們不談 HIV 的艱深知識，只是邀請你一起體會這讓人類煎熬三十多年的疾病，怎樣讓他們、我們、你們的心，彼此離得好遠好遠，像是隔著深深的山谷。其實，你可以靠得很近很近，就像我緊緊擁抱著舊友玫瑰。

只要心中無礙，他們、我們、你們，都能輕易走出這座幽谷。

附錄

表一：服務感染者與家人、伴侶的民間團體列表

民間團體名稱	地點	電話	HIV 相關服務
台灣露德協會	台北市中正區中山北路 1 段 2 號 203 室 台中市中區綠川東街 32 號 12 樓之 11	・台北辦公室： 02-2371-1406 ・台中辦公室： 04-2229-5550	諮商輔導、醫院與居家訪視、喘息照顧、急難救助、露德知音網路直播、感染者支持團體與休閒活動、感染者家屬團體等
台灣關愛之家協會、台灣關愛基金會	台北市信義區嘉興街 262 之 1 號 1 樓	02-2738-9600	收容照護、心理諮商、用藥諮詢、就業輔導、庇護工場等
台北市愛慈社會福利基金會（恩典之家）	台北市中正區公園路 20 巷 14 號 4 樓	02-2370-3579	短期照護、安寧照顧、家庭訪視、居家護理、電話諮詢、心理諮商等
台灣紅絲帶基金會	台北市大同區南京西路 410 號 8 樓	02-2559-2059	青年愛滋教育、「愛現幫」生命教育課程、愛滋篩檢及防治、感染者關懷照顧等
台灣預防醫學學會（希望工作坊）	台北市中正區羅斯福路二段 70 號 9 樓之 4	02-2392-0010	愛滋防治活動與教育、感染者及家屬服務、同志族群愛滋宣導防治及義工訓練等
中華民國愛滋感染者權益促進會（權促會）	台北市大同區承德路一段 48 號 2 樓	02-2550-5963	推動感染者福利權益相關議題、處理感染者權益遭侵害事件
中華民國台灣懷愛協會	台中市南區建國北路 1 段 110 號研究大樓 13 樓	04-2473-0022 分機 11722	電話諮詢、匿名篩檢、教育宣導、義工培訓、諮商輔導等
台灣愛之希望協會	高雄市鼓山區龍文街 31 號 5 樓	07-550-0225	感染者陪伴就診與訪視、電話諮詢、匿名篩檢、外展服務、衛教宣導等
台灣世界快樂聯盟	屏東縣內埔鄉美和村學人路 257 號	08-778-6950	感染者服務及協助、教育宣導、推展愛滋多元就業、團體與個別諮商等
台灣同志諮詢熱線協會	台北市中正區羅斯福路二段 70 號 12 樓	・北部辦公室： 02-2392-1969 ・南部辦公室： 07-281-1265	安全性行為衛教宣導、校園講座、篩檢諮詢、情感支持與陪伴、電話諮詢等

表二：藥物併用注意事項

HIV 藥名	併用藥物種類	併用注意事項
瑞塔滋、快利佳、普利他	安眠藥、鎮靜劑	併用 Alprazolam（贊安諾）、Diazepam（煩寧）藥物濃度會上升，建議改用 Lorazepam（安定文）、Oxazepam、Temazepam、Zolpidem（使蒂諾斯），較無交互作用。
希寧	安眠藥、鎮靜劑	併用 Diazepam（煩寧）藥物濃度會上升，煩寧可能減量。併用 Lorazepam（安定文）無須調整劑量。不宜併用 Midazolam（導眠靜）、Triazolam（酣樂欣）。
希寧	抗憂鬱藥	併用 Sertraline（樂復得 Zoloft）藥物濃度會下降，要注意抗憂鬱治療效果，據以調整劑量。
瑞塔滋、快利佳、普利他、衛滋、希寧	降血壓藥	併用 Amlodipine（脈優）、Felodipine（順壓樂）、Nifedipine（冠達悅歐樂）、Diltiazem（合必爽）等鈣離子通道阻斷劑，建議從小劑量開始再做調整，並追蹤心電圖與副作用。併用瑞塔滋時，合必爽應劑量減半。
瑞塔滋、快利佳、普利他	降膽固醇藥	併用 Atorvastatin（立普妥）、Rosuvastatin（冠脂妥）藥物濃度會上升，建議從最小劑量開始。或改用 Pravastatin，較無交互作用。
希寧	降膽固醇藥	併用 Atorvastatin（立普妥）、Simvastatin（素果）、Rosuvastatin（冠脂妥）、Pravastatin，這些降膽固醇藥物濃度都會下降，要注意膽固醇控制效果，據以調整劑量。
瑞塔滋、快利佳	口服避孕藥	有諾億亞的瑞塔滋，會讓避孕藥所含的雌性素血液濃度下降，併用時避孕藥應含有至少 35 公絲的雌性素才足夠。無諾億亞的瑞塔滋，反而會讓雌性素血液濃度上升，併用時避孕藥所含的雌性素不得超過 30 公絲。快利佳、普利他會讓避孕藥所含的雌性素血液濃度下降更多，容易避孕失敗，最好採用其他避孕方式，或更換為其他 HIV 藥物。
瑞塔滋、快利佳、普利他	壯陽藥	Sildenafil（威而鋼）、Tadalafil（犀利士）、Vardenafil（樂威壯）藥物濃度會上升，若要併用，建議威而鋼從每 48 小時 25 毫克開始，犀利士從 5 毫克開始且 72 小時總量不超過 10 毫克，樂威壯從每 72 小時服用 25 毫克開始，並小心監控血壓下降等副作用。
瑞塔滋、快利佳、普利他	抗結核或分支桿菌藥	併用 Clarithromycin（開羅里黴素）藥物濃度會上升，開羅里黴素可能需減少劑量，或改用其他藥物。併用 Rifabutin 藥物濃度會升高，建議 Rifabutin 調整為每天服用 150 毫克，或每周服用三次、每次 300 毫克。
希寧、衛滋	抗結核或分支桿菌藥	併用 Clarithromycin（開羅里黴素）藥物濃度會下降，要注意治療效果，可改用同類藥物例如 Azithromycin 代換。和希寧併用時，Rifabutin 藥物濃度會下降，建議 Rifabutin 調整為每天服用 450-600 毫克，或每周服用三次、每次 600 毫克。和衛滋併用時，Rifabutin 不需調整劑量。

HIV 藥名	併用藥物種類	併用注意事項
恩臨	抗結核或分支桿菌藥	併用 Rifabutin 會讓恩臨藥物濃度下降，恩臨要調整為每天服用兩顆（50 毫克）。
宜昇瑞	抗結核或分支桿菌藥	併用 Rifampin（立復黴素）會讓宜昇瑞藥物濃度下降，宜昇瑞要調整為每天服用兩次、每次兩顆（每次 800 毫克）。
汰威凱	抗結核或分支桿菌藥	併用 Rifampin（立復黴素）會讓汰威凱藥物濃度下降，汰威凱要調整為每天服用兩次、每次一顆（每次 50 毫克）。如已有宜昇瑞抗藥性，則不宜併用 Rifampin，建議改用 Rifabutin。
瑞塔滋、快利佳、普利他	抗黴菌藥物	併用 Itraconazole（適撲諾）可能讓彼此藥物濃度都升高，適撲諾超過每天 200 毫克時，需特別留意副作用。諾億亞可讓 Ketoconazole 藥物濃度上升，服用諾億亞時，Ketoconazole 不要超過每天 200 毫克。
希寧	抗黴菌藥物	併用 Itraconazole（適撲諾）藥物濃度會下降，需要調整適撲諾劑量，以達到黴菌治療效果。
瑞塔滋、快利佳、普利他	抗癲癇藥	併用 Carbamazepine（癲通）藥物濃度會上升、併用 Phenobarbital 會讓 PI 濃度下降，併用 Phenytoin（癲能停）會讓 Phenytoin 與 PI 濃度都下降。建議改用其他抗癲癇藥物，否則就要小心監控血中藥物濃度及 HIV 治療效果。這三種藥物併用瑞塔滋時必須搭配諾億亞，併用快利佳時必須一天分兩次服用快利佳，不可一天一次。併用 Lamotrigine（樂命達）或 Valproic acid（帝拔癲）藥物濃度會下降，必須小心調整劑量以達到癲癇治療效果。
希寧、衛滋	抗癲癇藥	併用 Carbamazepine（癲通）或 Phenytoin（癲能停），會讓希寧、衛滋和癲通、癲能停濃度都下降。建議改用其他抗癲癇藥物，否則就要小心監控血中藥物濃度及 HIV 治療效果。
汰威凱	抗癲癇藥	併用 Carbamazepine（癲通）或 Phenytoin（癲能停），會讓汰威凱濃度下降。建議改用其他抗癲癇藥物，否則就要小心監控 HIV 治療效果。
希寧、衛滋	抗凝血藥	併用 Warfarin（可邁丁）藥物濃度可能上升或下降，需小心監控凝血功能指標，據此調整劑量。
希寧、衛滋	抗海洛因成癮藥	併用 Methadone（美沙冬）藥物濃度會下降，可能引發海洛因戒斷症狀發作，需要增加美沙冬劑量。
卡貝滋、倍歐滅、倍歐滅 -N	抗海洛因成癮藥	併用 Methadone（美沙冬）會讓 AZT 藥物濃度上升。如需併用應小心監控 AZT 相關副作用，如貧血及骨髓抑制。
卡貝滋、倍歐滅、倍歐滅 -N	抗 C 肝藥	併用 Ribavirin（雷巴威林）會抑制 AZT 的代謝，可能導致嚴重貧血，應避免併用。如需併用應小心監控 AZT 相關副作用，如貧血及骨髓抑制。
快利佳、瑞塔滋、普利他、希寧、衛滋、恩臨、汰威凱	西方草藥	併用 St. John's Wort（聖約翰草）會降低所有 NNRTI、所有 PI 和汰威凱 的藥物濃度，服用 HIV 藥物不宜併用聖約翰草。

表三：台灣人常旅遊的國家或地區的 HIV 感染者入境規定

常去國家或地區	HIV 感染者入境規定
香港、泰國、英國、法國、義大利、南非	沒有任何限制。HIV 感染者可以在香港旅遊、居留、工作、就學，並無限制。可以攜入個人使用的 HIV 藥物。
中國大陸	2010 年 4 月 28 日中國政府宣布，取消對 HIV 感染者的入境禁令，但針對申請六個月以上工作簽證和學生簽證，仍會要求 HIV 檢驗。可以攜入個人使用的 HIV 藥物。
日本	沒有任何限制。HIV 感染者可以在日本旅遊、居留、工作、就學，並無限制。可以攜入個人使用的 HIV 藥物。但攜入任何藥物，只要超過兩個月分量以上，日本政府會要求提出申報，要填寫 Yakkan Certificate。
韓國	韓國政府在 2010 年 1 月取消對 HIV 感染者的入境禁令，但移民官仍可禁止 HIV 感染者入境。HIV 感染者若被韓國政府知悉，可能會被驅逐出境。但是停留期間少於 3 個月的旅客，不需要提出 HIV 檢驗結果。申請 E6 簽證的申請人（例如歌手、舞者、其他演藝娛樂工作者）必須出具 HIV 檢驗結果。
新加坡	新加坡政府禁止 HIV 感染者入境及居留。如果知悉旅客有 HIV 感染，就不會核給簽證，如果已經入境才被新加坡政府知悉，除了新加坡公民的配偶外，都會立即被遣送回國。但是申請 30 天內的旅遊或商務簽證，不需要出具 HIV 檢驗結果。超過 30 天的工作、移民、居留簽證，入境時必須提出新加坡政府核可機構進行的結核病和 HIV 檢驗結果。若要攜入個人使用的 HIV 藥物，必須先經過新加坡衛生部准許，如果入境被海關檢查到，必須提出該衛生部的准許攜入證明。實務上通常只有新加坡公民的 HIV 陽性配偶才會獲得允許攜入 HIV 藥物，其他人就算向新加坡衛生部提出申請，也沒辦法獲得准許證明。
印尼	沒有入境或居留的限制。即使被印尼政府知悉 HIV 感染，也不會有任何問題。不過，若要在印尼當外籍教師，會被印尼教育部要求檢驗 HIV，才能核予或更新工作簽證。
澳洲	對申請短期簽證的遊客或外籍人士並沒有入境限制。滿 15 歲以上欲申請永久簽證者必須完成 HIV 檢驗，檢驗陽性者可能就會遭到拒絕，無法核予永久簽證。
美國	美國已經於 2010 年 1 月 4 日取消對 HIV 感染者的入境和移民限制。目前 HIV 感染者可以在美國旅遊、居留、工作、就學，並無限制，等同於一般人。海關規定攜入任何個人處方藥品，必須附上「英文處方箋」，說明該藥物是要用於治療個人健康狀況，這項規定也適用於 HIV 藥物。
加拿大	對短期遊客無入境限制。要在加拿大停留超過 6 個月以上則需要接受健康檢查，包括 HIV 檢驗在內，如果 HIV 檢驗陽性，大部分情形不會發給 6 個月以上的簽證或居留許可。
德國	沒有任何限制。不過在巴伐利亞想要停留超過 180 天，又被巴伐利亞政府合理懷疑時，可能會被要求檢驗 HIV、梅毒和結核。

索引

家庭醫學館 009

ISBN 978-986-262-279-7

心之谷：羅一鈞醫生給愛滋感染者和感染者親友的溫暖叮嚀

作　　　者	羅一鈞
責任編輯	周宏瑋
校　　　對	羅一鈞、周宏瑋、魏秋綢
版面構成	張靜怡
封面攝影	桑杉學
封面題字	羅一鈞
封面設計	黃伍陸
總 編 輯	謝宜英
行銷業務	林智萱
出版助理	張庭華
出 版 者	貓頭鷹出版
發 行 人	涂玉雲

發　　　行　英屬蓋曼群島商家庭傳媒股份有限公司城邦分公司

104 台北市中山區民生東路二段 141 號 2 樓

畫撥帳號：19863813；戶名：書虫股份有限公司

城邦讀書花園：www.cite.com.tw　購書服務信箱：service@readingclub.com.tw

購書服務專線：02-25007718 ～ 9（周一至周五上午 09:30-12:00；下午 13:30-17:00）

24 小時傳真專線：02-25001990 ～ 1

香港發行所　城邦（香港）出版集團／電話：852-25086231 ／傳真：852-25789337

馬新發行所　城邦（馬新）出版集團／電話：603-90578822 ／傳真：603-90576622

印 製 廠　成陽印刷股份有限公司

初　　　版　2016 年 2 月　三刷 2017 年 1 月

定　　　價　新台幣 400 元／港幣 133 元

讀者服務信箱　owl@cph.com.tw

貓頭鷹知識網　http://www.owls.tw

歡迎上網訂購；

大量團購請洽專線 02-25007696 轉 2729

城邦讀書花園
www.cite.com.tw

國家圖書館出版品預行編目資料

心之谷：羅一鈞醫生給愛滋感染者和感染者親友的
溫暖叮嚀／羅一鈞著. -- 初版. -- 臺北市：貓頭鷹
出版：家庭傳媒城邦分公司發行, 2016.02
面；　公分. --（家庭醫學館；009）
ISBN 978-986-262-279-7（平裝）

1.愛滋病　2.心理諮商

415.238　　　　　　　　　　　　　104027672